NHKスペシャル

病の起源 1

睡眠時無呼吸症／骨と皮膚の病／腰痛

NHK「病の起源」取材班［編著］

NHK出版

NHKスペシャル

病の起源 1

睡眠時無呼吸症
骨と皮膚の病
腰痛

目次

第2章　骨と皮膚の病～それは「出アフリカ」に始まった

第3章　腰痛～二足歩行の宿命なのか?

まえがき　～なぜ『病の起源』が生まれたのか～

本書のもととなった、ＮＨＫスペシャル「病の起源」（全６回）は、毎回多くの現代人が悩む病気を取り上げて、その起源に人類の進化の歴史と最新研究の成果から迫ったシリーズです。この本には、そのうちの前半３回分「睡眠時無呼吸症」「骨と皮膚の病」「腰痛」の内容が収められています。

腰痛や糖尿病などの原因や最新治療などを取り上げた番組はこれまでにもありましたが、それを進化という観点から見つめなおすというのは、従来にないスタイルだと思います。いったいなぜ、このような番組をつくることになったのか。まずは、そのきっかけについて、少しお話ししたいと思います。

そもそも私は、医療などと縁遠い、動植物などを対象とした自然番組をつくるセクションでの番組づくりに20年以上にわたって携わってきました。なかでも、特に興味を持って取材してきたのは、ゴリラやチンパンジー、オランウータンなど、人類に最も近い類人猿です。熱帯林に生息する野生の類人猿を求めて、世界中に飛んで、取材を行ってきました。そこには、驚くような世界が広がっていました。かたいヤシの実の果肉を食べるために石器を使うチンパンジー、雨が降ると木の枝を集めて傘を作るオランウータン……。そうした姿を見て、類人猿にも人間と同じような知能が備わっていることを知りました。人間が類人猿などのサルから進化してきたということは、それまでも本などからの知識を通じて理解していましたが、そのことに自分でようやく納得がいくようになったのは、類人猿を取材してからのことでした。

なかでも、アメリカの大学に飼育されていた類人猿・ボノボは、私の進化に対する興味をますます駆り立てていきました。ボノボは、チンパンジーに似ていますが、体つきはもっとスリムで、約360万年前の人類の姿かたちに似ているといわれています。そのなかでも「カンジ」と呼ばれているオスは、覚えた英単語が1000語以上、文章も理解でき、押すと音の出るキーボードを使って自分の意思を伝えることもできるのです。先を予測する知能が要求される「パックマン」というテレビゲームまで使いこなしていました。人類はサルから進化したのだということが完全に腑に落ちたのは、このボノボへの取材のときだったと思います。

人は、頭ではわかっていても、自分で実際に目の当たりにしないとなかなか納得がいかないものです。テレビを見ていても、人の発言やナレーションだけでなく、実際の映像自体を見ないと、それが真実だとは信じられないものです。「カンジ」の番組を見た視聴者からは「カンジを見て、初めて進化論がわかった」という意見が多数寄せられました。私はこの頃から、どんな番組づくりにおいても進化を絡めて考えるようになっていったと思います。

病を進化から見たらどうなるのか。医療については門外漢の私は、友人の医師にこのことを尋ねてみました。

「そんなふうに考えたことはないし、研究している医者もいないのではないか」という答えでした。

このテーマの難しさを知らされましたが、と同時に、興味もわいてきたことを記憶しています。

こうして、「病の起源」のプロジェクトがスタートし、スタッフも集まってきました。番組づくりのなかで難しかったのは、やはり病気と進化をどう結びつけるかということでした。

第1集の「睡眠時無呼吸症」では、人類が石器を使い始めたことにその起源を追い求めていきました。第2集の「骨と皮膚の病」では、人類の祖先が誕生の地アフリカを出発した後、肌の色を変えながらそれぞれの環境に適応していったことを丹念に取材していきました。そして第3集の「腰痛」では、人類が1300年前に農耕を始めたことと腰痛の関係について探っていきました。ディレクターたちは、世界中の研究者の論文を読み漁り、医学者や考古学者、文化人類学者などを取材しながら、新たな研究分野を立ち上げるような意気込みで番組をつくり上げていきました。

さらに苦労したのはスタジオ部分です。自分が危惧している病か、実際にその病に悩まされている俳優の方が、病の起源の説明をスタジオで聞きながら、次第に納得していくという手法が決まったあと、大きな難関が待ち構えていました。ある方から「自分が悩んでいる病気を明らかにされるのは、俳優人生の終わりにもなりうる」ということを言われたのです。果てしない出演交渉が続きました。第一集の「睡眠時無呼吸症」は、いびきが症状のひとつです。出演者である樹木希林さんから「周りには、いびきをかく女優なんて発表されたら女優人生に差しさわりがあるという人もいたの。でも、この企画は面白そうだから、了解したの」と笑いながら言っていただいたときには、ひやりとしながらも、本当にほっとしました。第2集の「骨と皮膚の病」では加藤武さん、第3集の「腰痛」では、柄本明さんに出演していただきました。

ささやかながら、いま私が願っているのは、病を抱えた方が診療を受けるときなどに、この番組と本を通して「病の起源」に関する話が出て、それが患者と医師のコミュニケーションの深まりに少しでも役に立てば、ということです。

２００９年２月

ＮＨＫスペシャル「病の起源」制作統括　新生玄哉

第１章

睡眠時無呼吸症

～石器が生んだ病

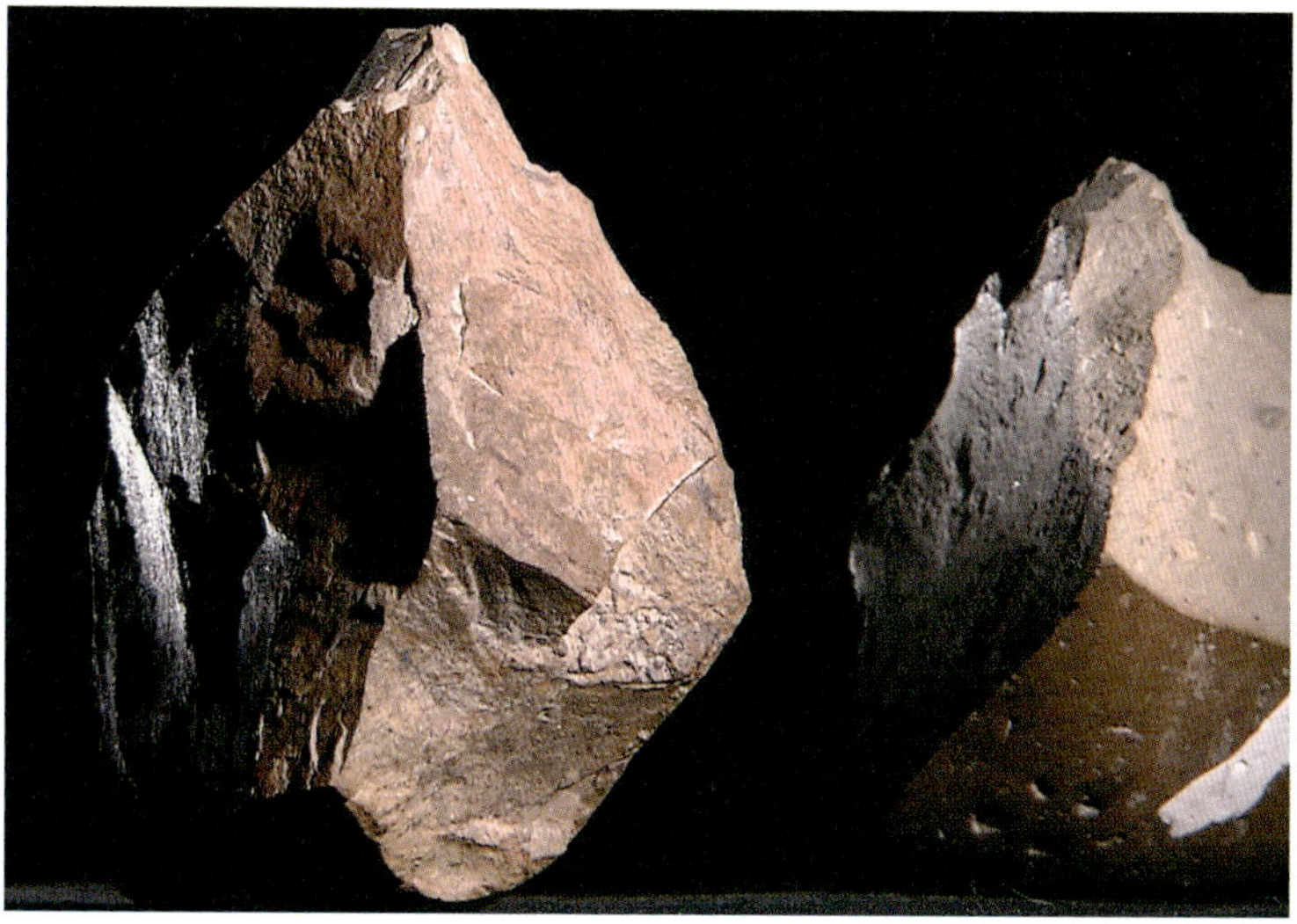

1 睡眠時に突如呼吸が止まる

私たちが生きていくうえで欠かせない「呼吸」。ヒトは1日に2万回以上、呼吸を繰り返している。そして今、呼吸に関する、ある深刻な病が注目されている。それが「睡眠時無呼吸症候群」(Sleep Apnea Syndrome: SAS、以下、睡眠時無呼吸症)だ。

睡眠時無呼吸症が日本で広く知られるようになったのは、2003年2月に起きた、山陽新幹線の運転士による居眠り運転のトラブルである。このとき新幹線は、運転士が居眠りしたまま、最高時速270キロで約9分間、31キロも走り続けた。

運転士は肥満の中年男性で、このトラブルの数年前から熟睡感がなく、昼間の強烈な眠気に悩まされており、睡眠時無呼吸症であったことがのちに発表された。この年の10月にも名古屋鉄道で居眠り運転による事故が発生し、乗客4人が負傷。運転士の居眠りの原因として大きくクローズアップされることになったのである。

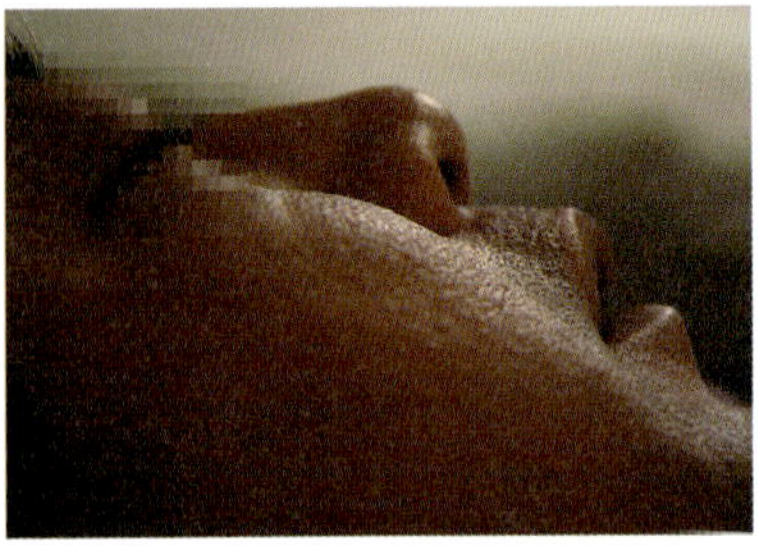
睡眠時無呼吸症では一晩に数百回の呼吸停止が起こるケースもある

睡眠時無呼吸症の症状と原因

睡眠時無呼吸症とは、「睡眠中、10秒以上の呼吸停止が1時間あたり5回以上、もしくは7時間以上の睡眠中に30回以上起こること」。大きく「閉塞型」と「中枢型」に分類される。「閉塞型」は睡眠中に空気の通り道である上気道が閉じてしまい、呼吸ができなくなるものをいい、ほとんどがこのタイプにあたる。健康な人の場合でも、睡眠中は筋肉がゆるみ、仰向けに寝ると舌が垂れ下がり、気道は若干狭くなるが、閉じることはない。しかし睡眠時無呼吸症の閉塞型の患者の場合、舌の沈下が引き金になって、無呼吸が起こる。

一方、「中枢型」は呼吸をつかさどる脳の中枢の働きが異常をきたし、無呼吸を引き起こすもので、心不全など、心臓の機能が低下している人に見られることがある。

睡眠時無呼吸症の大きな特徴として「いびき」が挙げられる。いびきは、鼻腔から気管支のあたりまでの空気の通り道（上気道）が、何らかの原因で狭くなって空気が通りにくくなることから起こる。空気が狭いところを無理に通ろうとすると、空気抵抗が大きくなり、狭くなった部分の粘液や分泌物が振動して、摩擦音が起こる。この音こそが、いびきの正体である。

上気道にはもともと、ほこりなどの異物を排除して肺に入りにくくしたり、入ってくる空気を温めたり湿らせたりするために狭くなっている部分がある。それだけにちょっとした障害があると空気の通り道が狭まり、いびきが発生しやすい構造になっている。

風邪をひいたときや疲れているとき、あるいは飲酒したときや寝入りばななど、誰でもいびきをかくことはある。すべてのいびきが危険だというわけではないが、とりわけ、朝まで続くいびき、仰向けになったときに大きくなるいびき、強弱のあるいびき、昔よりも急に大きくなり、音の質も変わってきたいびきに対しては注意が必要だ。そして、睡眠時無呼吸症患者のいびきの大きな特徴は、いびきがいったん止まったかと思うと、「ガガガッ」という大きく苦しそうな音とともに再開されることだ。いびきが止まっている間は呼吸も止まっているため、本人は息苦しさに耐えきれなくなり、無意識のうちに空気を大量に取り込もうとするために、大きな音になるのである。

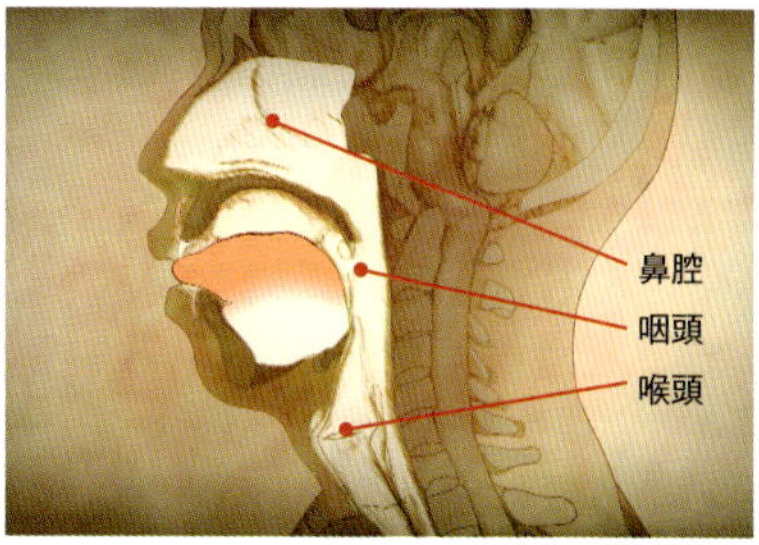

上気道（鼻腔から喉頭まで）が狭くなることでいびきが起きる

いびきをかく人は、中高年男性では約６割にも上るという。日本で約２０００万人いるとされ、そのうち推定５００万人から１０００万人が睡眠時無呼吸症ではないかとみられており、その数は年々増加している。

近年では、成人男性の３分の２に睡眠障害がみられ、そのうち13％が睡眠時無呼吸症患者であるという、従来の推定値を超える調査結果も発表されている（京都大学・角谷寛准教授の調査による）。しかし、実際に治療を受けている患者はほんの一部の人だ。欧米に比べ、睡眠治療の専門機関が少ないこと、いびきに対して、深刻にとらえる人が少なく、治療しても治らないと思い込まれていることなどが理由だと、専門家は指摘する。

しかし、「たかがいびき」とあなどってはいけない。重度の場合は放置しておくと、心臓病や脳卒中などを引き起こすリスクが驚くほど高くなるのだ。

どうやって診断するのか

オフィス家具メーカーで営業に携わっているO・Tさん（47歳）は、45歳を過ぎた頃から、ひどい眠気に悩まされるようになった。「自分では夜、十分睡眠をとったと思っても、昼間、激しい睡魔に襲われるというか……。仕事中にパソコンの前で眠り込んでしまったり、会議中にも寝てしまうことがある。ついうとうと、というよりは、『落ちる』という感覚で、気がつくとスコンと寝ていて、これはさすがにおかしいなと。何より辛いのは、周囲からたるんでいるとか、怠けていると思われることでした。部署が変わって、仕事に対する意欲の変化などはありましたが、サボろうという気持ちがないのに、誤解を受けてしまうことがあったと思います」

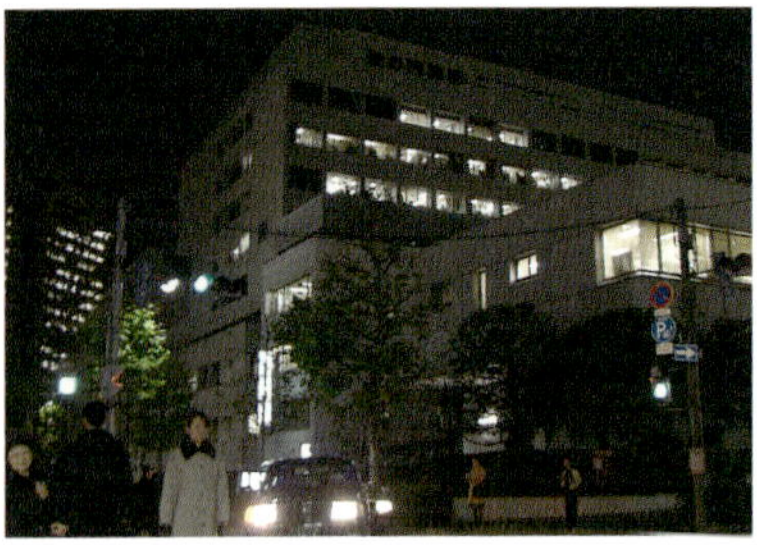
東京・虎の門病院

この日、Oさんは東京都港区虎ノ門にある虎の門病院の「睡眠センター」で診察を受けた。2004年4月に開設されたこのセンターでは、睡眠時無呼吸症をはじめとする睡眠時の呼吸関連疾患の検査、診療を行っており、日頃、睡眠時になんらかの症状があったり、日中に過度の眠気に襲われる人たちなどが診察に訪れている。

睡眠時無呼吸症が疑われる場合、通常問診・スクリーニング（ふりわけ）→基本的な検査（自宅検査）→確定診断（入院検査）の順で検査が行われる。

問診では、ほぼ毎晩いびきをかくかどうか、睡眠中に呼吸が止まるか、体重は変化したか（増加したか）、昼間の居眠りはあるか、などについてたずねられる。また、患者は高血圧を発症していることも多いため、血圧測定も行われ

睡眠時無呼吸症が疑われる患者に行うESSの内容

ESS（Epworth Sleepiness Scale）チェック表					
最近の生活のなかで、次のような状況のときの眠気の程度を○で囲んで点数をつけてください。					
0=眠くなることはない　1=ときに眠くなる　2=ときどき眠ってしまう　3=だいたいいつも眠ってしまう					
❶	座って読書をしているとき	0	1	2	3
❷	テレビを見ているとき	0	1	2	3
❸	人の大勢いる場所（会議や劇場など）で座って何もしていないとき	0	1	2	3
❹	ほかの人が運転する車に、休憩なしで1時間以上乗っているとき	0	1	2	3
❺	状況が許せば、午後、横になって休憩しているとき	0	1	2	3
❻	座って人と話しているとき	0	1	2	3
❼	飲酒をせずに昼食後、静かに座っているとき	0	1	2	3
❽	自分で車を運転中に、渋滞や信号で数分間停まっているとき	0	1	2	3

診断結果

合計点8～9点以下は軽度の眠気。合計点10点以上は、昼間でも眠気が強い（過眠）などの病的領域とされ、睡眠時無呼吸症である場合、治療を要するレベルと評価される。さらに、合計点が15点以上だと重度の眠気であり、睡眠時無呼吸症の場合、重度である可能性がある。

*合計点が10点未満であっても、慢性的にいびきをかく、睡眠時に呼吸が止まる、日頃頻繁に眠気を感じるなどの人も睡眠時無呼吸症の可能性がある。

*この検査は、方法が容易であり、眠気を実際よりも過小評価してしまう傾向があるため、客観的に本人の眠気を評価できる家人に協力してもらい、検査することが望ましい。

る。

問診の次はスクリーニングとなる。睡眠時無呼吸症であるかどうかを正確に判断するには、病院に1泊して精密検査を受けなくてはならないため、より疑いの強い人を選別する、スクリーニング検査が必要となるのだ。

最初に行われるのは、ESSという指数を使って日中の眠気について調べる簡単なチェックだ。「テレビを見ているとき」や「座って人と話しているとき」など、昼間のさまざまな8項目のシチュエーションに対して、4段階で眠気の程度を聞き、その合計点で睡眠時無呼吸症の可能性や程度を判定する。

このチェックでさらに睡眠時無呼吸症の可能性が高まると、今度は実際に睡眠中の呼吸状態を見るために、さまざまな機器を使用して調べることになる。動脈内の酸素レベルや、睡眠中の呼吸による空気の流れなどを調べるための機器はどれも小型で操作が簡単であり、患者が病院から借りて、自宅で検査することができるものだ。

そして最終的な診断をするためには、病院での「睡眠ポリグラフ検査」（PSG）が不可欠だ。これは「呼吸状態」と「睡眠状態」の2つの内容を精査するものである。

呼吸状態は、簡易検査で測定した動脈血の酸素レベルや、鼻と口の気流、気管音などの測定に加え、体位センサーや胸部バンド、腹部バンドを用いた測定が行われる。体位センサーは、無呼吸が起こりやすい仰向けの状態が何回あるかを、また、胸部バンドと腹部バンドは、呼吸をうながす胸とお腹の運動を検知するものだ。

睡眠状態を調べるには、不整脈や心拍数をチェックする心電図や、睡眠の深さを見る脳波、左右の眼球運動、さらには下あごの筋肉の動きを測定するおとがい筋電図、足の筋肉の動きを測る下肢筋電図などを用いる。

Oさんは病院に1泊し、ポリグラフ検査を受けることになった。体に各センサーをつけて就寝する。検査を始めてわずか5分。豪快ないびきが病室に響く。と、突然Oさんの呼吸が止まる。かすかに聞こえるのは息を吐く音で、息を吸おうとしても吸うことができない。

虎の門病院睡眠センター長の成井浩司医師は

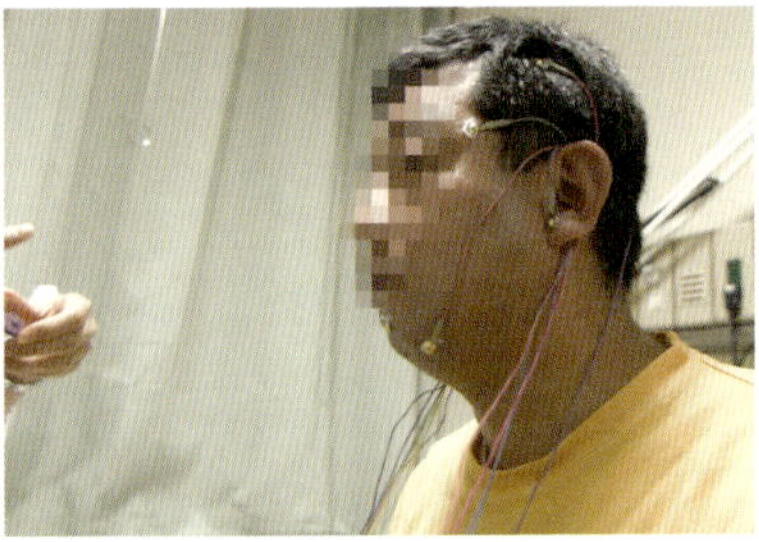

PSGでは各電極を体や顔に取りつけ、睡眠状態を調べる

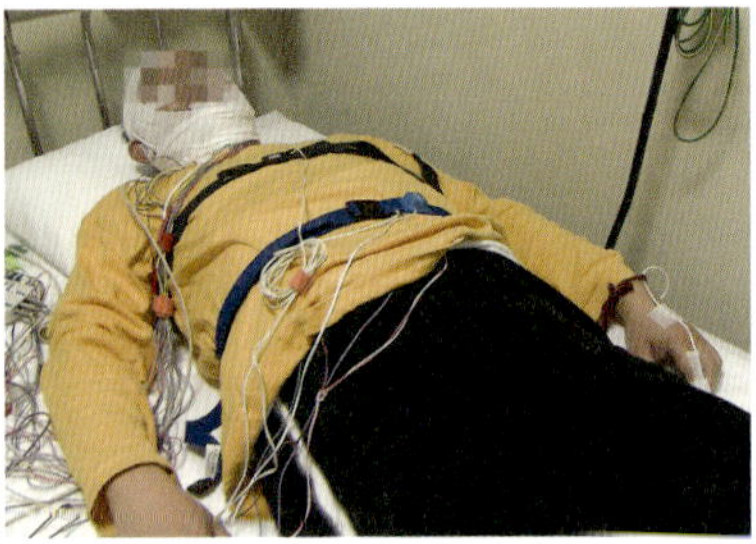

体に各センサーをつけたまま就寝し、検査が始まる

モニターを見ながら説明する。

「睡眠は浅い睡眠から、ステージ1・2・3・4という深い睡眠に入っていき、正常なレム睡眠になります。激しい眼球運動があるレム睡眠の間に夢を見るわけで、脳波は半ば覚醒状態にあることを示します。このサイクルを90分周期で一晩に4から5セット繰り返すのが、正常な睡眠サイクルですが、Oさんは浅い睡眠だけしかありません。おそらく、レム睡眠はあっても、そのときに非常に長い無呼吸が起こっていますので、健常なレム睡眠の脳波は出ていません。ノンレム睡眠の時間帯も、深い睡眠の脳波はまったく出ていません。ですから、本人の自覚として深く眠れているという感覚はまったくないでしょう」

「また、睡眠時の口と鼻の空気の流れを見てみると、息が止まっていることがわかります。これだけ無呼吸が繰り返され、なおかつ1分以上の無呼吸というと、酸素の値が非常に低くなる。浅い睡眠の繰り返しと、窒息状態から目が覚める状態が何百回と繰り返されているような状況です」

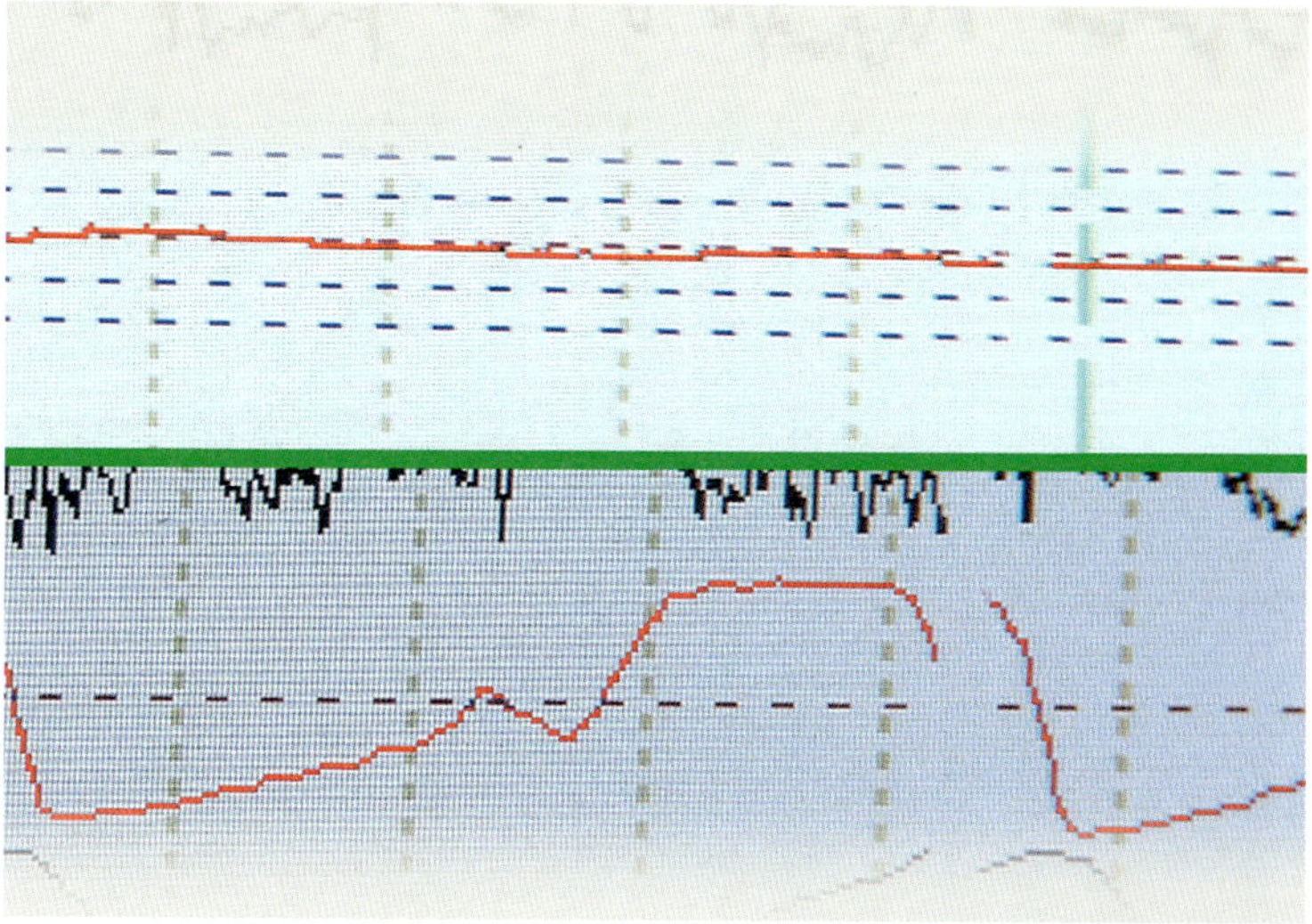

Oさんの無呼吸時（上）と正常な呼吸（下）の口と鼻の空気の流れ

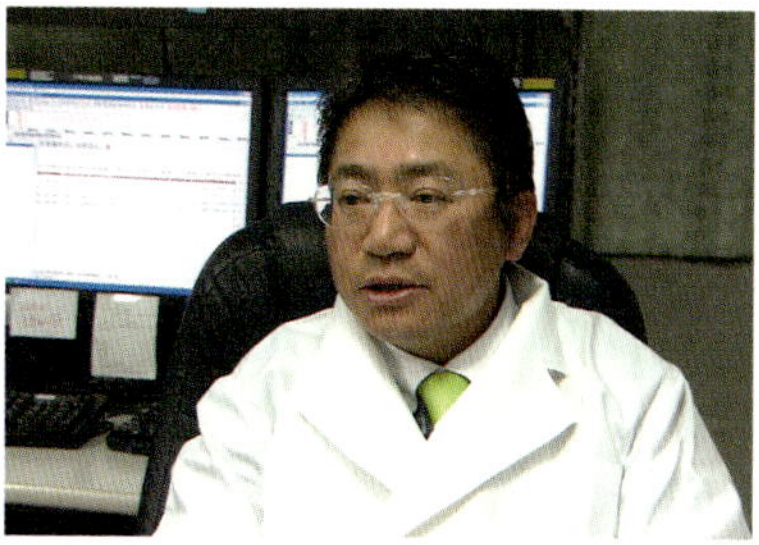

虎の門病院睡眠センター、成井浩司センター長

Oさんの場合、7時間あまりの睡眠中に起きた無呼吸の回数は、530回にも上った。1時間あたりで72回の無呼吸があったのだ。呼吸の停止時間は最も長くて2分8秒。合計すると5時間半、寝ている時間の7割以上が、息をしていない状態だったのだ。重度の睡眠時無呼吸症である。脈拍も大きく変動をし、徐脈（通常より脈拍数が少ない状態）になったあと頻脈（通常より脈拍数が多い状態）になるということを繰り返していた。

成井医師は、深い睡眠が得られないことのデメリットについてこう語る。

「免疫力が不活化されるだけでなく、ステージ3と4のときに特に分泌される成長ホルモンが通常の30％にまで減少するという報告もあります。成長ホルモンは、脂肪を分解し、筋肉を増強したり、若々しく活動的に行動するための機能を促すホルモンですが、それが分泌されないので、肥満は解消されません。単純に計算しても、成長ホルモン30％の減少で、1日あたり約200キロカロリーの脂肪が分解されずに蓄積されることになり、1か月でおよそ880グラムの脂肪がついてしまうのです。また、休養がとれないことで疲労が残り、運動をしたくなくなる。これもダイエットを妨げる原因となっています」

肥満が睡眠時無呼吸症の引き金になり、無呼吸症によって肥満が解消されず、さらに肥満になる、という悪循環になっているというわけだ。

Oさんはこの結果に驚きを隠せなかった。

「睡眠が逆に、余計に体に負担をかけていて、まったく休息になってないとは思ってもいませんでした。よくこんな睡眠で体がもっていたなと。私自身がそうですが、具体的な数値やグラフなどを目の当たりにしないと、これが大変なことなんだとは認識できないかもしれません。睡眠時無呼吸症と言っても、たかがいびきだとか、ちょっと眠りが浅いのかなという程度の認識しかないと思います。多くの人が軽く考えているんじゃないでしょうか。忙しいからと、検査や治療を後回しにしているうちに、気がつけば死が目前にあった、ということでは済まされないですね」

Oさんは治療に臨む気持ちを新たにした。

睡眠時無呼吸症の人の喉

睡眠時無呼吸症の人は、いわば寝ているときに誰かにぎゅっと首を絞められているようなものだ。そのとき、喉の状態はどうなっているのだろうか。

千葉大学医学部附属病院の磯野史朗教授は、これまでに多くの睡眠時無呼吸症の患者の喉を調べてきた。

患者の鼻から内視鏡を入れて、気道を調べていく。磯野教授が最も注目しているのは、気道内の、舌の奥の部分である。

睡眠時無呼吸症ではない人の気道は、空気がスムーズに流れているが、無呼吸症の人が軽くいびきをかいているとき、気道は狭まり、そこを空気が流れるために周囲の壁が震え、いびきとなっている。

患者の呼吸が止まったとき、内視鏡が気道の塞がる様子をとらえ、〝首を絞められた状態〟である無呼吸の状態がはっきりと映し出された。

気道に何が起きているのか、さらにＭＲＩで調べてみる。軽くいびきをかいている状態では、

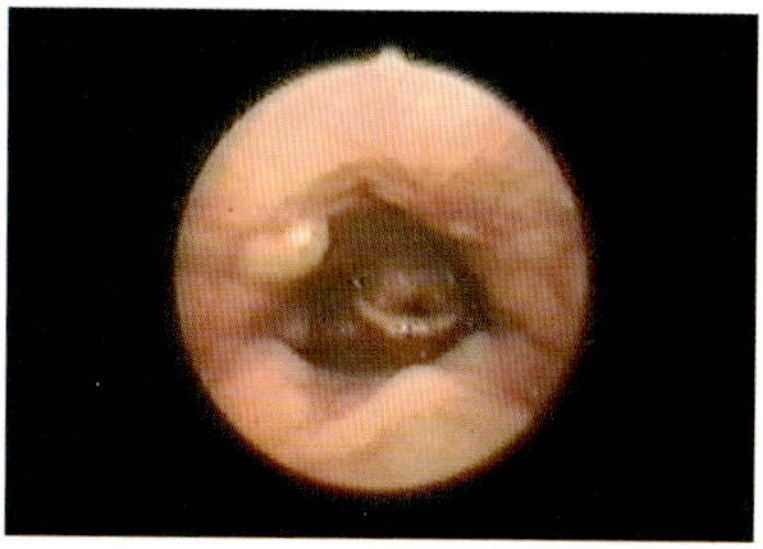

一般の人が眠っている時の正常な気道

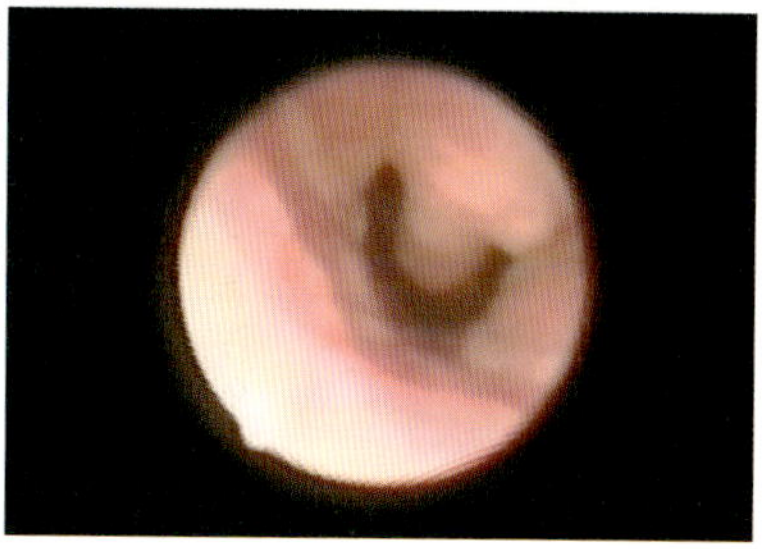

無呼吸症の人が軽くいびきをかいているときの気道

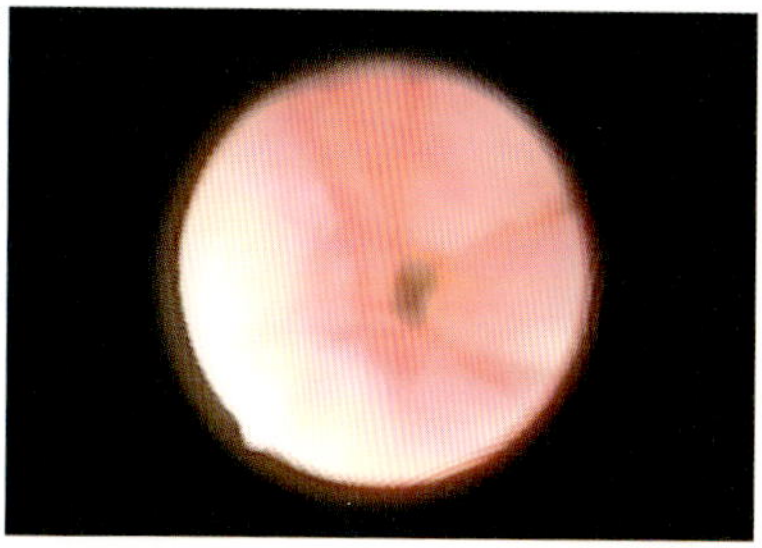

狭まった気道を空気が通るため、いびきとなる

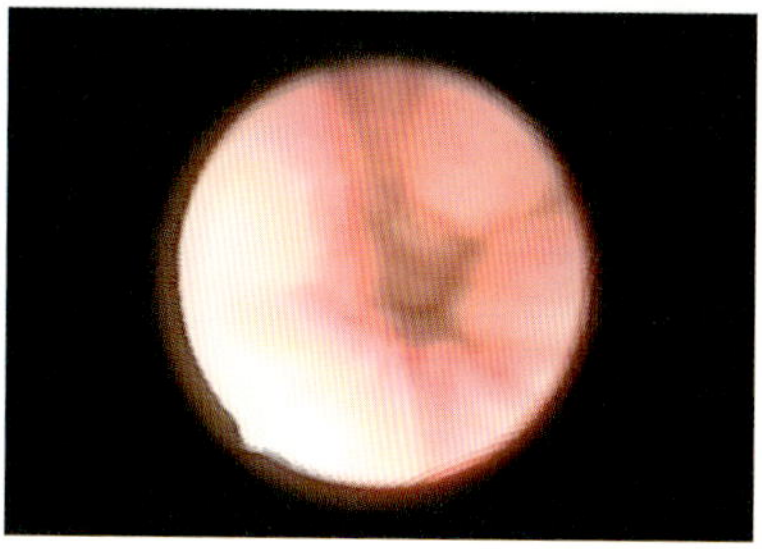

“首を絞められた”ような、無呼吸の状態の気道。完全に塞がっている

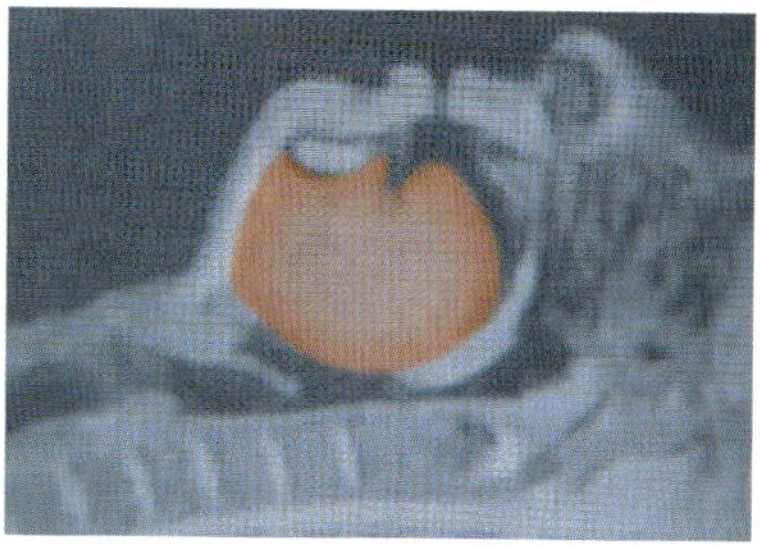

MRI画像で見た、いびきをかいているときの舌の様子（赤い部分）。舌が落ち込み気道を狭めている

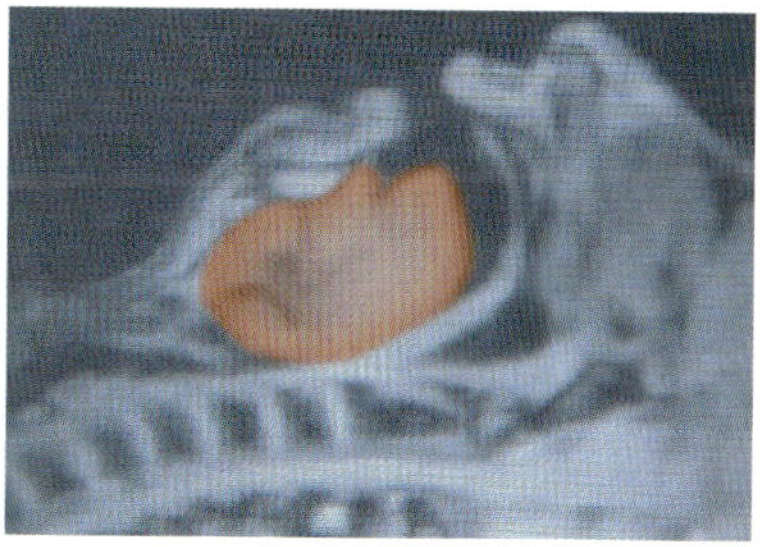

無呼吸時には、舌が気道を完全に塞いでいるのがわかる

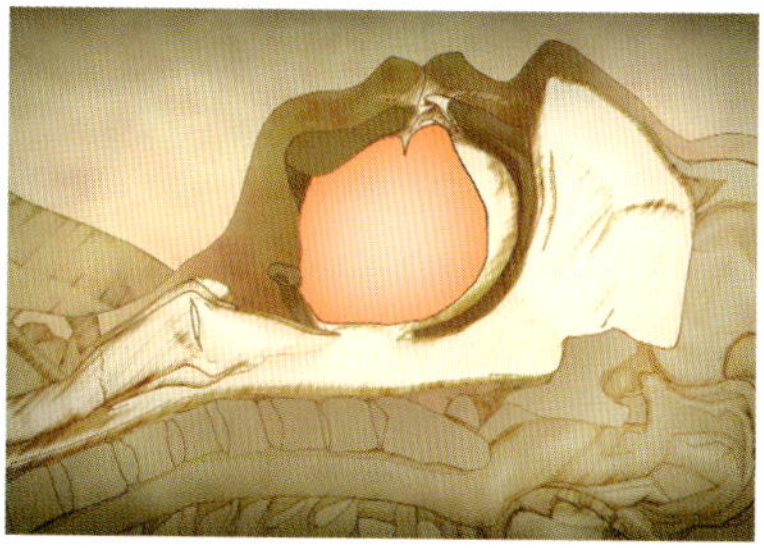

舌の筋肉がゆるんでいない状態

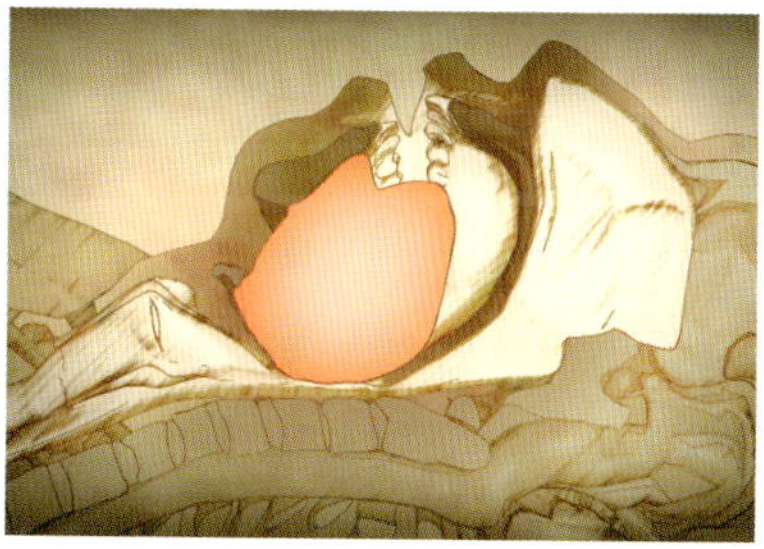

睡眠時、舌の筋肉がゆるむことによって、気道が塞がれ、無呼吸を引き起こす

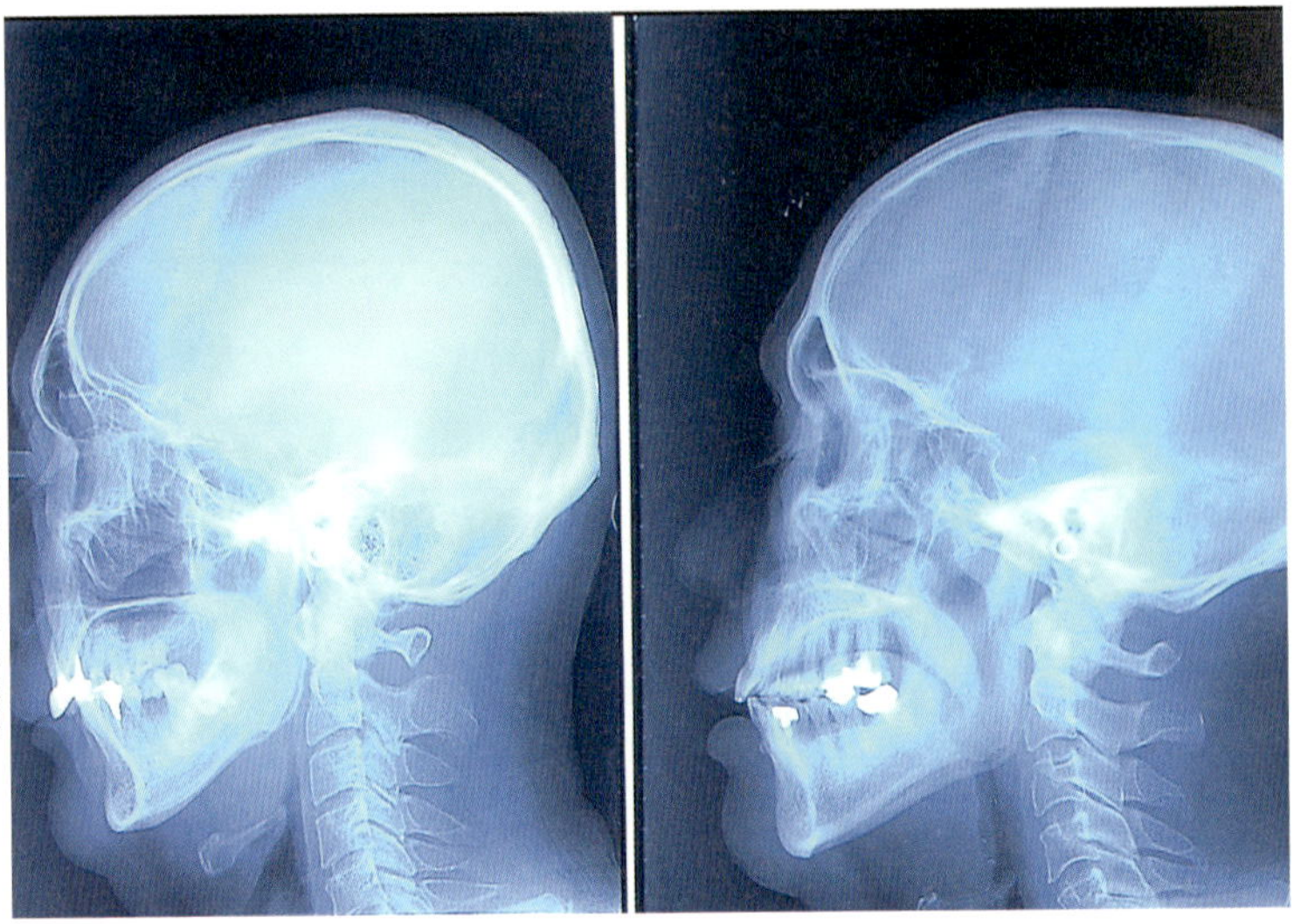

あごが小さい人（左）と肥満の人の頭部レントゲン写真

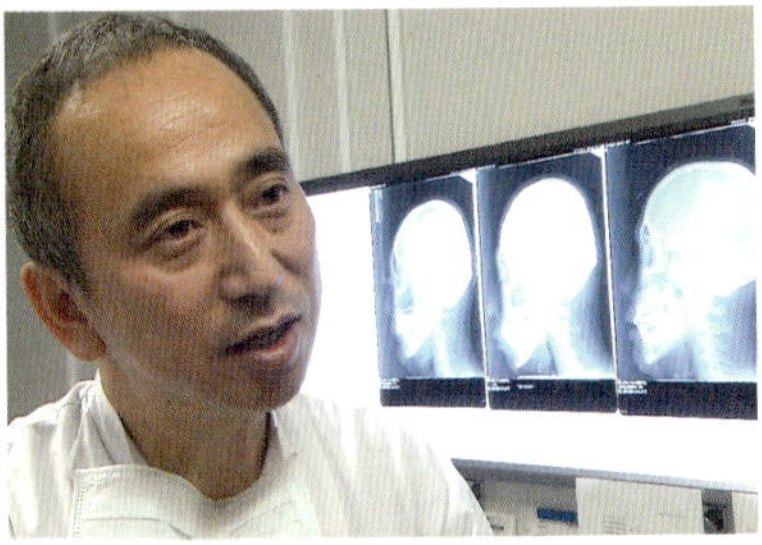

千葉大学医学部附属病院の磯野史朗教授

息を吸うとき、舌が口蓋垂（喉ちんこ）のある軟口蓋を押し込み、気道を狭めていることがわかる。

一方、無呼吸が起きたときの画像には、舌が気道に落ち込み、空気の通り道を完全に塞いでいるということが示された。無呼吸症の多くは、あおむけに寝ているとき、筋肉がゆるんで舌が気道に落ち込み、空気の通り道を塞ぐために起こるのだ。

磯野教授は、誰でも無呼吸症になるわけではなく、なりやすいタイプがあると考えている。それは、肥満の人と、あごが小さな人である。

肥満の人の舌は、脂肪などがついて肥大している。また、気管のまわりにも脂肪がつくため、気道が細くなっていて塞がりやすい。また、あごが小さい人は、舌の収まるスペースが小さいので、気道ももともと狭いため、塞がりやすいのである。磯野教授は言う。

「一番大切なのは、バランスがとれているかどうかです。あごが小さい人は、ちょっとした肥満でバランスが崩れてきます。あごがもともと大きい人は、実はある程度太っても無呼吸になりません」

睡眠時無呼吸症になりやすいかどうかは、顔を見るだけで比較的簡単にわかるという。

「ポイントは、正面からではなく横顔を見るということです。ちなみに僕も非常にあごが小さいです。正面から見ると上あごも下あごもバランスがとれているように見えますが、横を向くと太っていないにもかかわらず、二重あごになってしまいます。だから二重あごになる人は、注意が必要です。まとめると、肥満で舌が肥大しても、あるいはさらにその外側のあごの骨のスペースが小さくても、どちらでも無呼吸にはなりやすいといえます。それからもうひとつ無呼吸になりやすいかどうかを見る方法があります。私たち麻酔科の領域のなかでよく使う指標、マランパチ分類というのですが、正面から鏡を見て口を思いっきり大きく開け、舌を思いきり前に出す。そのときに、いわゆる喉ちんこがどれくらい見えるか。全部見えるか、ちょっと見えるか、全然見えないかで判断します。全然見えなかったら、睡眠時無呼吸症を疑ってもいいと思います」

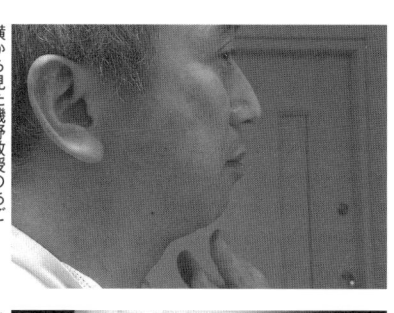

横から見た磯野教授のあご

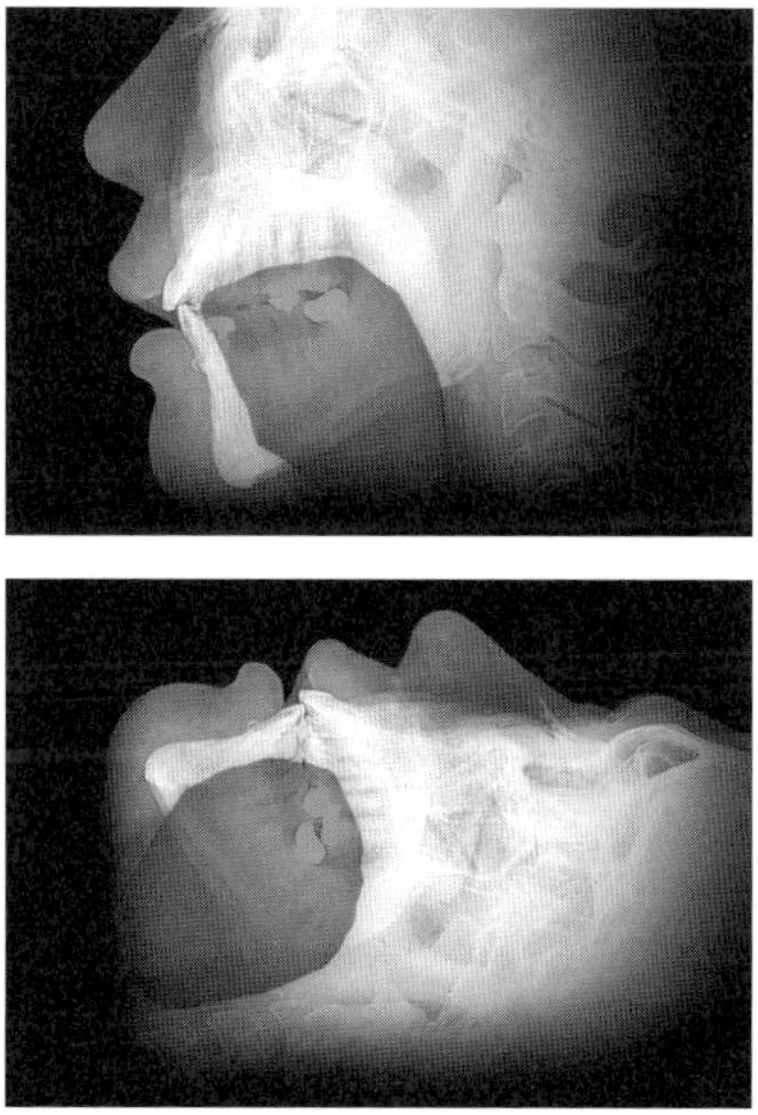
肥満の人の正常時の舌（上）と睡眠時の舌。脂肪がついて肥大した舌は、眠ると気道に落ちこみやすい

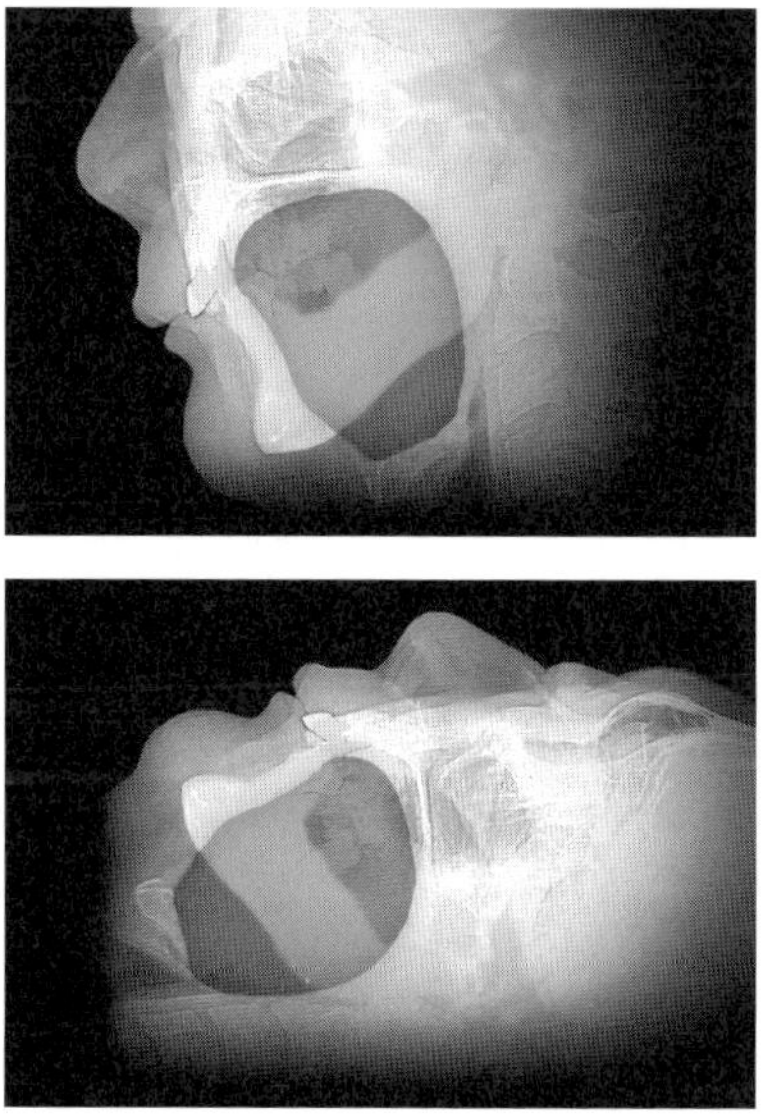
あごが小さい人の正常時の舌（上）と睡眠時の舌、あごの小さい人は舌の収まるスペースが小さく、もともと気道も狭いため、塞がりやすい

心臓病や脳卒中との関係

T・Kさん（51歳）は、休みの日にはサイクリングやランニング、カーリングを楽しむ、体を動かすことが好きなスポーツマンだ。健康そのもののように見えるTさんだが、3年前に不整脈が見つかり、今も治療を続けている。

実はTさんは、子どもの頃から大きないびきをかいていたという。Tさんの奥さんは「最初、あまりにうるさいのでびっくりしました。そのうち、無呼吸に気がついたんです」と言う。

「呼吸していない間、体がすごく苦しそうに動くんです。ベッドも動いてしまうくらいでした。呼吸が止まっている間、肺のあたりがものすごく上下する。5センチぐらいです。『どうしたの』と触れると、ガーッと大きないびきをかきます。それが一晩中続いて、まるで動物園の猛獣の檻に入ったみたいでした。睡眠時間は十分にとっているはずなのに、昼間眠くてしょうがないらしくて、お休みの日も日中よく寝ています」

眠っているときの状態を、本人は知ることができない。睡眠時無呼吸症の多くの人が、家族からいびきを指摘されたことから病気に気がつくという。

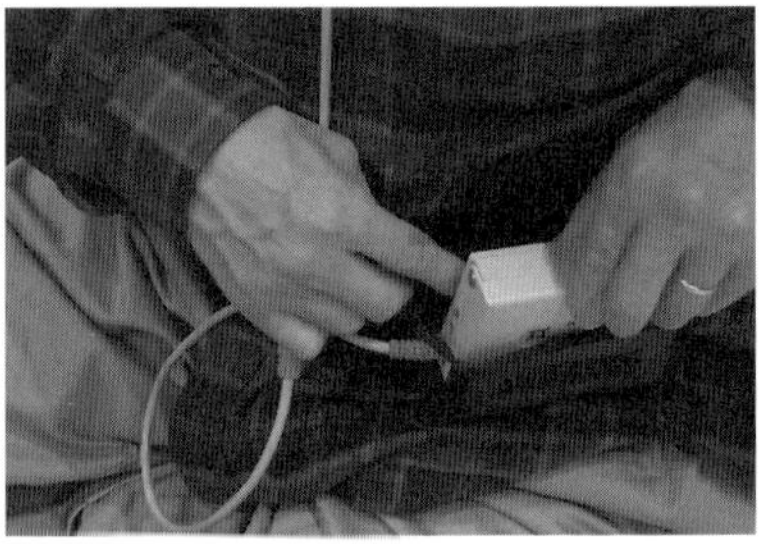

不整脈が見つかったTさんはこの日、心臓の状態を調べるため、心電計をつけていた

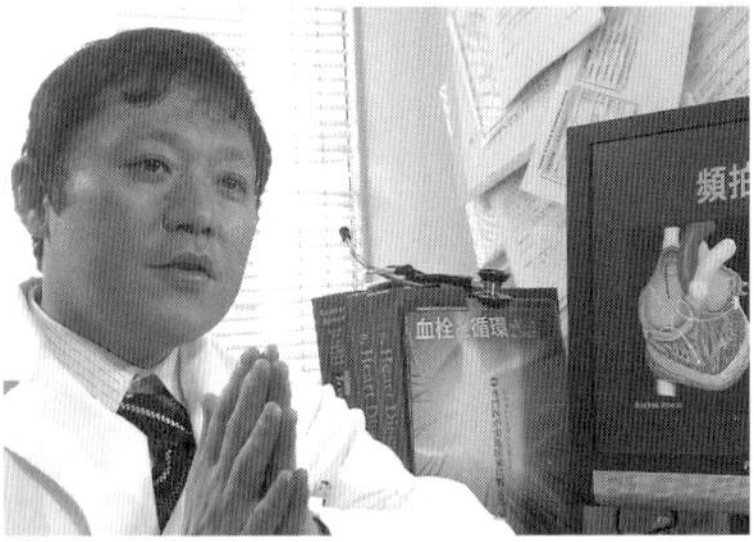

虎の門病院循環器センター部長、大野実医師

Tさんが検査を受けたところ、一晩に300回も呼吸が止まる、重度の睡眠時無呼吸症であることが判明した。医師は、この無呼吸症こそが不整脈の原因であると考えている。

そのメカニズムはこうだ。睡眠中に呼吸が止まると、体は酸欠状態に陥る。心臓が全身に酸素を送ろうとするため、心拍数はまるでスポーツをしているときのように激しく変動する。こうした状態が長年続くと、心臓は負担に耐えられなくなり、不整脈の原因である心房の震え、「心房細動」が起こるようになる。心房細動が起きると、血液がスムーズに流れず、血の塊である「血栓」ができやすくなる。血栓が、心臓の冠動脈に詰まると心筋梗塞を、脳の血管に詰まると脳梗塞を引き起こすのだ。

虎の門病院循環器センター部長の大野実医師はこう話す。

「心房細動になるのは、明らかな心臓病のある方が多いのですが、Tさんの場合、動脈硬化や高血圧があるわけではなく、無呼吸だけが考えられる原因といえます。たとえば心房細動が発症する5年、10年前から無呼吸症があって、だんだん心臓がダメージを受けて、あるときから心房細動が増えてきたのでしょう」

　無呼吸があると、睡眠中に頻繁に覚醒するので、体を休めるための副交感神経が働かず、昼間と同じように交感神経が緊張してしまう。交感神経の緊張は不整脈の原因となる。

「肥満で、血圧が高い人なら必ず無呼吸かどうか調べますが、Tさんの場合は、やせているし血圧も高くない。けれどもご本人が、いびきがひどくてまわりから迷惑がられているとおっしゃるので、その瞬間、無呼吸症を疑いました。Tさんを診察して以降、やせていて、いびきをかくという心房細動の方を何名か、無呼吸かどうか検査したところ、やっぱり該当者がいらっしゃいました」

　心房細動と無呼吸の関係はできるだけ調べたほうがいい。そう大野医師は痛感したという。

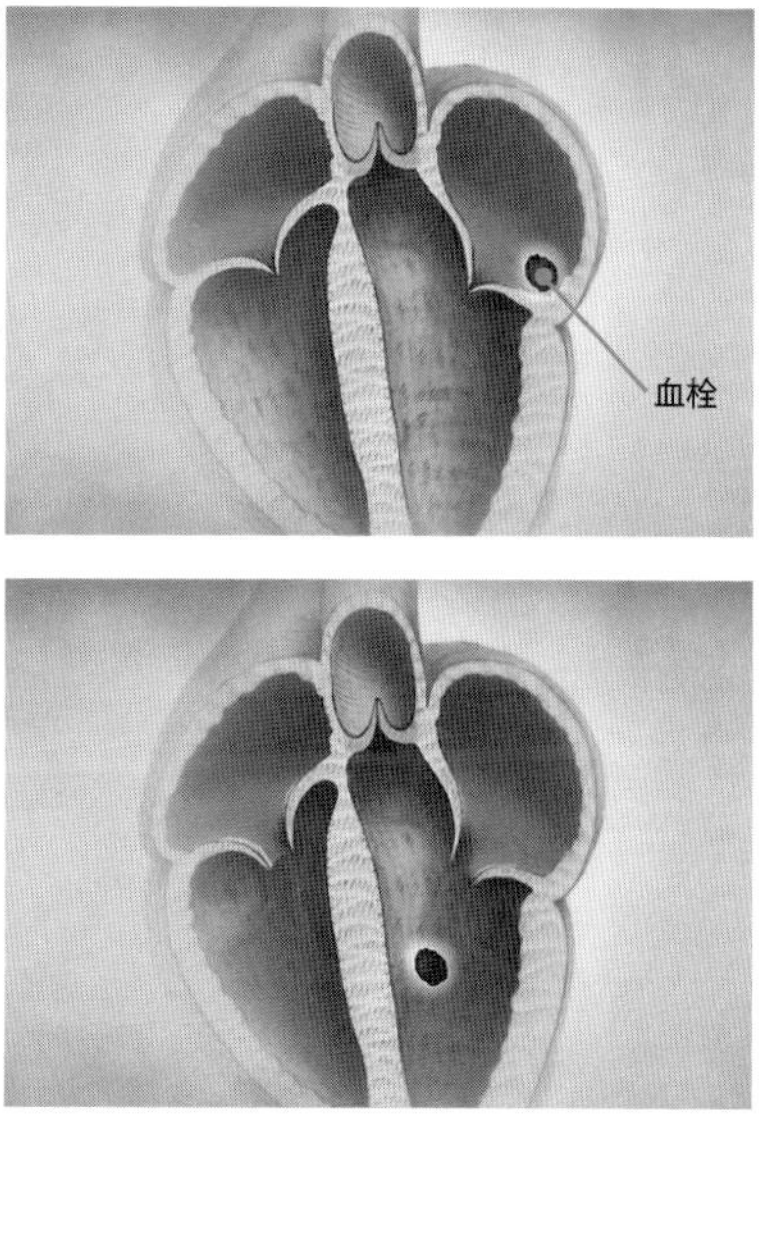

不整脈の原因である心房細動が起きると、心臓の中を血液がスムーズに流れなくなり、血流がよどみ血栓ができやすくなる

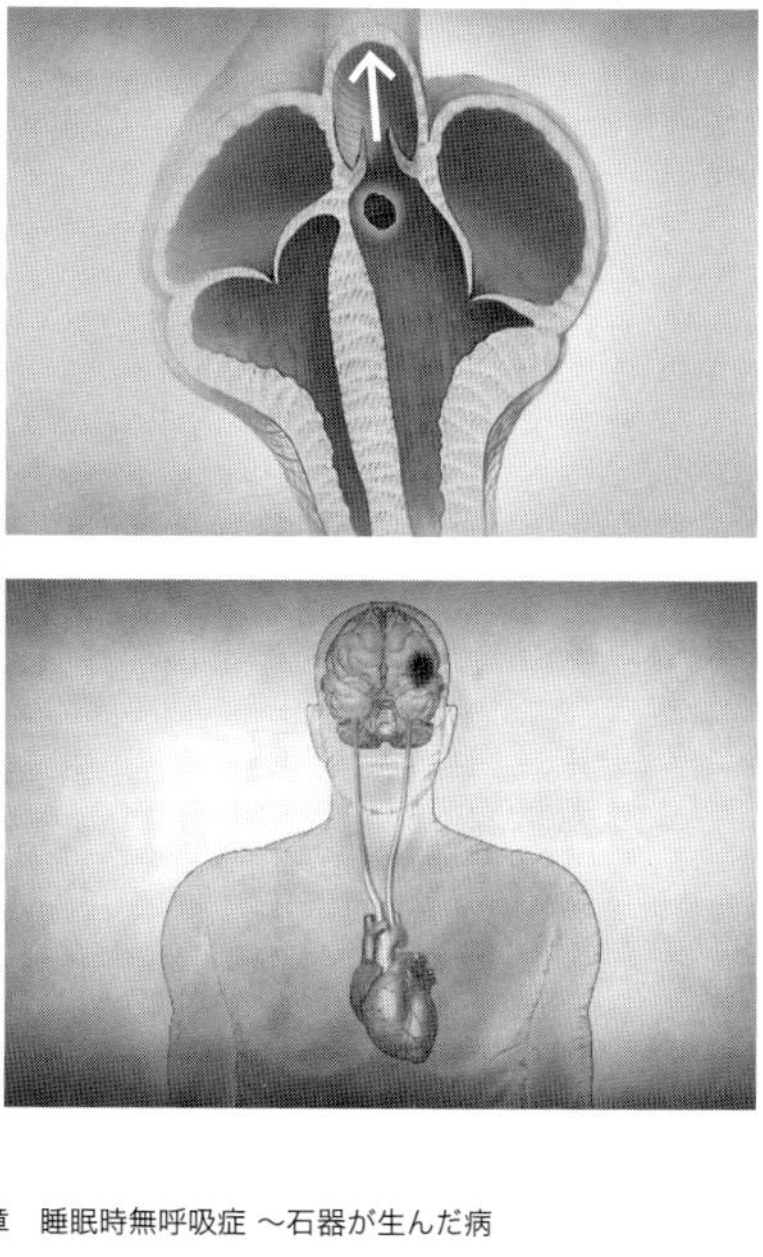

血栓が心臓の冠動脈に詰まると心筋梗塞になる。血栓が血管を通って、脳へ移動し、脳の血管に詰まると脳梗塞となる

アメフト・スター選手の突然死

高血圧、狭心症、心筋梗塞、心不全、脳梗塞など、本人の自覚なく進行する深刻な合併症を引き起こす睡眠時無呼吸症。

しかし、日本のみならずアメリカの医師の間でも、いまだ十分に認識されているとはいえない。

アメリカンフットボールのオールスターゲームに13回も出場した伝説のスーパースター、レジー・ホワイト選手は、2004年12月、43歳という若さでこの世を去った。

実はホワイト選手は、亡くなる9年前、睡眠時無呼吸症と診断されていた。しかし、本人も医師も、心臓病などの合併症が進行していたことに気がついていなかった。

「彼が睡眠時無呼吸症と診断されたのは、1995年のことでした。彼は睡眠不足のせいで一日中疲労感がありました。診断されてから、鼻にマスクをつけて気道を広げるCPAP（35～40ページ参照）を着用することになりました。しかし、まだ当時は大きなマスクだったので、閉所恐怖症であった彼には苦痛で、やがてつかわないようになりました。

彼は、昼間の眠気やだるさが、睡眠時無呼吸症のせいであることは自覚していました。しかし無呼吸症がまさか命にかかわるような病気であるとは思ってもいませんでした」と、妻のサラ・ホワイトさんは振り返る。

「亡くなった日の午前7時頃、彼は息を詰まらせながら、いびきをかいていました。私は彼の体を少し押しました。いびきをかく夫の妻の常として、誰もがすることです。彼の様子を見たら、空気を吸い込もうと必死でした。私は緊急用の911に電話をかけ、すぐに救命チームが到着しましたが、病院へ運ばれてから、息を引き取りました。まるで、ある日突然、交通事故にでも遭ったような感じがしました」

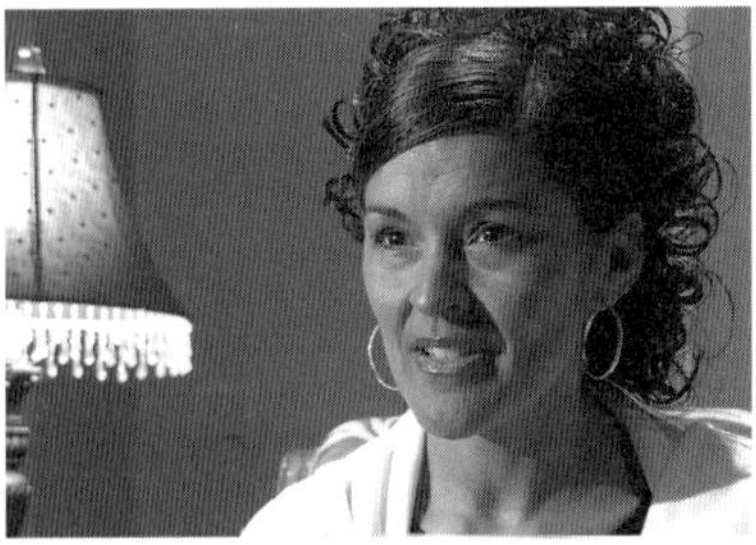

レジー・ホワイト夫人のサラ・ホワイトさん

別の疾患を引き起こす

1時間に30回以上呼吸が止まる、重度の患者200人以上を追跡したデータ（Lancet 2005）によると、治療を受けずに放置していた場合、心筋梗塞や脳卒中などを引き起こすおそれが驚くほど高まっていた。

　アメリカ・睡眠時無呼吸症歯科医師協会のブルース・ベアード会長は「40代、50代の人が心臓発作で死亡したというのはよく聞く話ですが、普通は突然心臓が止まったとしか思わず、原因が無呼吸症だとは考えません。突然死だと思うだけです。医師は死因を心筋梗塞や心臓発作と報告しますが、それは最終的な死因であり、心臓発作の原因は何かを知ることが重要です。本当は、根本的な原因として睡眠時無呼吸症があって、そこから心臓が悪化していく。こうした事実がほとんど知られていないことが、大きな問題なのです」と語る。

「アメリカではこの病気に対する医師の意識の向上がみられ、新しい治療法も広がっています。テレビ・ラジオ、その他さまざまなメディアで情報が伝わるようになりました。しかし、一般の人には睡眠時無呼吸症についてまだまだ理解されていません。いびきについて知っていても、その問題がどれだけ重大な結果を招くかを知らない。情報を患者に広めること、問題があるのに気がついていない人びとに検査を受けてもらうことが重要です」

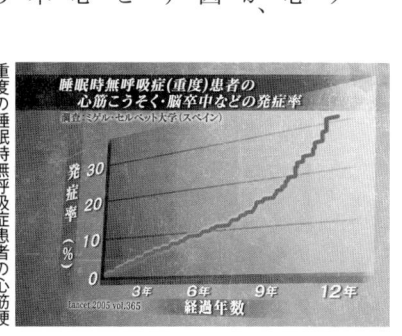

重度の睡眠時無呼吸症患者の心筋梗塞、脳卒中などの発症率（調査：ミゲル・セルベット大学）

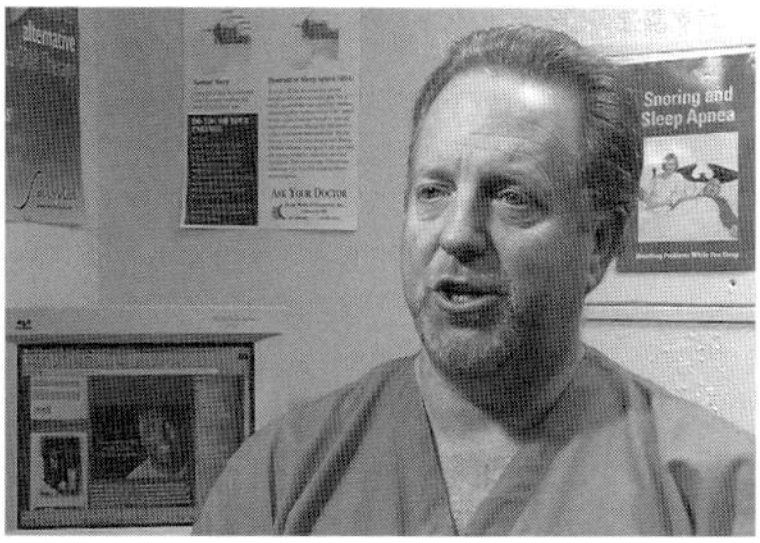

アメリカの睡眠時無呼吸症歯科医師協会、ブルース・ベアード会長

　睡眠時無呼吸症は、併発する症状がさまざまなため、医師や歯科医、医療専門家たちは薬を使って治療をしがちだとベアード会長は言う。

「夜中に何度も排尿のために起きるのは、無呼吸によって脳が酸欠状態になり、その結果尿を増やすホルモンが増えるからです。また、胃食道逆流、胃酸過多のほか、高血圧、性機能障害などの原因になります。しかし、何よりも健康全体に影響を及ぼします。無呼吸状態のせいで朝から頭痛がすれば、気分が優れず薬を求めがちになります。また医師も患者の症状から判断して、高血圧の薬だったり、消化不良の薬だったりを処方してしまいます。しかし、この疾患の根本的な原因は睡眠時無呼吸症による睡眠中の酸素欠乏なんです。最善の治療は薬ではなく、就寝中に酸素不足にならないこと。それが最も容易な治療法なのです。

　歯科医の教育では、睡眠時無呼吸症について教えることはありません。医学部でも1時間程度の講義にとどまっています。肥満率も増加しています。肥満は、寿命が8〜10年間縮むともいわれています」

ベアード会長自身、睡眠時無呼吸症と診断されたという。

「私は、自分と同じように問題に気がつかないまま生活をしている人がいったいどれだけいるだろうと考えます。多くの人は眠れないことを理由に睡眠薬を服用しますが、そのことが、この病気の発見を遅らせている。そのことに気がついていない。この病気を広く知ってもらうことが私の使命だと思っています」

2 無呼吸症と引きかえに獲得した能力

顔面構造と進化

人類は、いつから無呼吸症に悩まされることになったのだろうか。

人類の歴史は、今から約６００万年前、アフリカで二足歩行を始めた「猿人」から始まるとされている。そしておよそ２００万年前に誕生した「原人」の時代に、アフリカからアジアやヨーロッパへと拡散していった。約60万年前には原人のグループの一部から、脳の大きさをさらに拡大させた「旧人」が誕生、そして約20万年ほど前には、旧人よりはるかに発達した技術を手にした「新人」＝「ホモ・サピエンス」がアフリカで誕生した。このホモ・サピエンスこそが、進化のなかで生き残った私たち人類の種である。

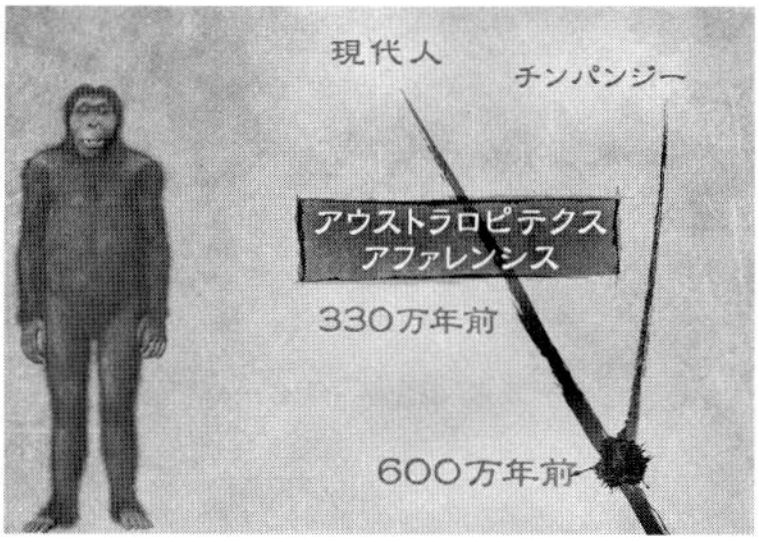

アファレンシスは、チンパンジーと共通の祖先から分かれて約３００万年後の時代に生きていた

近年の発掘や研究の進展によって、初期の人類の姿が、少しずつではあるが明らかになっている。特に注目を浴びているのが、約３３０万年前の地層から発見された猿人、アウストラロピテクス・アファレンシスの化石だ。アファレンシスは、今のところほぼ完全な骨格で見つかった最古の人類とされている。歯の化石資料が豊富で、現在も形態の研究が進んでいる。

チンパンジーとヒトとの共通の祖先から分かれて約３００万年後の世界に生きていたアファレンシス。彼らは睡眠時無呼吸症になる可能性があったのか。

人類の進化を研究している国立科学博物館の馬場悠男博士は、アファレンシスは、無呼吸症になることはなかったと考えている。

「アファレンシスの顔面構造はチンパンジーとよく似ています。頭骨を下から見ると、口は前のほうに突き出し、頸《くび》が少し後ろ側にあって、頭を支えています。つまり、体は直立していても、頸が前傾していたということです。頸が後ろにあり、口が前のほうに出っ張って、舌が水平に位置し空気の通り道は十分に確保されています。ところが、現代人の場合は、同じく下から見てみると、アファレンシスに比べ、頸が少し立っているんです。さらに、口が後ろのほうに大きく引っ込んできているので、舌の付け根の方が、どんどん下に下がっていく。空気の通り道である咽頭《いんとう》が、非常に長くなり、無呼吸症が起きてしまう可能性がここで初めて現れてきたということになります」

アファレンシスは森と草原とが入り混じった環境で、数十人の集団で暮らしていたと考えられている。彼らはかたい草の根や木の実を食べており、それを噛み砕くために、頑丈で大きなあごが必要だったのである。

進化とともに人類はあごが小さくなり、舌が

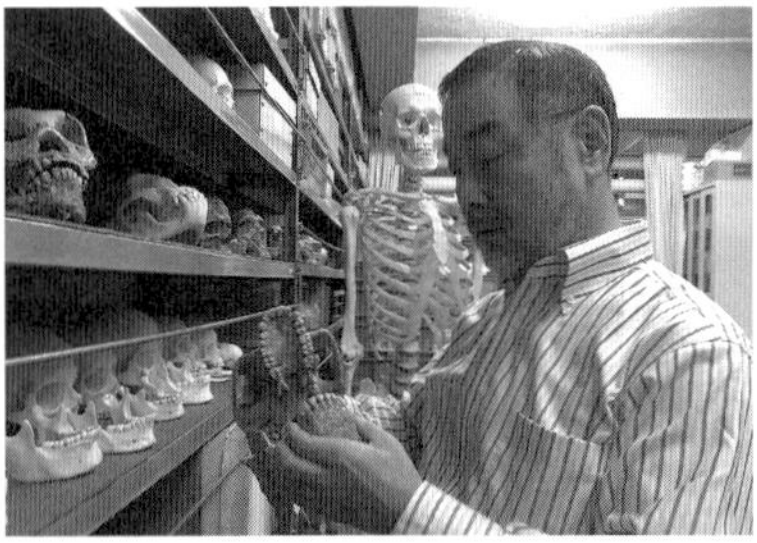

国立科学博物館人類研究部部長、馬場悠男博士

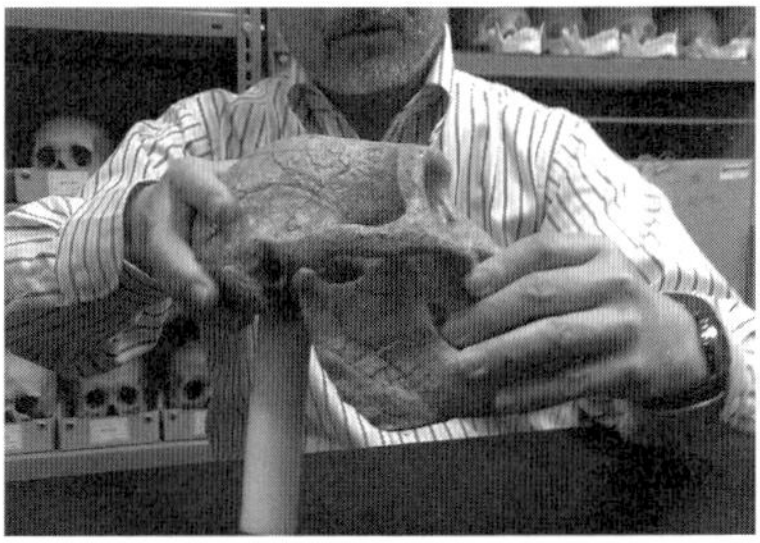

アファレンシスの頭骨

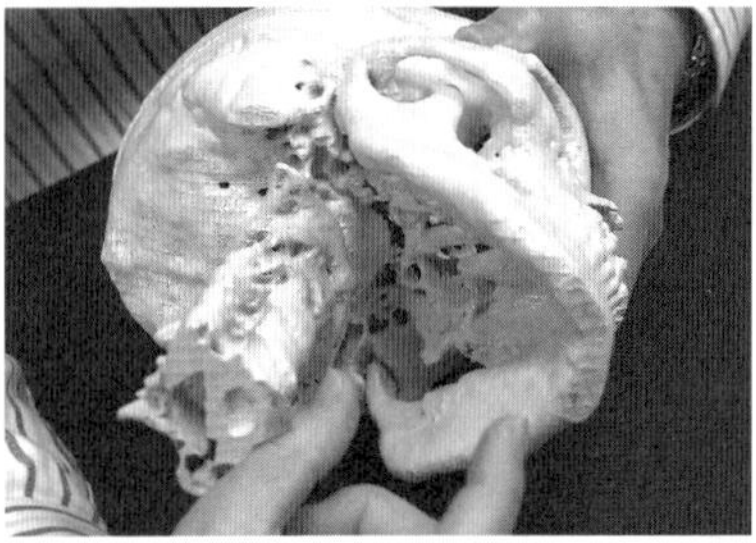

現代人の頭骨は頸が立っていて、口が後ろに引っ込んでいる

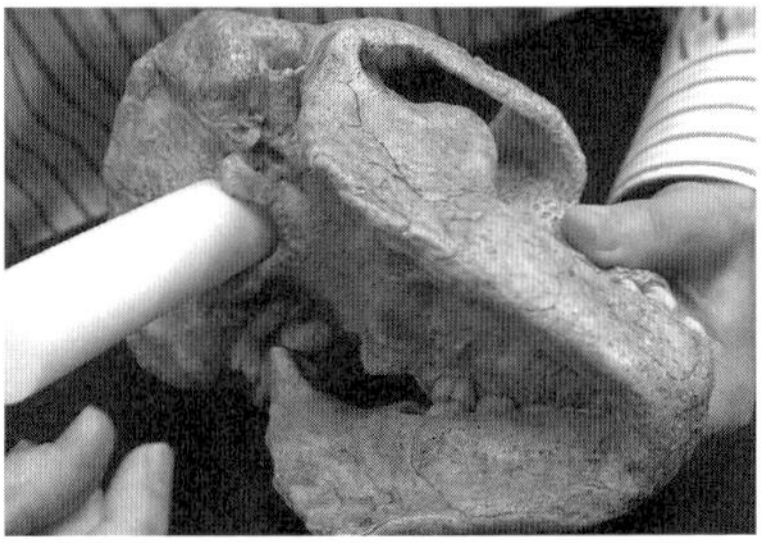

下から見ると、頸が後ろにあり、口は前に出っ張っている

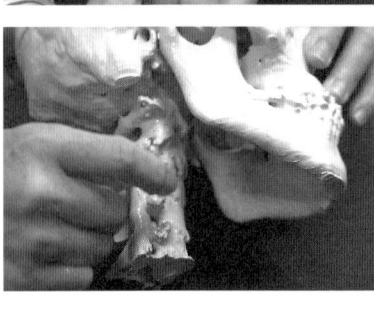

口が引っ込んだことにより、舌の付け根は下に下がり、咽頭が長くなった

丸くなった。いったい、何がきっかけとなってその変化は起きたのだろうか。

アフリカ・エチオピアでその謎を解く貴重な化石が発見された。

劇的な変化

約250万年前の地層から見つかった猿人、アウストラロピテクス・ガルヒ。頭やあごの形はアファレンシスと大きな差はなかったが、それまでとは明らかに異なる特徴があった。

ガルヒの化石を発見した研究チームの一員、エチオピア国立博物館のバハネ・アスファウ博士は、発見の経緯を次のように振り返る。

「アウストラロピテクス・ガルヒの最初の化石を見つけたのは、1996年、私が同僚と一緒に、アファール地域のブーリ丘陵の斜面を歩いていたときのことでした。この土地の堆積層は約250万年前のものでした。同僚が拾い上げた骨をよく見ると、そこにはヒト科の大きく美しい臼歯が付いていて大変驚いたことを覚えています。あとから到着したティム・ホワイト教授らに見せると、そこに集まった全員が興奮するような大きな発見だったのです。そのあと、全体の発掘には長い時間がかかりました。その一帯のすべての土をふるいにかけて見える骨を全部拾い上げた後、その土を川に運び、川の水で洗い、濡れているうちに再び調べる。そして、それが乾いたら、破片を見つけてつなぎ合わせていくという、地道な作業が続きました」

ガルヒが発見された周辺の地域、同じ時代の地層から石器が発見され、さらにガルヒと同じ場所から、解体された痕のある小型ウシ科動物の骨が発見された。そこには傷が2本ついていた。石器によって刻まれた、カットマーク（切り痕）である。さらに打撃痕もあった。

250万年前、ガルヒは、川床から丸石を拾い、強打し、そのかけらからいくつかの破片を剥離させて鋭い刃をつくり、それをチョッパー（礫器《れっき》）として使い始めたと推測される。

「骨についた貝殻状の断口（不規則な割れ目）は、石のハンマーで割ったためにつきました。強打すると骨全体が砕けて、骨髄を簡単に得ることができます。同時に、ハンマーから剥がれた薄片の鋭い刃を使うと、骨についている筋肉を切

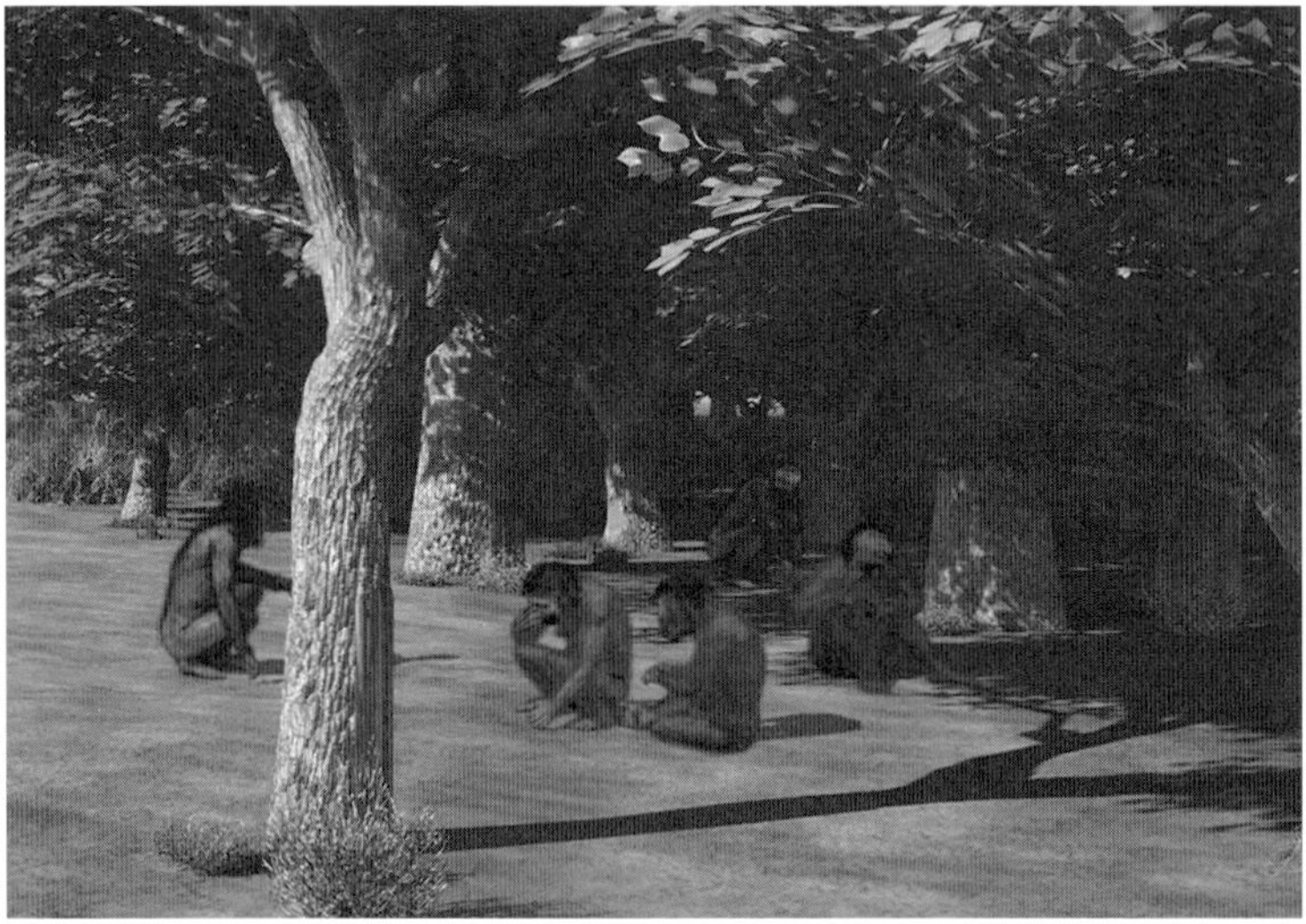
アウストラロピテクス・アファレンシスは森と草原が入り混じったような場所で暮らしていた（再現CG）

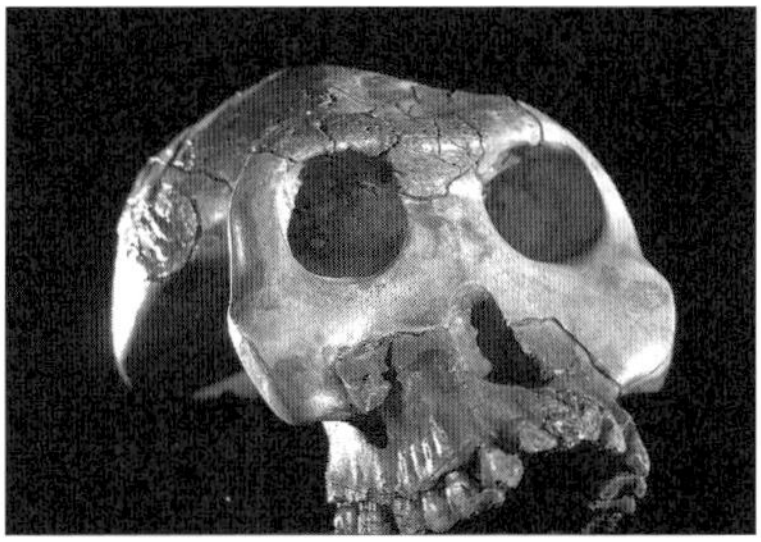
約250万年前の地層から発見されたアウストラロピテクス・ガルヒの頭骨（復元／エチオピア国立博物館）

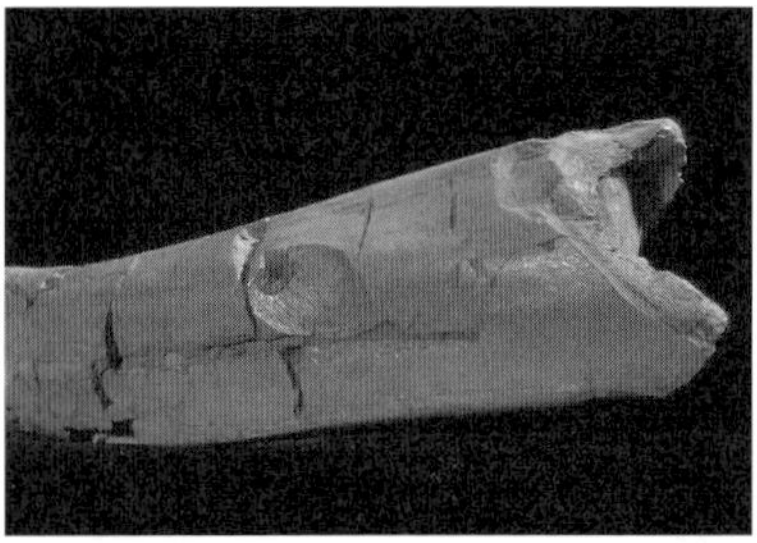
ガルヒと同じ場所から発見された動物の骨

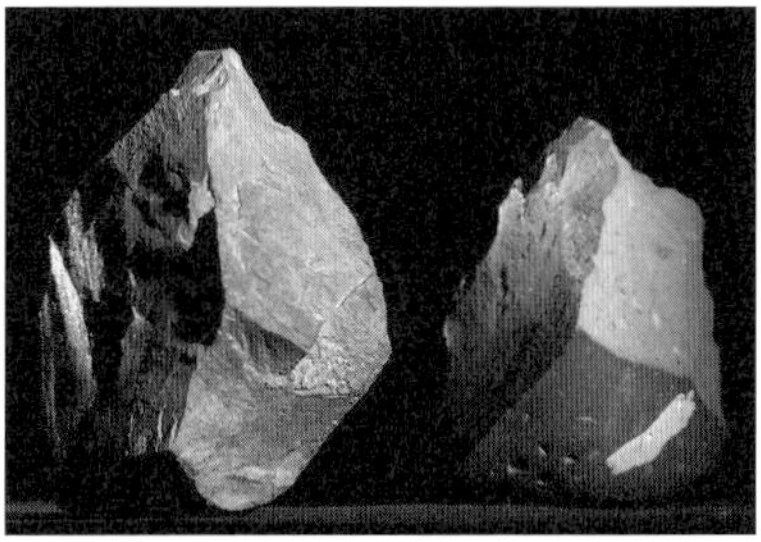
ガルヒが発見された同じ時代の地層から発見された石器

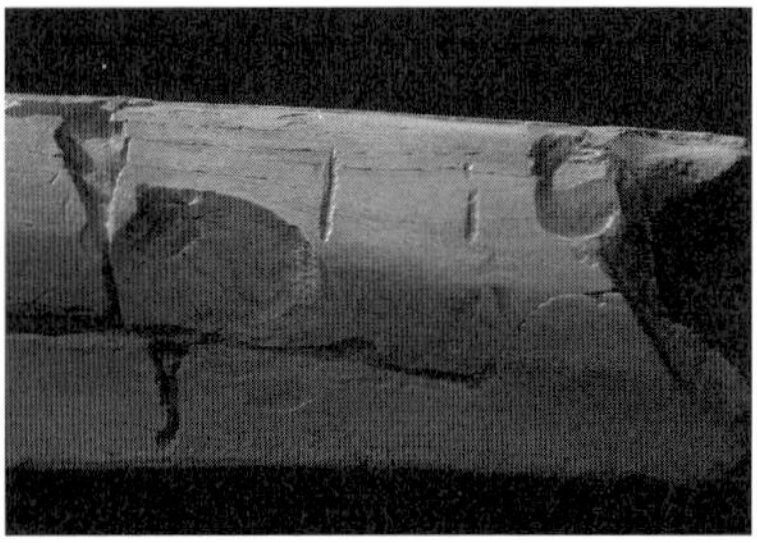
石器によって刻まれた2本の傷と打撃痕

り離すことができますが、そのとき、骨にカットマークがつきます。このようなカットマークは、肉を切りとるために石器を意図的に使ったことを実証しています」とアスファウ博士は説明する。

骨髄が集中的にあるのは、動物の上腕、大腿骨と脛骨。骨髄にはタンパク質と脂肪が含まれ、サバンナでは貴重な「栄養のつまった缶詰」だった。

こうした石器の使用は、ガルヒ以前のアウストラロピテクス・アファレンシスなどの猿人にはみられない、とアスファウ博士は言う。「彼らには骨を割いたり、骨から肉を石器で切りとって食べるチャンスがなかったことを意味しています。皮を噛み切ることもできないので、死んだ動物の肉さえ食べることができなかった。ですから、石器の使用は人類進化の過程で、大きな転換点となったといえるのです」

アファレンシスよりも足が長く、長距離を歩けるようになっていたガルヒは、森を出て、サバンナを歩き回るようになっていった。そこで多様な食べ物を利用する術を身に付けてゆき、

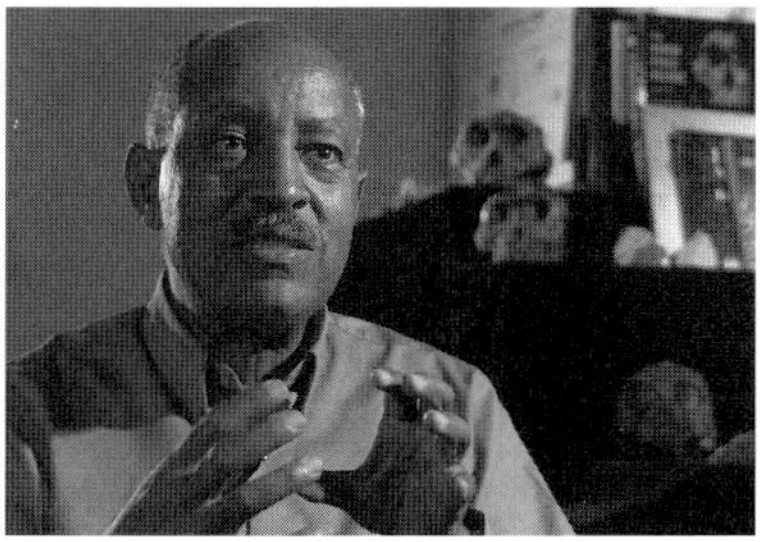

エチオピア国立博物館、バハネ・アスファウ博士

草原でかたい根茎を掘って食べたり、川辺の林では果実を口にすることもあったであろう。そしてさらに石器を使えるようになったことで、ハイエナが残した動物の死骸がガルヒにとっての食料となった。

彼らは肉や骨を切ったり、砕いたりする能力を洗練させることで、よりやわらかいものを食べられるようになり、歯や顔のさまざまな筋肉を使う必要がなくなってきた。

人類は、この時期を境にあごや歯が小さくなり始めたのだ。

「二足歩行を開始した約600万年前から約250万年前までの間、人類は道具なしで生き抜いてきました。その後の道具の出現によって私たちの体は急速に変化していったのです」とアスファウ博士は言う。

石器はガルヒのあと、切れ味のいいものへと洗練されていく。それにともない人類は、優れたハンターとなっていった。

約160万年前の人類、ホモ・エレクトスの体型は、現在の私たちとほとんど変わらない。20人ほどの集団で、鋭い石器を用いて狩りをし

アウストラロピテクス・ガルヒ（再現CG）

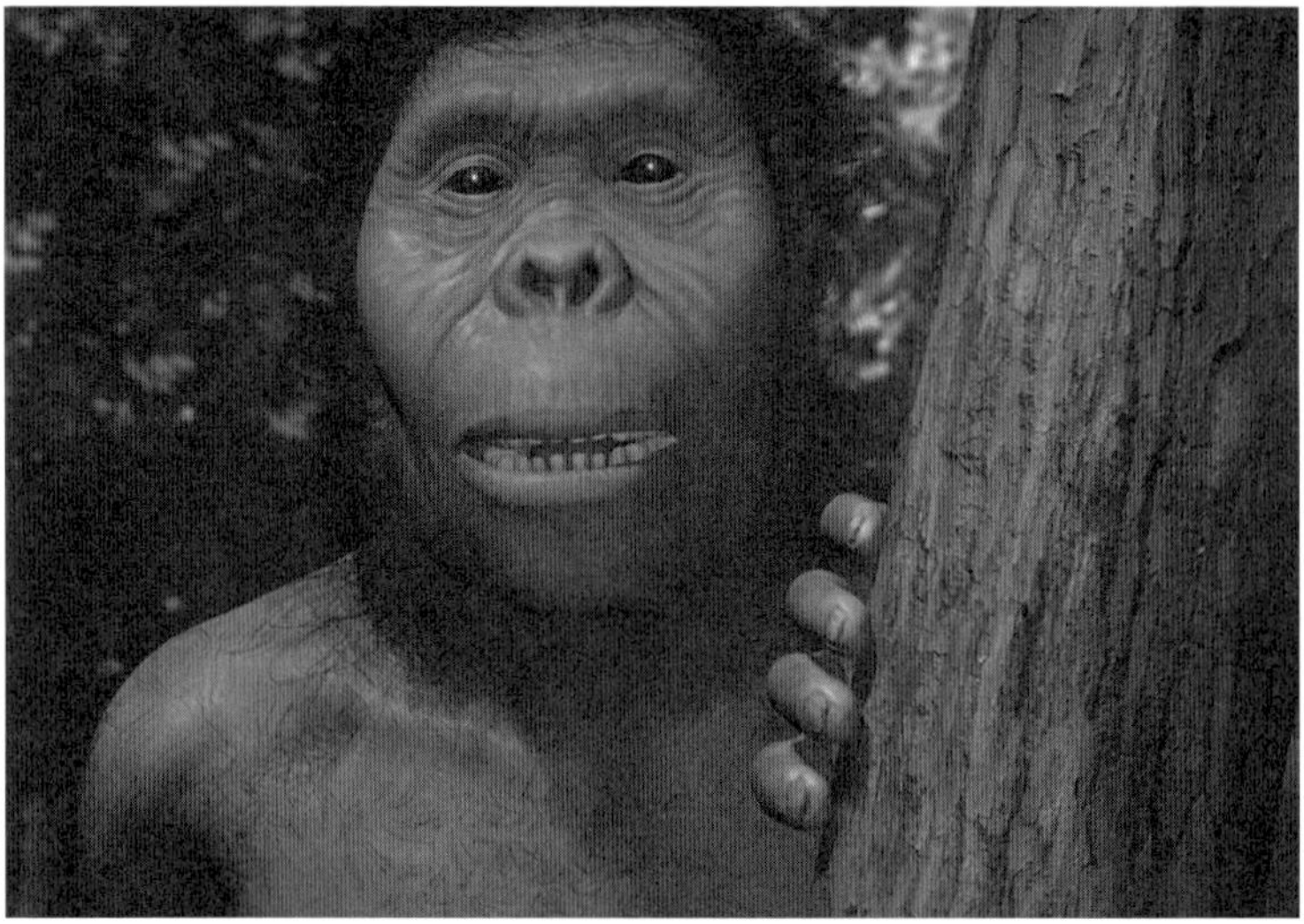

サバンナを歩き回るようになっていたガルヒは、根茎だけでなく、石器を使って、ハイエナなどが残した動物の死骸の肉や骨髄を食べていたと考えられている（再現CG）

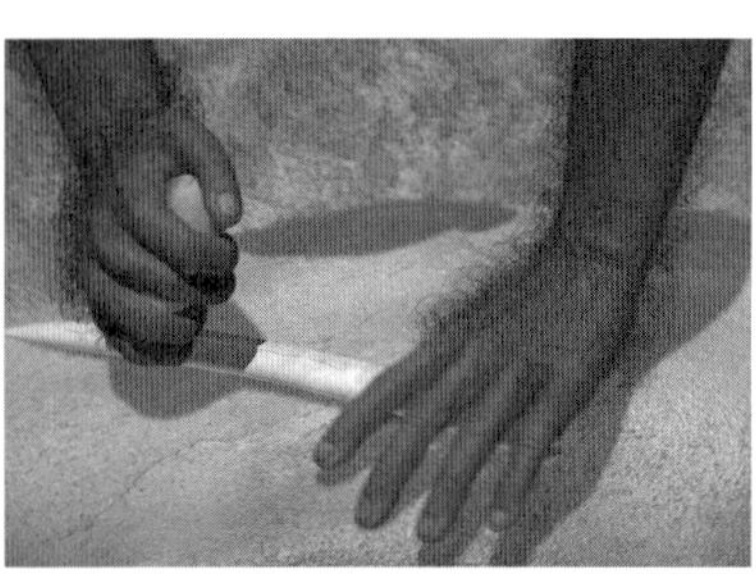

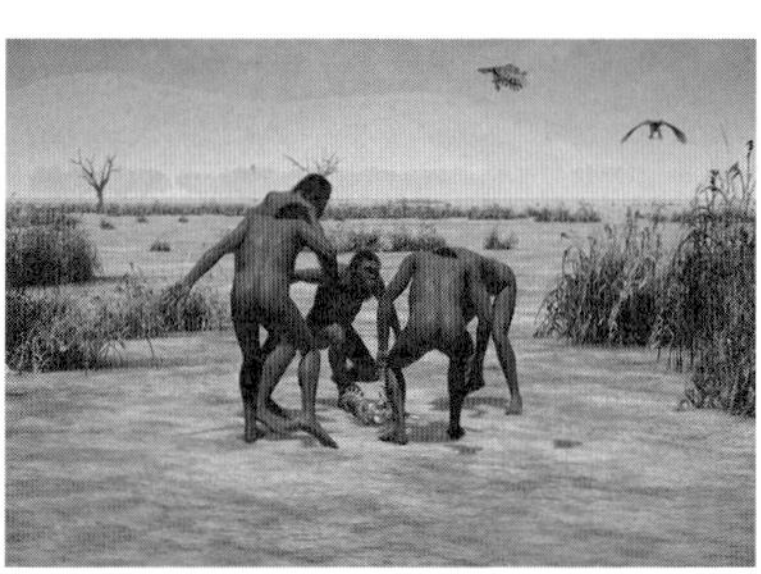

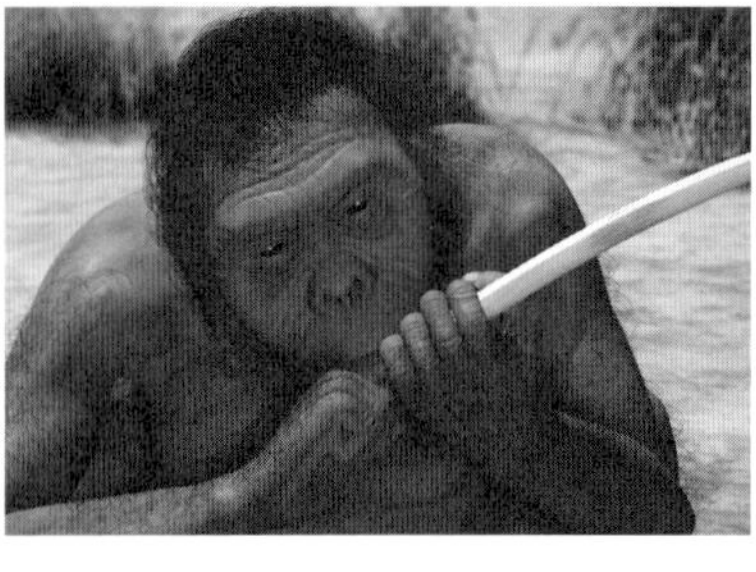

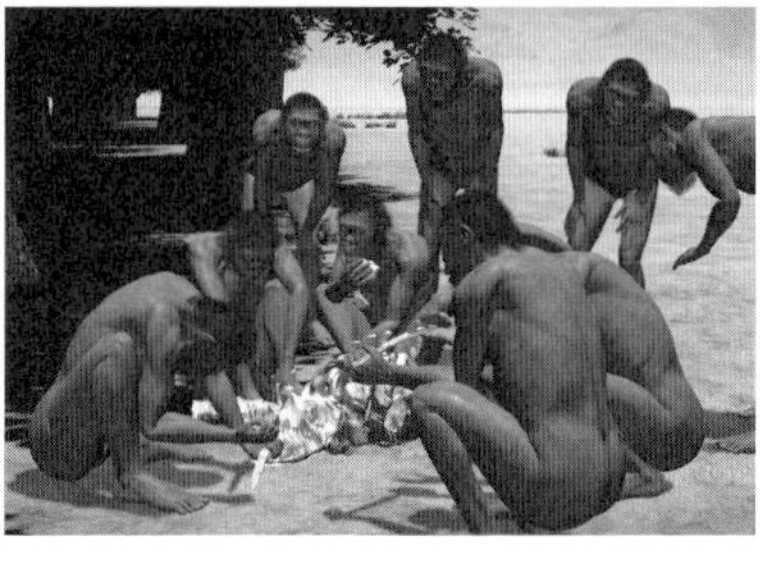

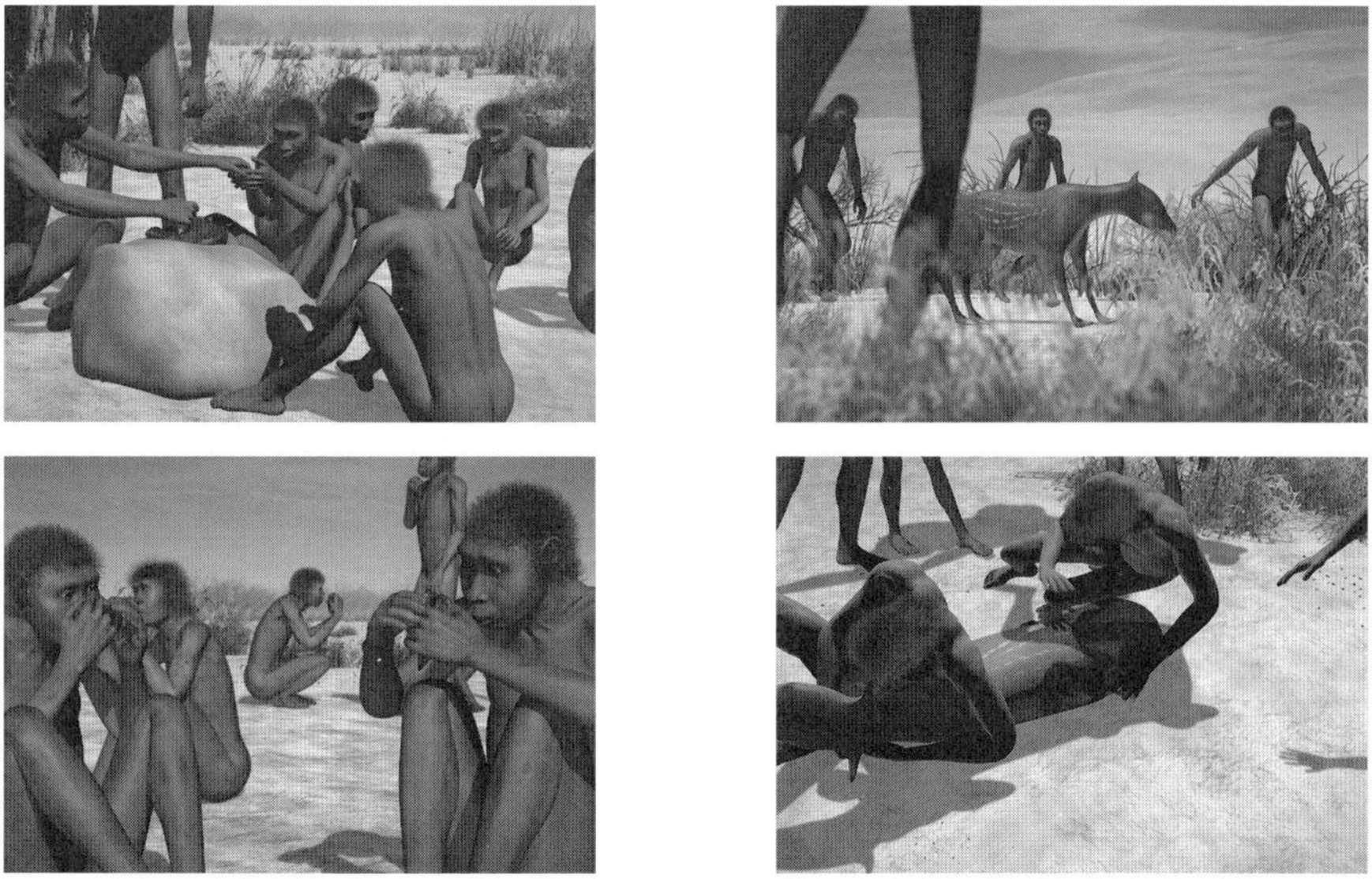

約160万年前の人類であるホモ・エレクトスは、鋭い石器を用いて狩りをし、日常的に肉を食べていたと考えられる（再現CG）

たと考えられる彼らは獲物をしとめ、解体し、日常的に肉を食べるようになっていた。

人類のあごは石器の使用によって小さくなっていった。この石器の使用の始まりこそが、睡眠時無呼吸症をもたらした病の起源だったのである。その後も人類は、より噛みやすく、食べやすくするために、さまざまな道具をつくり出していった。ガルヒが初めて石器を使ってからおよそ250万年、私たちが生きる現代では、調理技術の進歩や加工食品などの発達によって、ますますやわらかい食べ物を口にすることが多くなってきている。

なぜヒトは言葉を話せるのか

人類は進化によって、睡眠時無呼吸症を引き起こす要因を生み出した。しかし、それが人類にとって、逆にメリットとなったことはなかったのだろうか。

アメリカ・アイオワ州にある類人猿研究所。ここではボノボを使って、人類の知性の起源を探る研究が行われている。ボノボはチンパンジーとともに、最もヒトに近く、知能の高い類人

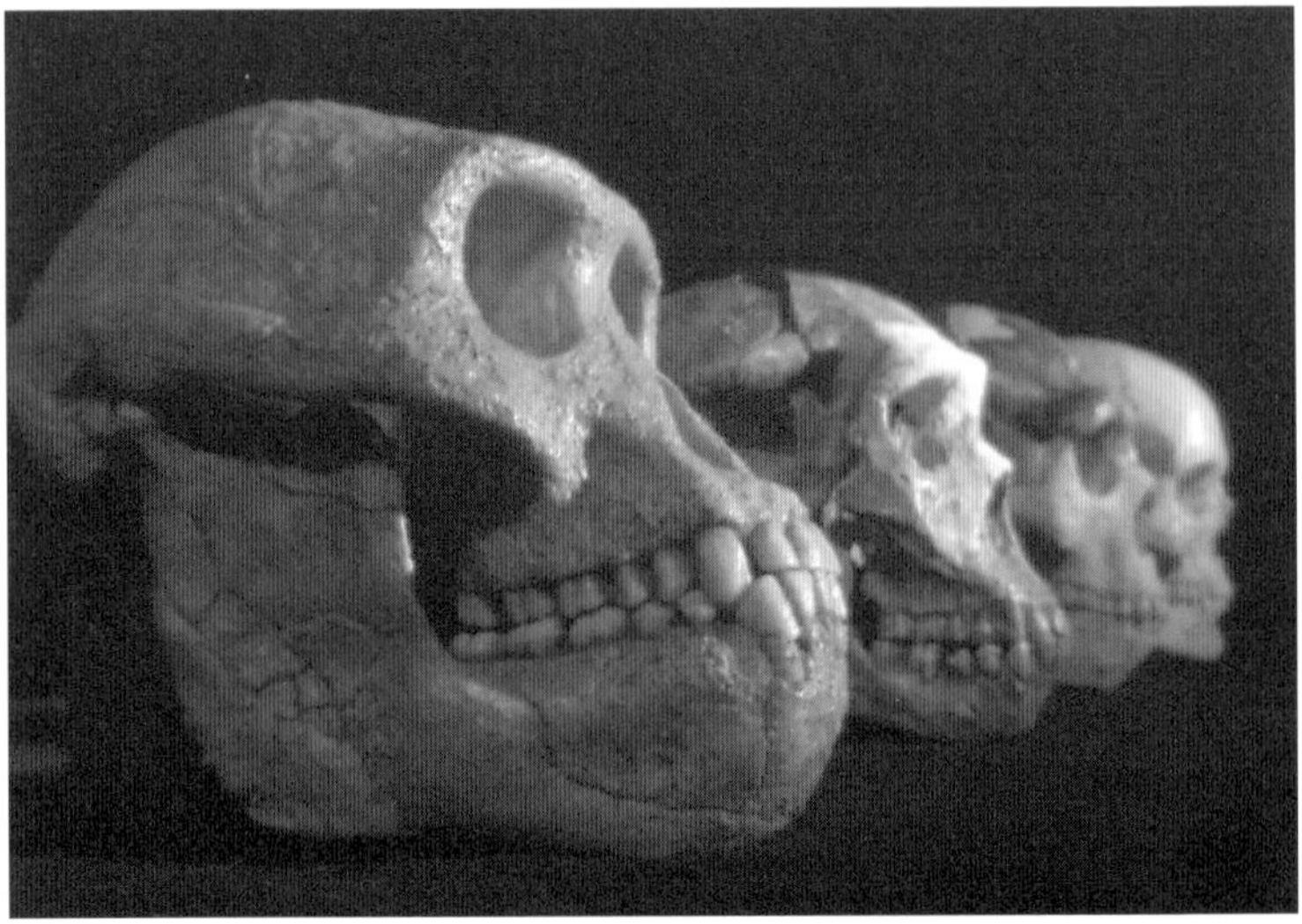

一番奥がヒト、一番手前がアファレンシスの頭蓋骨

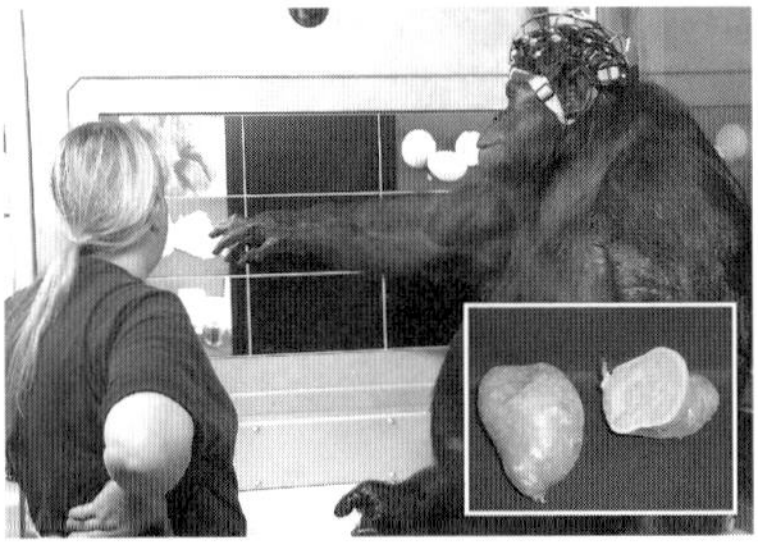

単語を聞かせ、一致する写真を選ばせるテスト

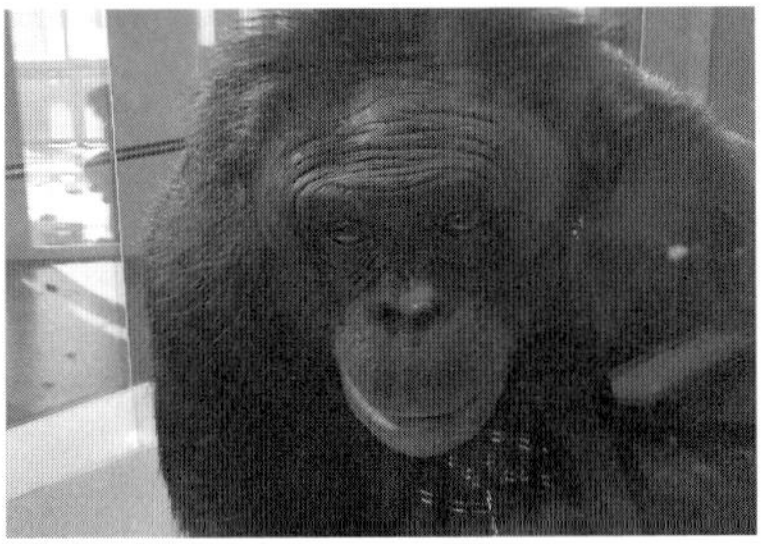

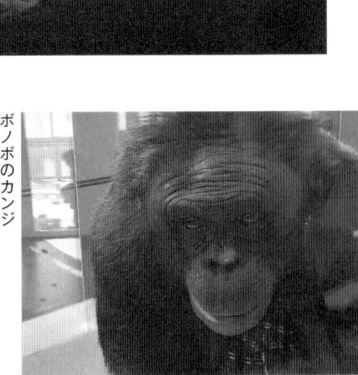

ボノボのカンジ

猿である。研究所で「カンジ」と名づけられたボノボは、1000以上もの英単語を覚えている。これは、研究者と一緒に暮らすうちに、自然に学習したものだ。

カンジに「スイートポテト」や「コーヒー」「トマト」といった単語を聞かせ、一致する写真を選ばせる実験をすると、ほぼ100%の確率で答えを当てていく。しかし、写真を見せて、口で答えることはできない。

ボノボとヒトの間には、決定的な違いがある。彼らは言葉を話すことができないのだ。なぜヒトは話すことができるのに、ボノボは話せないのだろうか。

ヒトが言葉を発するしくみを研究している国際電気通信基礎技術研究所の竹本浩典研究員は、発声時の舌の動きに注目している。声を出すとき、舌は形を変え、前後と上下に自在に動く。舌が変形すると、口の中、喉の奥の空間の大きさや形が変わる。この舌の形がつくり出す声道と呼ばれる空間が、音の違いを生み出しているのだ。

たとえば、アの音を出しているときの声道の形は、舌と上あごの間が広く、口の奥が狭まっている。逆にイのときは、舌と上あごの間が狭く、舌の奥が広がっている。

それぞれの音は、声道の形が複雑に変化することで作り出されている。竹本研究員は、声道の形を模型でつくり、声帯の役割をする装置の上に載せ、実験を行った。

「声道形状の違いというのは、基本的には舌やあご、唇といった発話器官と呼ばれるものが運動することによって変化します。このなかで最も大きな変化をしているのは舌です。舌が口の中を自在に動くことによって、前のほうを広くしたりあるいは後ろのほうを広くしたり、逆に狭めたりということができるようになっています。ちょうど言語のことを“tongue”と言うように、舌は非常に重要な役割を果たしているのです」

ヒトは自在に動く丸い舌を持ったからこそ、多様で複雑な音を発声できるようになった。一方、チンパンジーは、舌が前後に長く平べったい形をしている。

チンパンジーの舌は前後方向に動かせても、

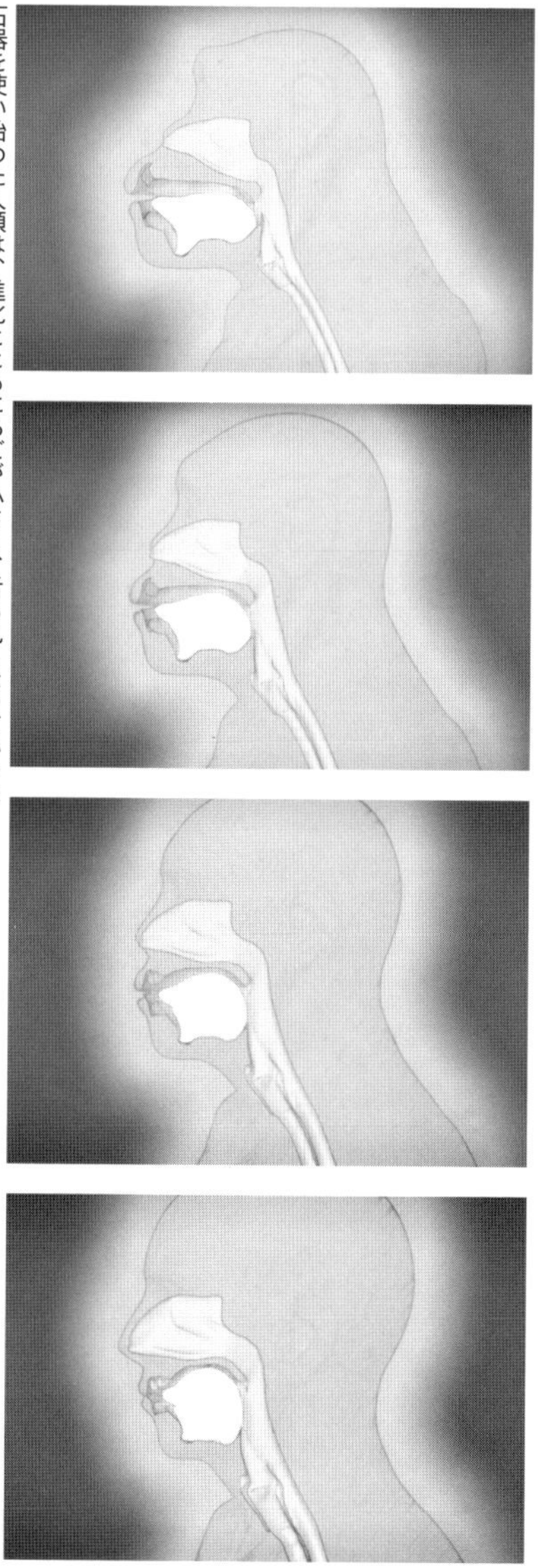

石器を使い始めた人類は、進化とともにあごが小さく、舌も丸くなっていった

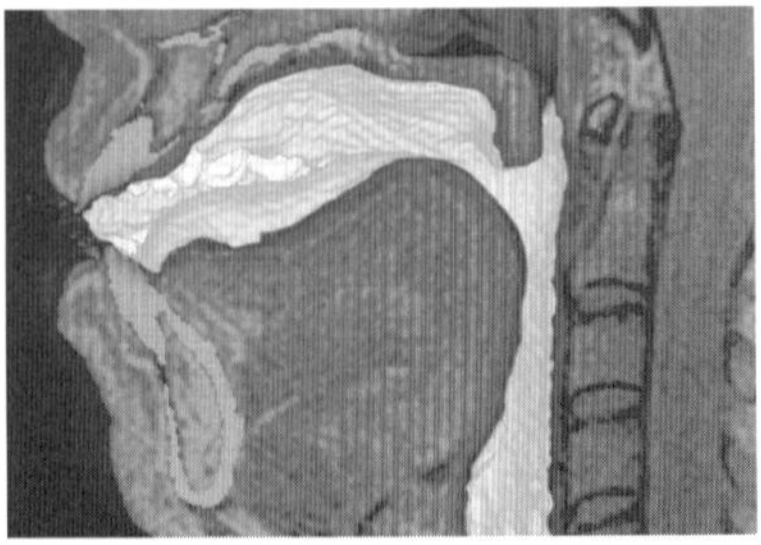

MRIで撮影された、「ア」を発声しているときの声道のかたち（白い部分が声道／画像提供：国際電気通信基礎技術研究所）

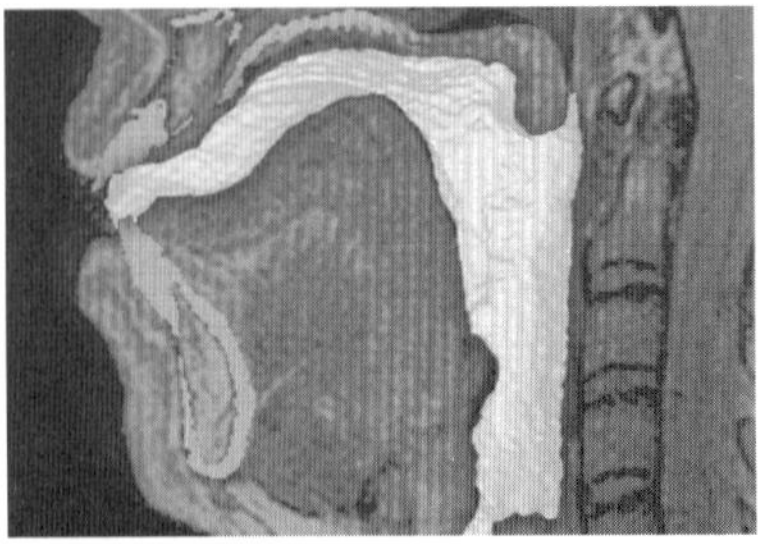

「エ」

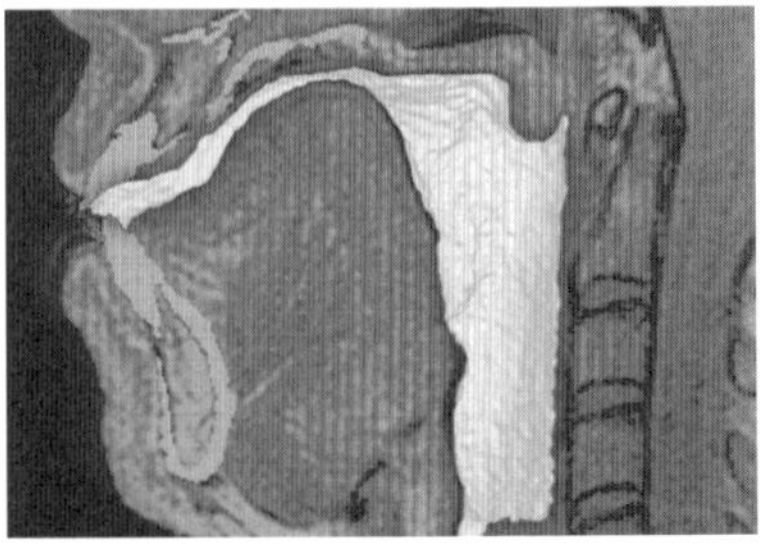

「イ」

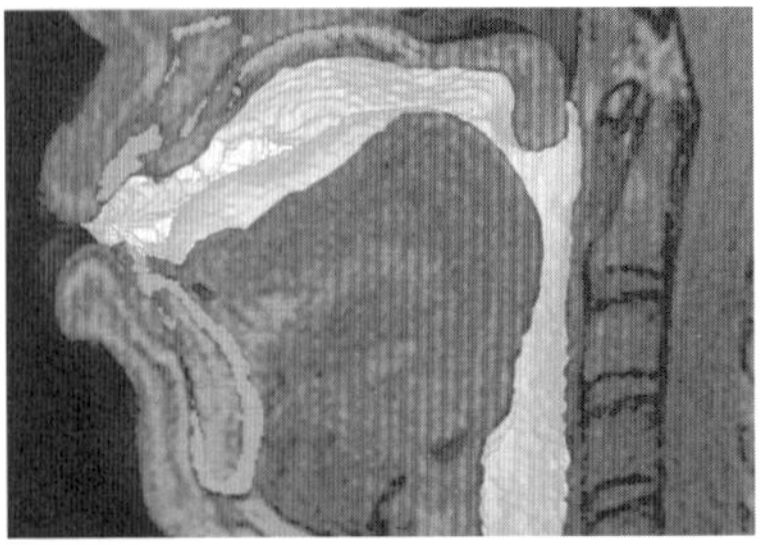

「オ」

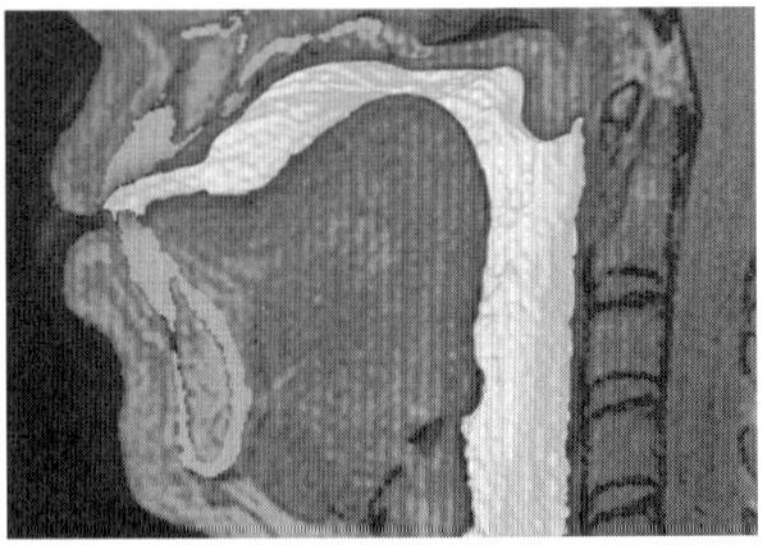

「ウ」

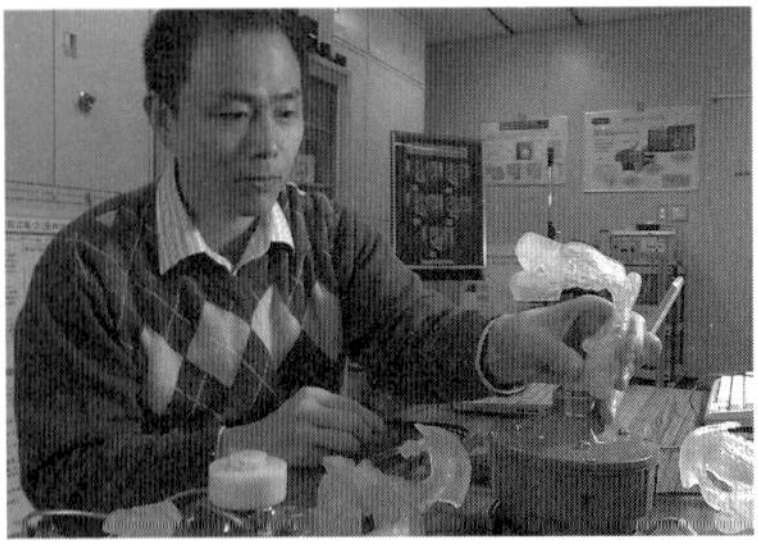

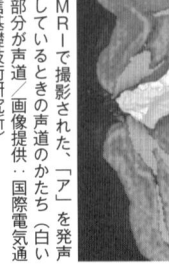

「ア」の形の声道の模型を、声帯の役割をする装置の上に載せると、「ア」の音が鳴る

上下にはあまり動かせないため、ヒトのように声道をさまざまな形に変えることができない。

「動物はなぜ話せなくてヒトは話せるのかということに答えるのは非常に難しいのですが、ひとつ言えるのは、ヒトだけが喉頭が下降し、あごが退縮したということがあります。喉頭が下降し、あごが退縮すると、それにともなって舌が丸くなる。丸い舌を持つと、口や喉の任意の位置に狭い空間と広い空間を同時につくることができる。そうすると、広い空間と狭い空間のコントラストがついて、明瞭な音声を発声しやすくなると考えています。しかし、チンパンジーは喉頭が高い位置にあり、あごが突き出している。喉頭は、舌骨という骨の下側にあり、同じ骨の上側に舌がついています。高い位置に喉頭があるということは高い位置に舌骨があって、高い位置から舌が始まっているということです。そして舌は、突き出している口蓋に内接する必要があるので、平たくて長くなります」

面白いことに、舌の筋肉の構造は、ヒトでもそれ以外の動物でもあまり変わらない。しかし形が違うということで、同じ筋肉が働いても変形の仕方が変わってくると考えられる。
「チンパンジーでは『ア』『ウ』『オ』と聞こえる音声を発することがあっても、『イ』『エ』と聞こえる音声を発することがないということが知られています。『イ』『エ』を発声するためには、口の前を狭め、咽頭腔を広げる必要があります。これまでは、チンパンジーでは喉頭が高い位置にあり、咽頭腔がもともと狭いために、これらの母音を発声できないと言われていました。これを舌の変形メカニズムの観点からもう少し詳しく見てみます。

ヒトでは咽頭腔を広げるような舌の変形を行うと、舌が口蓋に接近して口の前が狭くなります。すなわち丸い舌では、一挙動で咽頭腔を広げて口の前を狭くすることができます（32ページ『イ』の舌のかたちを参照）。ところが、チンパンジーのような平たくて長い舌では、咽頭腔を広げるような舌の変形をしても、その部分が凹んで舌が全体として前に突き出されるだけで、舌は口蓋に近づきません。そのため、『イ』や『エ』に必要な声道形状をうまく作ることが難しくなっています。つまり、舌が丸くなったこ

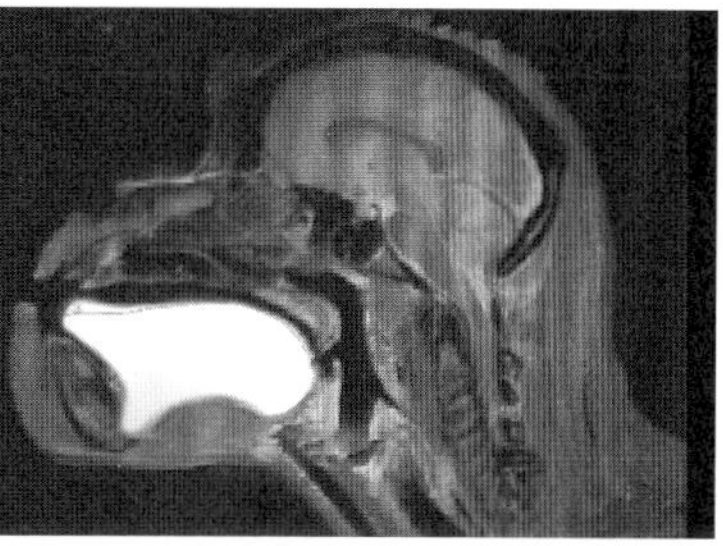
チンパンジーの頭部のMRI画像。舌は平べったい形をしている

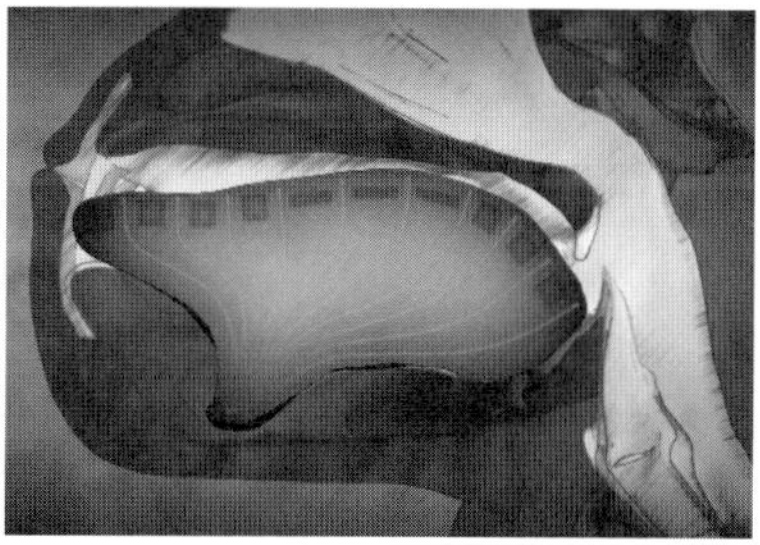
チンパンジーの舌は上下にはあまり動かせない

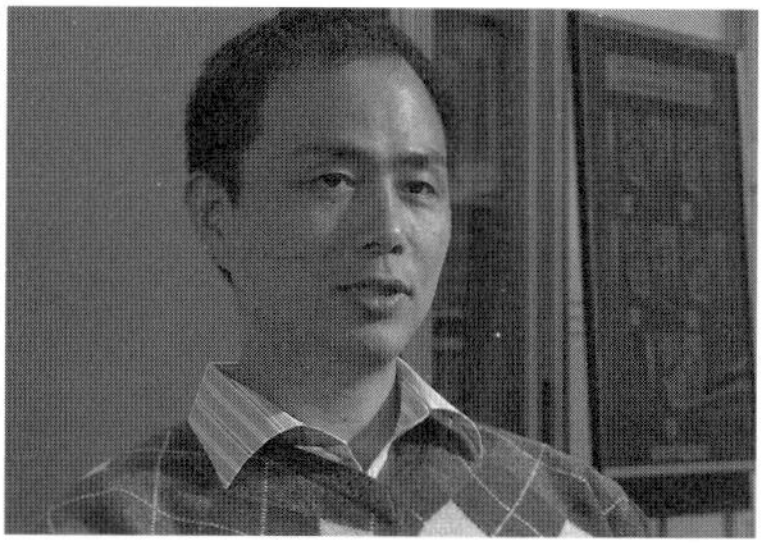
国際電気通信基礎技術研究所、竹本浩典研究員

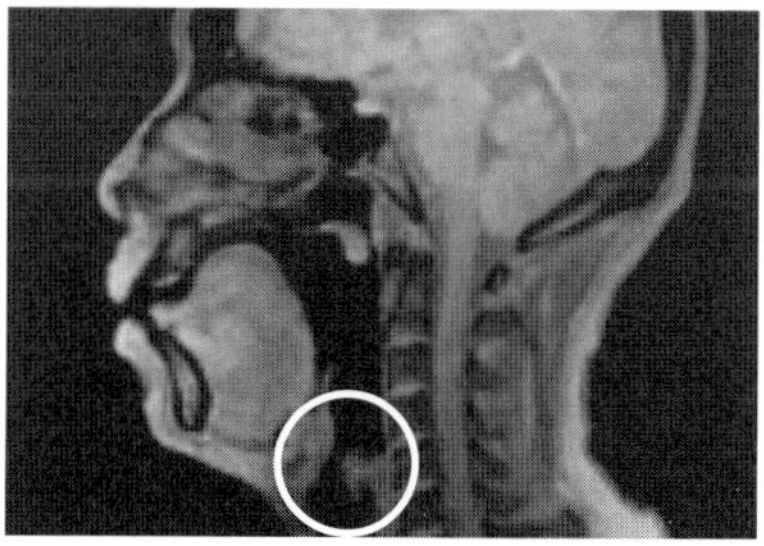
ヒトの喉頭の位置

とによって、ヒトの出せる音声のバリエーションが広がったと考えることができます。

余談になりますが、話し言葉の獲得には、これに加えて、声帯の上にあるヒダの問題があります。チンパンジーでは、声帯の上に一枚の薄いヒダがついています。このヒダがあると、非常に大きな声を出すことができるのですが、声の高さをコントロールすることが難しくなります。このヒダは霊長類に広く見られるので、ヒトの祖先もこのヒダを持っていた可能性があります。しかし、進化の過程でこのヒダを失いました。これによって、大きな声を出せなくなった代わりに、声の高さをうまくコントロールできるようになりました。

すなわち、自在に動く舌で声道の形を素早く変化させ、声の高さを上手にコントロールして抑揚をつけることによって、話し言葉を持つ基盤が出来上がったのだと考えています」

無呼吸症を引き起こす舌と喉。しかし、これらの器官のおかげで、私たち人類は言葉を獲得することができたのだ。竹本研究員は言う。

「情報をやりとりするという点で、言葉は非常に有効です。たとえば狩りに出たとして、向こうに動物がいる。何がいるのか。ギャァーッと鳴いただけでは、正確で細かな情報をやりとりすることができない。言葉があるかないかということで考えると、それがある集団のほうが進化のうえでも生き残っていく率が高くなると思われます。人間はほかの動物に比べて非常に虚弱な体をしています。二本足でふらふら歩いていて、非常に危険な目にいっぱい遭う生きものですが、弱いながらも生き残ることができたのは、話すことによって、必要な情報を伝達し、共有することができたからだと思っています」

3 さまざまな治療法

鼻マスク登場

かつて、睡眠時無呼吸症の治療には、喉に穴を開ける気管切開が行われていた。

直接気管に空気を取り込むこの治療法は、発声に支障をきたすこと、感染症や肺炎を起こす可能性が高いこと、入浴時などに注意しなければならないなど、多くの問題を抱えていた。

現在、睡眠時無呼吸症に効果のある治療法として普及しているのが、鼻にマスクをつけるＣＰＡＰ（シーパップ）と呼ばれる方法である。これは、睡眠時に鼻マスクを装着し、小型の装置から一定の圧力の空気を送ることで、舌を押し上げ、気道を広げるものだ。自宅の寝室の枕元に置いて簡単に使うことができる。

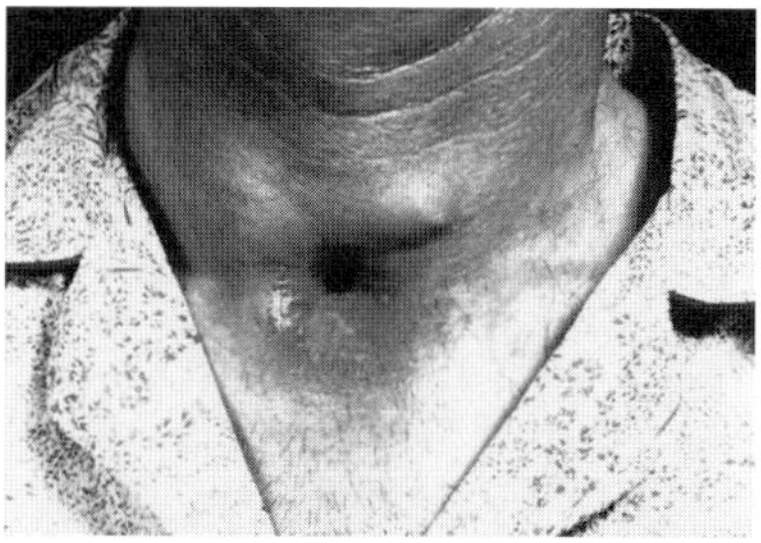

かつて行われていた気管切開

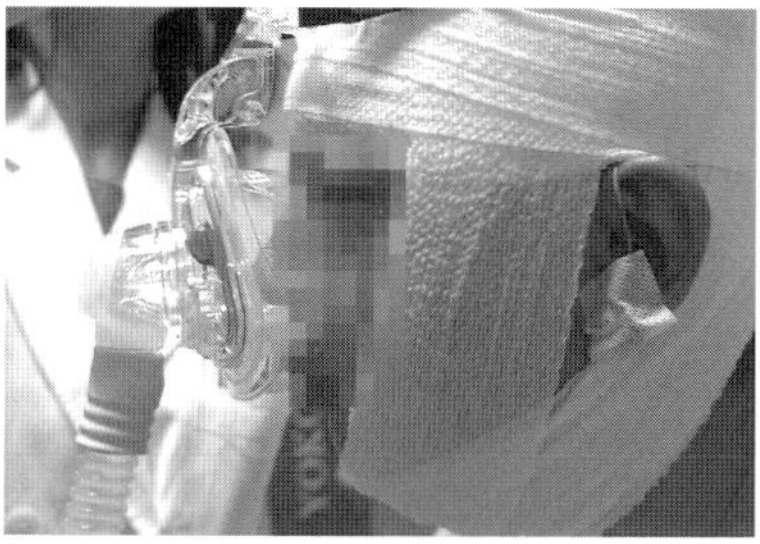

鼻に装着するＣＰＡＰ

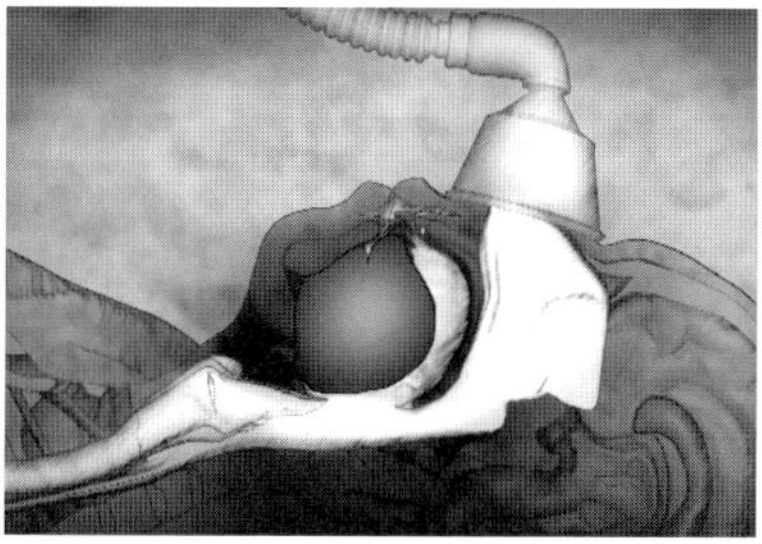

一定の圧力の空気を鼻から送ることで、舌を押し上げ、気道を広げる

1981年、睡眠時無呼吸症の研究をしていたシドニー大学のコリン・サリバン教授によって、この治療法が開発された。

「私の研究は、上気道の閉塞が起こる原因や閉塞部位についての理解を深めることでした。そのために、自分と自分の学生、そして動物（イヌ）を被験者に、それぞれのマスクをつくり空気の流れを測定しました。そのとき、空気回路の圧力を上げれば閉塞を防ぐことができるのではないかと思いついたのです」とサリバン教授はマスク開発のきっかけを語る。

CPAPを開発した最初の目的は、あくまで、重度の睡眠時無呼吸症の患者の、有効な外科療法が開発されるまでの応急処置であり、長期療法として利用されることになるとは思ってもみなかったという。

しかし、マスクを使った患者の状態の改善には目を見張るものがあった。最初はマスクをつけるのに抵抗を感じていても、翌朝にはすぐ効果が現れ、気分爽快となり、継続して使うようになった。やがて静かで小型で高性能な装置が次々と開発され、約10年ほどでスタンダードな治療法として確立された。

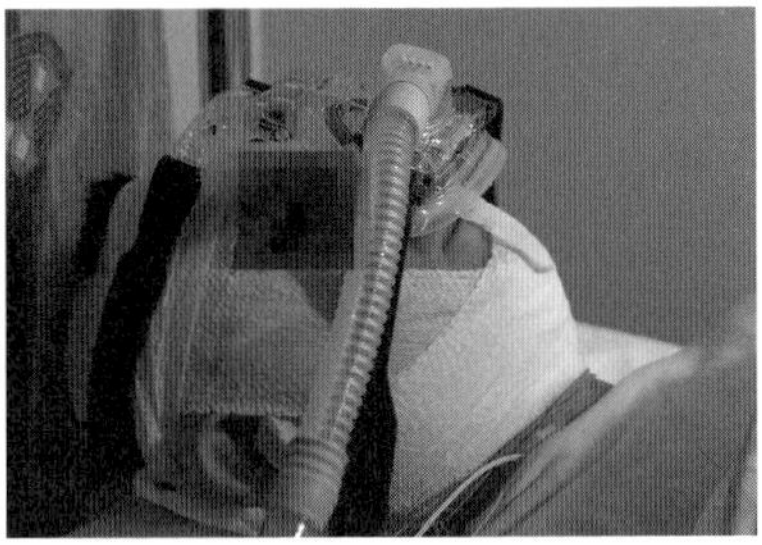
CPAPを装着し、就寝するOさん

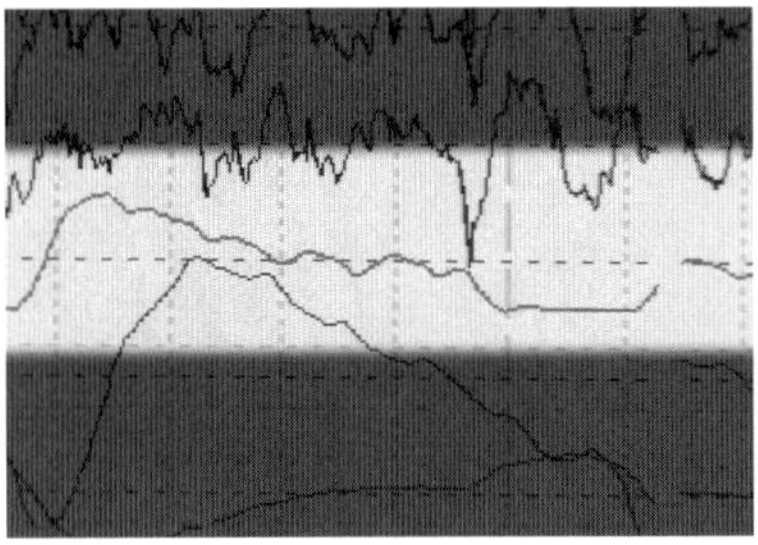
OさんはCPAPの最適な圧力で、睡眠時の無呼吸が劇的に減少した

「この治療法は、理学療法であり、副作用がないということが大きな特徴です。CPAPを使う上で唯一の問題だと思われるのは鼻づまりですが、加湿器を利用すれば解決します。理解すべき点は、CPAPが患者の体内に空気を送っているのではなく、患者がやや高圧な空気のなかで正常な呼吸をしているということです。この高圧が気道を安定させるのです」とサリバン教授。

CPAP療法に保険が適応されて治療できるのは、無呼吸低呼吸指数（AHI：睡眠中1時間あたりの無呼吸と低呼吸の平均回数）が20以上の場合。ただし、AHIが20未満でも、居眠りなどの自覚症状があったり、高血圧や脳血管障害、虚血性心疾患などの症状がある場合は、治療の対象となる。

一晩に5時間半も呼吸が止まっていたOさんも、CPAPが有効な治療法となるか調べるための検査をした。一晩入院し、動脈内の酸素飽和度や上気道の閉塞状態、いびきの有無、覚醒反応などを調べるのだ。この時、適切なCPA

P治療圧が重要だ。圧力が弱いと十分に気道を広げられずに無呼吸が起こり、逆に強いと喉に違和感を覚え眠れなくなるため、適切な圧力が治療の鍵を握る。ただし、最近のCPAPは状況に応じて圧力を自動的に調節するオート機能を備えているものが多くなってきた。機器にはICメモリーカードがついていて、90日分のCPAPの作動経過が記録されるので、そのデータをその後の治療に活かすこともできる。

Oさんは治療前、1時間に約72回あった無呼吸の回数が、1時間に1・5回、苦しくて目が覚めてしまう回数も、同じく1時間に約72回あったのが、1・9回と劇的に減少した。いびきもなく、脈の変動や、動脈の酸素値の低下もなく、ステージ3と4という深い睡眠が長時間出現した。

CPAPを初めて試したOさんは翌朝、「本当に熟睡したって感じです」と感想を漏らした。虎の門病院睡眠センターの成井浩司センター長は「こうした感想は、初めて治療を受けた患者の方がよく漏らします。今まで無呼吸で苦しく、睡眠の分断化があり、よい睡眠をとれていなかったのが、今日はこの治療によって、非常に深いよい睡眠をとることができた。体が深い睡眠を望んでいたということがいえます。健康な人の本来の睡眠の状態です」とOさんに説明した。

「この治療は、健康への入り口です。最終的なゴールは、よい睡眠をとり、適度な運動をして、バランスのとれた食事をし、体重を減らしていくことです。深い睡眠がとれれば、成長ホルモンが分泌されて、脂肪も減って筋肉も増強する。免疫力、抵抗力も賦活化されて、元気に朝起きて仕事に行ける。また、今後起こる可能性のあった高血圧、狭心症、心筋梗塞、脳梗塞の予防に必ずつながります」

子どもの睡眠時無呼吸症

今、子どもの無呼吸症が次々と見つかっている。

生後7か月で睡眠時無呼吸症と診断されたY・Kちゃん（4歳）。両親がKちゃんの異常に気がついたのは、生後少し経ってのこと。寝ている間何度も苦しそうな音をたてていたことから医師に相談したが、原因はわからなかった。

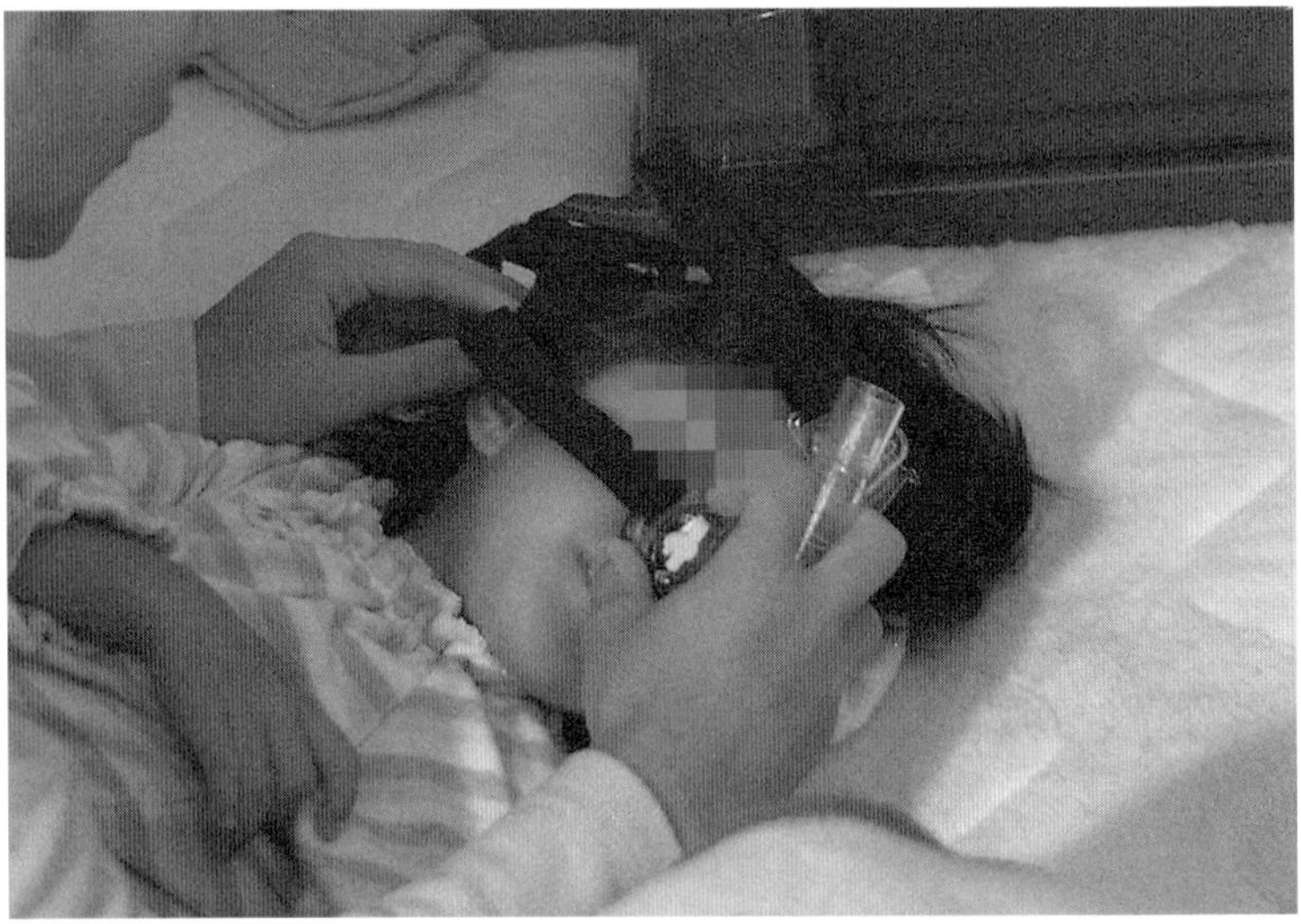
熟睡してからCPAPを装着する

1か月検診で、普通なら1キロ増えているはずの体重が、180グラムしか増えていないことが判明。成長障害が起きていたのだ。その原因を探る検査のなかで、舌根沈下（舌が咽頭に沈み込んでしまうこと）で起こることがわかった。Kちゃんが仰向けに寝ると、舌が喉の奥に沈んで、気道を塞いでしまっていた。救急救命士の父親の判断で、横向きに寝かせ、気道が確保されるようにあごを持ち上げると、楽に眠れることがわかり、両親は交代でKちゃんのあごを夜通し持ち上げていたという。

生後7か月目で、ようやく詳細に診察してくれる病院を見つけ、検査したところ、AHIは1時間に39・5回を数えた。睡眠中の動脈内の酸素飽和度の値が周期的に落ちており、重度の睡眠時無呼吸症ということがわかった。2歳までの乳幼児は、呼吸中枢の成長が未発達であり、睡眠中に無呼吸が繰り返されると、呼吸が止まり、乳幼児突然死の原因になる可能性がある。治療は急を要した。

扁桃腺が大きかったり、アデノイド（咽頭にあるリンパ組織。子どもの時に大きくなり、成長とともに小さくなっていく）が大きいことなどが原因の、子どもによく見られる無呼吸であれば、扁桃腺切除をすればよいが、Ｋちゃんの場合は下あごが小さいことで気道が塞がってしまっており、手術的な処置が非常に難しいものだった。

　また、下あごを前に出すという、形成外科的な大がかりな治療方法も、ある年齢になれば考えられるものの、生後7か月では難しい。Ｋちゃんの状況では気管切開方法が検討されたが、7か月の子どもに気管切開を行うと、それが感染症や上気道炎、肺炎の原因となることもあり、また術後の治療継続のリスクも非常に高いものであった。

　治療にあたった虎の門病院睡眠センター長の成井浩司医師は、１９９０年代初め、オーストラリアのシドニー大学病院で、コリン・サリバン教授とともに、研究に携わっていた経験から、Ｋちゃんに乳幼児用のマスクを使ってＣＰＡＰによる治療ができると判断。すぐにシドニー大学に連絡、サリバン教授から新生児用のマスクを送ってもらった。わずか7か月の乳児へのＣＰＡＰ治療は日本では初めてだった。

「寝る子は育つ」の諺《ことわざ》どおり、よい睡眠をしっかりとることで、成長ホルモンが適切に分泌され体が大きくなっていく。しかしＫちゃんの場合は睡眠がとれていなかったため、背もあまり伸びず、体重も標準よりずっと少なかった。ミルクが飲めないため、鼻からチューブを通して栄養を与える状態だった。

　治療により、1時間に約40回もあった無呼吸の回数は、1時間に2・2回とコントロールできるようになった。授乳もしっかりとできるようになって、チューブによる栄養補給も途中で必要ではなくなった。夜、苦しさから、むずかってなかなか寝つけなかったのが、マスクを装着してすやすやと眠るようになって昼間も機嫌がよくなり、活発になった。

CPAP治療のポイント

　子どものＣＰＡＰ治療では、顔面骨が未発達なため、継続していくうえで、マスクのフィッティングが重大なポイントとなる。マスクのサイズを成長にしっかり合わせることと、上を向いて寝るときにそのマスクの重みが顔にかからず、かつ、横向きでも使えるような形で眠れるようにしたほうがよいと成井医師は言う。

Kちゃんも、マスクを嫌がってはずしてしまうことがある。そういうときには両親が、Kちゃんが深い眠りに入るまで、あごを持ち上げて気道が塞がらないようにし、熟睡してからマスクをつけている。「本人は、この治療の意味が十分理解できていなくても、マスクをつけることよって自分の体が楽になると感じているはずです。成長して、この病気を理解できるようになったときに、より治療の重要性がわかるでしょう」と成井医師。成井医師は、さらにCPAPのそのほかのメリットを次のように説明する。


「鼻で呼吸ができることが非常に重要です。鼻のなかにある鼻毛や、下鼻甲介《こうかい》、上鼻甲介という鼻の中にある粘膜はフィルターの役目を果たしており、それによって加温も加湿もされるわけです。また、外からの菌の進入を防ぐことができます。いびきをかき、口を開いて呼吸をしていると、菌が入りやすくなり、上気道炎や風邪の原因になります。CPAP治療にはフィルター機能があり、口を閉じることができるので、夜寝ている間に口に菌が入るのを予防できる。また、唾液には、歯の洗浄作用や湿潤効果があるIgAという物質があるので、口を閉じることで虫歯になりにくいという利点もあります」

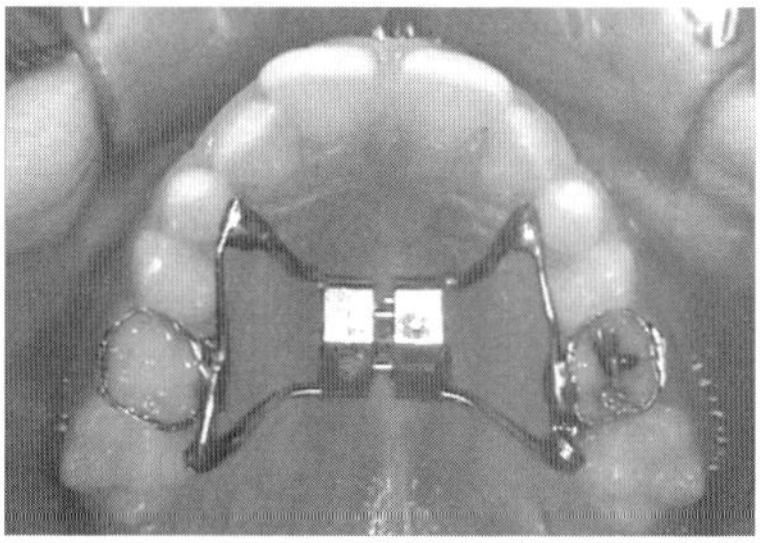

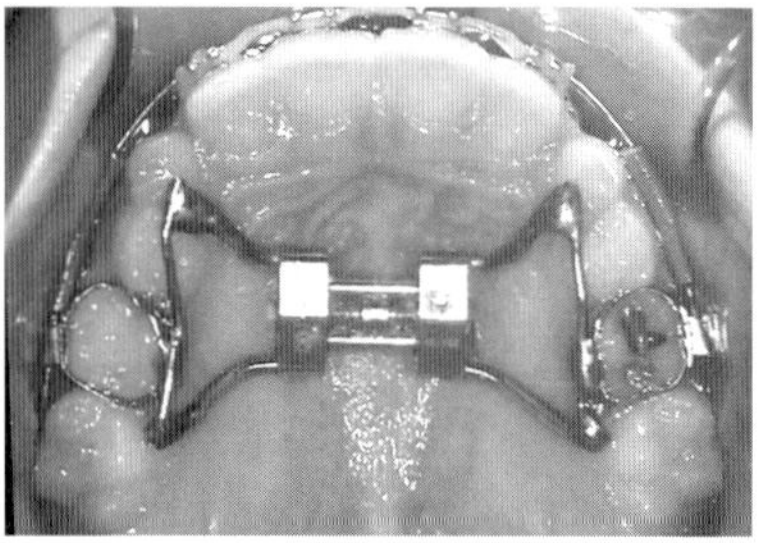

矯正によって徐々にあごを広げていく治療法

CPAP以外の治療法の開発も現在進んでいる。アメリカ・スタンフォード大学の口腔外科、クリスチャン・ギルミノー教授のもとでは、小さいあごを矯正によって広げる新しい試みが始まっている。睡眠時無呼吸症の子どもの上あごと下あごに器具を装着して、少しずつ広げていく。子どもの成長期は、骨がやわらかく広がりやすいため、治療に適しているという。

「私たちの究極の目標は、睡眠時無呼吸症を未然に防ぐことです。子どもの軽度の睡眠時呼吸障害を治療しないと、成人になって睡眠時無呼吸症が発症しやすくなります。特に思春期以降、リスクが上昇します。また、成人になって心臓麻痺や脳卒中のリスクが上がります」とギルミノー教授。

この治療法は進歩しており、あごの拡張の調整ができる機能もついている。今後、さらに効果を発揮するものと期待されている。

睡眠時無呼吸症を抱える子ども

文部科学省が2005年に、全国の小学4年生から中学3年生まで、約6300人を対象に行ったアンケート調査によると、小学4年生で5・1％、小学6年生で11・8％、中学3年生では何と64・4％が午前0時以降に就寝しているという結果が出た。日本の子どもの睡眠時間は世界一短いともいわれているが、まさにそれを裏づけるようなデータである。24時間眠らない社会の影響を、子どもたちも受けている。ゲームや塾通いの影響で夜更かしをする子どもが増えているなか、子どもと睡眠の関係、子どもと睡眠時無呼吸症の関係を、全国的に調べることが必要ではないかと成井医師は言う。

「小児の肥満が重大な問題になりつつある今、無呼吸についての理解はますます必要になるでしょう。夜眠れないことで、昼間の活動性が落ちる。深い睡眠がとれないことで、成長ホルモンが分泌されず、成長障害が起こる。悪夢を見たり、夜中に徘徊したり、寝言が多くなったりと、睡眠中の問題行動も起きます。夜尿にも悩まされる。昼間眠くなるということは、学業の成績低下にもつながります。お子さんにとってはなぜ体がだるいのか、やる気が起きないのかわからず、ますます事態は悪化します。家族による睡眠中の観察が不可欠です。子どもの場合に特徴的なのは、まだ胸郭がやわらかいので気道が塞がると胸とお腹の変動が大きいということ。これは観察ですぐわかると思います」

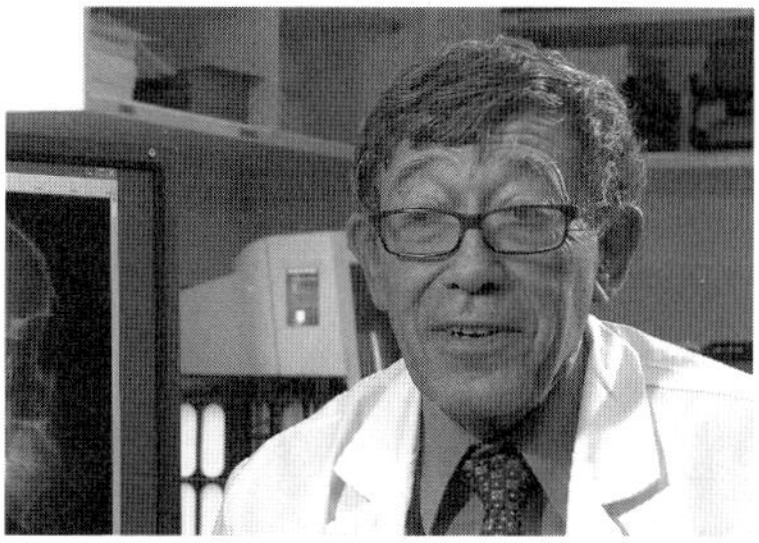
スタンフォード大学、クリスチャン・ギルミノー教授

成井医師は、不登校やひきこもり、小児肥満、情緒不安定、注意欠陥・多動性障害（ADHD）などの子どもは、無呼吸症を疑ってみるべきだと言う。いびきをかく子どもは、ADHDになる可能性が、そうでない子どもの4倍高くなるという報告もあるという（アメリカ・シンシナティ子ども病院の研究チーム）。無呼吸の出現率、無呼吸症の疫学的な調査に関しては、一般の成人と同様、場合によっては、成人よりも潜在的な患者がいるのではないか、とも見ている。

「小学校3年生の頃から体調不良、幻覚や幻聴に悩まされていたある男の子は、小学校6年生の頃から不登校になりました。心配した両親が病院に連れていくと、自律神経失調症や夜驚《やきょう》症（睡眠中に突然起き上がり、悲鳴を上げたりする症状）と診断され、精神安定剤を処方されていた。症状は改善せず、さらには肥満になってしまいました。中学３年生のときに、偶然新聞で無呼吸症のこと、ＣＰＡＰ治療のことを知り、症状に思い当たるものが多く、虎の門病院へやってきたのです。検査の結果、一晩に５５０回も呼吸が止まっていました。彼は治療を受け、回復に向かっています。こうした例があります」

核家族化や、ライフスタイルの欧米化で、子どもと親が別室で眠ることが当たり前になってきている。睡眠中の呼吸状態の観察が行われないために、発見されにくくなっている子どもの睡眠時無呼吸症。子どもの肥満人口が増えつつある今こそ、大人がしっかり子どもの様子を見る必要があるのだ。

社会に及ぼす大きな影響

山陽新幹線の運転士による居眠り運転で睡眠時無呼吸症が注目されたのが２００３年。２００８年時点の、国内の推定患者数は、５００万人から１０００万人と言われている。過去の研究からは、睡眠時無呼吸症患者は人口の３〜４％と推計されているが、愛媛大学の谷川武教授の調査によれば、中年層の一般市民のうち、９％が睡眠時無呼吸症であるというデータもある。

睡眠時無呼吸症は、自身の健康や家族への負担だけでなく、社会にも悪い影響を及ぼす危険性がある。睡眠時無呼吸症を含めた睡眠障害は、安全問題や経済損失につながる社会問題であると認識し、国や地方自治体による本格的な対策が必要なのではないか、と成井医師は警鐘を鳴らす。

たとえばアメリカでは、１９９３年に米国睡眠障害調査研究委員会が議会に報告書「Wake Up America」（目覚めよアメリカ）を提出した。これは睡眠障害が原因と考えられる人的ミスが、多くの交通事故のほか、重大な事故、大惨事につながっているというもので、大きな話題となった。

その内容はショッキングだ。たとえば、アメリカで起きた１９７９年のスリーマイル島原発事故、１９８６年のスペースシャトル「チャレンジャー」爆発事故、同年の旧ソ連・チェルノブイリ原発事故（数十万人が避難を余儀なくされた史上最悪の原子力発電所事故）、1989年のアラスカ沖でのタンカー座礁事故（石油流出による、海の清掃費用21億ドル、死んだ海鳥25万羽）など、歴史的な事故が挙げられている。「チャレンジャー」爆発事故はNASA職員が長時間労働と睡眠不足で注意散漫となり、整備不良を発見できなかったことが事故の引き金になったとする。ちなみに、この事故がきっかけで、アメリカ全土に約3000の睡眠センターが設置され、睡眠に関する多くの研究と医学的な教育、一般の人びとへの啓蒙活動が進み始めた。

　こうした大事故だけでなく、日常の小さなものまで含めると、睡眠障害にかかる医療費などの諸経費は、1年間（1990年）で159億ドルにもなると報告書では述べられている。また、睡眠不足、睡眠障害による生産性低下となると、年間約1500億ドルの損失があるのではないかと試算している。

　日本でも、サラリーマンを対象に、睡眠に問題を持っている人、持っていない人を比較し、

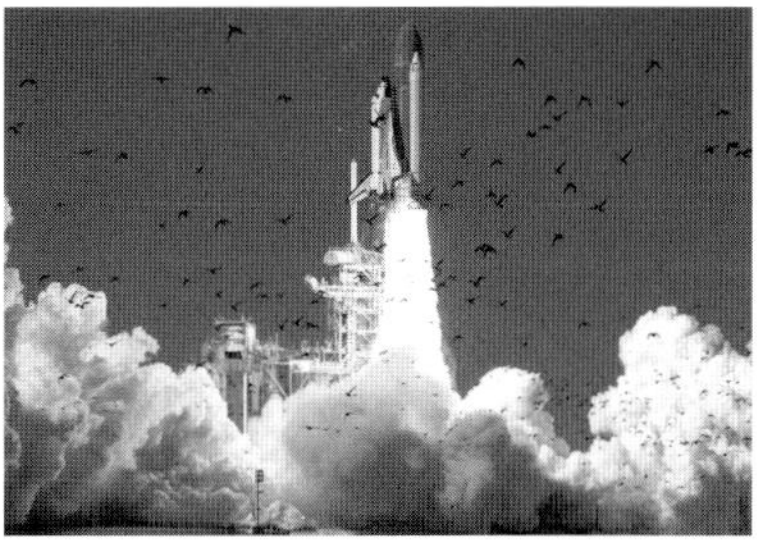

スペースシャトル「チャレンジャー」（写真提供：NASA）

睡眠に問題を持っている人たちの遅刻や早退・欠勤、眠気による作業効率低下、交通事故、労働災害についての調査がされている。それによると、年間約3兆5000億円の損失があるという（日本大学医学部・内山真教授の試算）。

　しかし、アメリカの取り組みに比べると、日本の対策はまだ緒についたばかりといえる。

日本の取り組み

　2003年以降、国土交通省は交通や運輸などの業界に対し、従業員に睡眠時無呼吸症患者がいないか、確認を行うとともに検査の徹底を通知した。マニュアルを作成し、昼間の眠気度をチェックするESSの質問票と、いびきや呼吸停止、日中の眠気、集中力低下など11項目にわたる質問票を運転士に配り、回答させた。睡眠時無呼吸症の疑いがある場合には、すみやかに医師の精密な診断を受けさせようとした。その際、JR西日本では全運転士3247人がESSを実施。しかし、最終的に疑いありとされたのは17人のみで、全体の0・5％であった。これは、運転士の多くが「睡眠時無呼吸症

と診断されれば、乗務できなくなるのではないか」と考えて虚偽の回答をしたからではないかとも言われている。このように、自己申告によるものだけでは、正確な患者の把握はむずかしい。仕事上のデメリットを恐れて虚偽の回答をするということのほかにも、慢性的な眠気を疲労と誤解している人も少なくない。また、睡眠時無呼吸症による慢性的な睡眠不足のため、カフェインが多く含まれる飲料を服用したり、喫煙でニコチンを摂取することで眠気を紛らわせてしまうケースも多い。

こうした実情から、国土交通省は２００７年6月にマニュアルを改訂。主にＥＳＳのみに頼る手法を改め、より精密なスクリーニング検査を行い、早期発見につなげるよう注意を促している。そのスクリーニング検査の方法として、自宅に持ち帰れるような小型かつ軽量の機器を使い、通常の生活をしながら検査を行うことができる「パルスオキシメーター法」や「フローセンサ法」を紹介している。

より詳しく検査を行う交通機関も出てきた。東京地下鉄保健医療センターは、東京メトロに

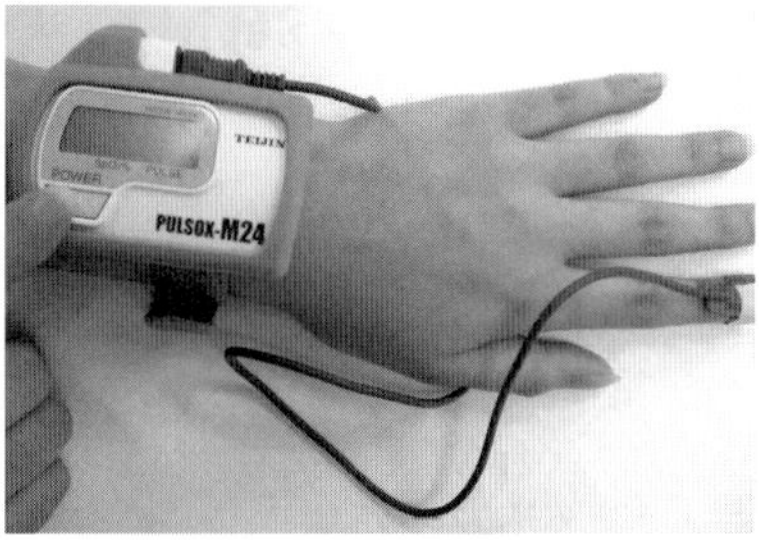

自宅で睡眠時無呼吸症の兆候を検査できるパルスオキシメーター（写真提供・共同通信社）

勤務する全運転士を対象に、ＰＳＧ（睡眠ポリグラフ検査）で精密に検査したところ、過度な眠気や倦怠感などの症状があり、治療を必要とする睡眠時無呼吸症と診断された人（中等症〜重症）は10・4％（１３０３人中１３５人）にものぼった（２００７年4月）。運転士や職業ドライバーの場合、中高年男性が多く、しかも昼夜の勤務交代が多いため、この病気の患者の割合は一般より高いと考えられる。

「スクリーニング検査は、少ない予算で大きな効果を得ることができるはずです。鉄道運転士は全国でも2万数千人ほどです。1億円ほどあれば、十分の検査ができます」と成井医師は検査の必要性を強く訴える。

トラックなどのドライバーはどうか。睡眠時無呼吸症のトラック運転手の多くが、高速道路を運転中、眠気に襲われ、気がついたらフェンスが目前だった、というような経験をしているという。しかしこの眠気は不規則な仕事によるものだと勘違いしているドライバーも多い。

また、これまでの研究によると、睡眠時無呼吸症は運動能力も低下させることもわかってき

た。居眠り運転が原因で発生する事故は特に、ひとりでの運転中、高速道路や郊外の直線道路を走行中、渋滞での低速走行中に多く発生している。重度の患者は短期間に複数回の事故を引き起こしがちだともいう。

社団法人全日本トラック協会は、2005年から、睡眠時無呼吸症のスクリーニング検査費用の半額（約2500円）を助成している。会社によっては、残りの2500円を負担するところもある。また、埼玉県トラック協会では全日本トラック協会からの予算とは別に独自の枠を設け、事業者の負担をドライバー一人あたり5000円までとした。このほか、茨城県のトラック協会は県の予算を得て、全日本トラック協会の助成金と合わせて、事業者負担をゼロにするなど、各都道府県のトラック協会でも独自の助成を行っている。

企業も対策に乗り出した。日本通運株式会社では、2007年3月から同社グループ内のすべての運転手（計2500人）を対象に、費用の全額を会社（一部全日本トラック協会のSASスクリーニング検査助成制度を活用）が負担してスクリーニング検査を行っている。

よい睡眠にはメリットしかない

それぞれの患者に適した検査・治療が十分に行われるような、専門機関の設置やカウンセラーや技師といった人材育成を行い、患者をバックアップするシステムが全国にできあがっていくことが望まれる。そして、患者が治療に入る場合、職業上の差別を受けることなく、仕事を続けながら治療を受けられる社会環境づくりも今後課題となるだろう。

「放っておけば、脳梗塞や狭心症、心筋梗塞を引き起こすよう、命に関わる病気であるにもかかわらず、多くの人が見過ごしています。事が起きてから対策を立てるのでは遅い。私どものセンターで治療を受け、『非常によくなった、もっと早く受けて生活の質を向上させていれば、もっとよい仕事ができたのに』という感想をおっしゃる方が、本当に多いです。病気の予防をすること、健康で質の高い生活を維持できるようにすることは医療費の削減になるのです」と成井医師。臨床の現場で、早期治療の必要性を痛感する毎日だ。

さらに、視点を変えれば、環境問題にもつながっていると成井医師は言う。

「夜よく眠ることは本人にとって健康の維持になるばかりではなく、社会に非常によい影響を与えることも事実です。夜、きちんと消灯してしっかり眠れば、余分な電力を使うこともなく、二酸化炭素排出削減にも通じます。早起きをして効率のよい仕事をすれば、残業も減る。24時間化社会が日本の経済を支えるというこれまでの認識よりも、健康的な生活によって、これからの経済が回っていくという認識に転換する時期に来ているのではないでしょうか。医療費削減、交通事故などの安全対策、環境対策……。睡眠時無呼吸症の問題は、社会にとって大きな影響があることを、国が認識しなくてはいけません」

長きにわたる人類の進化のなかで生まれた病、睡眠時無呼吸症。今から約250万年前に始まった石器の使用以来、私たち人類のあごは小さくなり、その結果、この病を抱えることとなった。だが同時に、あごに起きたこの変化が複雑な言葉を生み出し、人類に今の繁栄がもたらされていった。

私たちは今後、言葉を紡いで作り上げていく知恵と叡智によって、進化のなかで生まれた、この宿命の病に挑みつづけなければならない。

あごを発達させることが予防になる

東京大学工学部
原島博教授

　私の研究室では、これまで平均顔を使って日本人の顔の変化を調べてきました。平均顔とは、顔の構造や顔かたちと、皮膚の状態・明るさ・色がもとになってつくられるものです。平均顔をつくるときには、条件が同じである必要があります。たとえば、「同じ地域の18歳」が写っている高校の卒業アルバムの50年前と現在のものを借りて、平均顔を割り出します。

　これによって、ここ50年間の顔のかたちと皮膚の状態、ふた通りの変化をみることができます。

　50年前と今の高校生の顔を比較すると、顔の下半分が小さくなっています。さらに、この50年間の顔の変化があと100年続いた場合のシミュレーションを行ったところ、相対的にではあるけれども、あごが小さくて頭が大きい逆三角形の顔になっていきます。

　しかし、あごが小さくなった一方で頭の横幅は少し広くなっています。その理由は必ずしもはっきりしていません。頭のかたちが昔と今で変わっているというデータがあり、そこからは頭を上から見て前後へ長い楕円形だったのが、特に最近は、より丸い、普通の円に近くなっているという傾向が見られます。つまり、横幅が広がり、前後が比較的小さくなってきているということです。それに対してあごはあまり変化がないか、あるいは小さくなっているために、逆三角形にみえるのです。

　顔は全体的に幼い印象になります。顔は、子どものときに上半分、中高生ぐらいになると下半分が成長し、大きくなっていきます。したがって、大人の顔は顔の下半分が結構大きい。しかし将来、下半分がなかなか成長せず、子どもの顔かたちのまま大人になるという現象も考えられます。

　戦後、日本人の身長は高くなり、体格もかなりよくなりました。それと同じように、顔全体も成長して大きくなっています。ところが、昔と今のデータを比べても口のまわりだけはほとんど変化があ

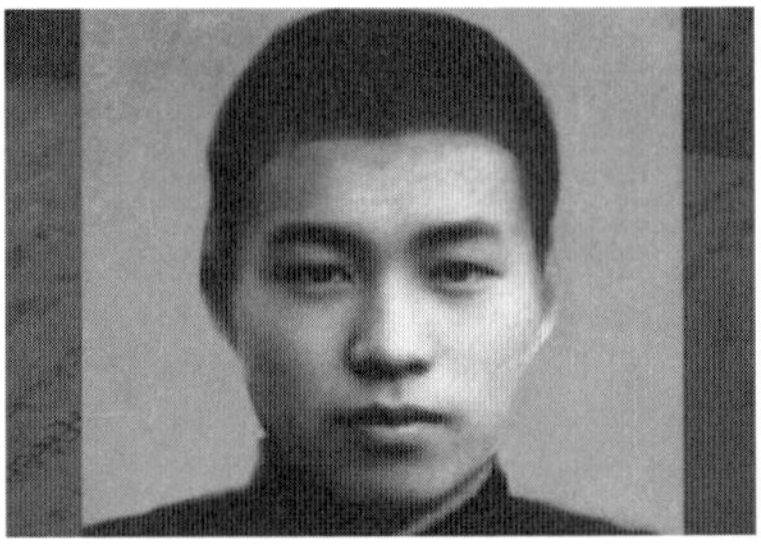

50年前の高校生の平均顔（以下の画像提供：東京大学・原島博教授）

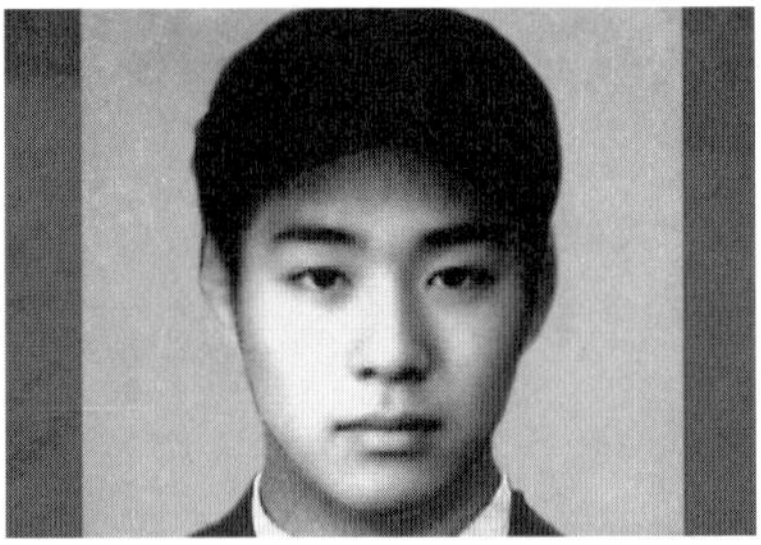

現在の高校生の平均顔

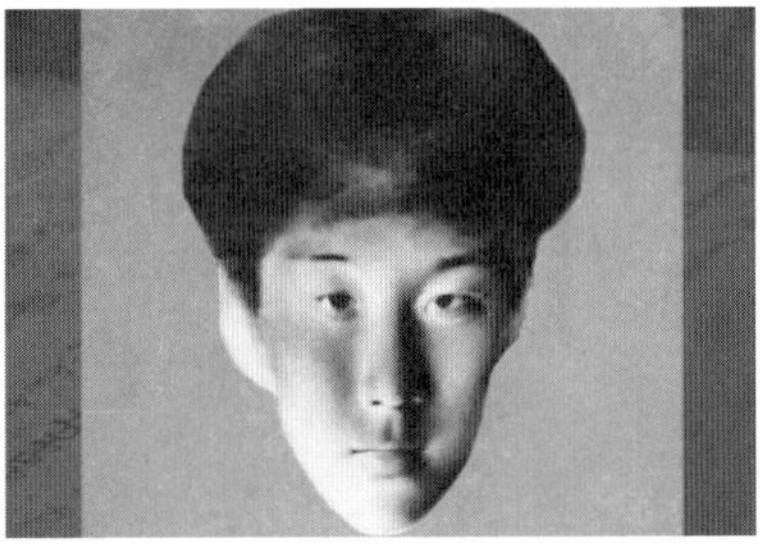

将来顔のかたちは逆三角形に?

りません。ほかが大きくなったのに、口のまわりだけはそのままだから、顔のかたちは逆三角形になってしまう。そういった傾向を、特にここ数十年の日本人の顔に顕著に見ることができます。

西洋人は、早くからあごが小さくなってきました。彼らのあごは、数百年あるいはそれ以上かけて少しずつ小さくなってきたので、自然とバランスがとれたのですが、日本人はここ数十年で急に変わってきたために、いろいろな無理や問題が生じているのだと思います。

顔の変化の原因としては、いちばん大きいのはやはり生活習慣の変化、そのなかでも、特にやわらかいものを中心に食べるようになったということがあります。

最近では10分で食事を終えることができますね。ほとんど噛まないで飲み込んでも消化ができる食事ばかりになってきている。そうすると、自然に歯の能力、あごの能力などが退化していくのです。

１００年後、あごが本当に小さくなっているかというと、実は必ずしもそうではないと思います。どこかで飽和はする。日本人の顔もやっぱりどこかで落ちつくとは思いますが、一方で、この50年間にこれだけの変化が起きてきたということは、やはりどこかに歪みがあるということでしょう。向こう、１００年このままの変化が続かないように、やはり過去50年間を経て今起きていることに対してもっと関心を持たなければいけないと思います。（談）

日本人は睡眠時無呼吸症候群になりやすい

東邦大学医療センター
髙井雄二郎医師

私は、AHI（Apnea Hypopnea index／無呼吸低呼吸指数）が30回／時間以上という重症の睡眠時無呼吸症候群（Sleep Apnea Syndrome：SAS）の白人と日本人の患者を集め、側面の顔写真を測定し、顔の違い、その特徴を解析しました。

それぞれの特徴を見ると、一番の違いはあごの大きさにあります。やはり白人のほうが大きく、日本人のほうが小さい。なおかつ下あごの位置は、白人のほうが前に出ていて、日本人のほうは後ろへ下がっています。額部分に対して下あごがどういう位置にあるかを角度で表すと（次ページ①）、白人は平均72度、日本人が69度と日本人のほうが統計学的に有意に小さい。つまり下あごの位置が奥に引っ込んでいるというのがわかります。

もうひとつの特徴は、顔だちです。白人は奥行きが長く、全体のバランスとして縦はそれほど長くない。日本人は逆に奥行きは短く、バランスとして縦に長い。奥行きの長さは、耳の穴から、鼻根部（鼻の付け根の部分）とあご先を線で引いたところまでの長さを測ったもの（次ページ②）です。それぞれの奥行きを見てみると、日本人は平均91・8ミリ、白人は平均102ミリと明らかに白人のほうが長い。

次に顔の長さと奥行きのバランスですが、これは額とあごの位置で、耳の位置との角度（次ページ③）をわり出してみると、白人の平均58・4度、日本人が65・5度と明らかに日本人のほうが角度が大きい。つまり奥行きが日本人のほうが短いことがわかります。これによって、奥行きと顔の長さのバランスも日本人のほうが縦長だろうと推測されます。

これらの対象患者のBMI（Body Mass Index）を、同じ重症度で比較すると、白人は肥満度がはるかに高いというデータが出ました。BMIの標準指数は22kg／㎡ですが、白人のBMIは38・5kg／㎡でかなりの肥満です。同じ重症度でも日本人はBMI26kg／㎡と軽度で、はるかに肥満度は低いという結果が出ました。

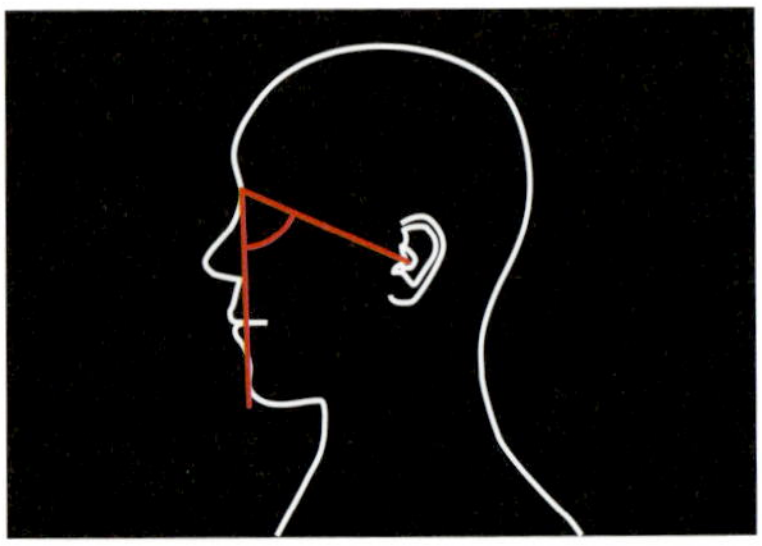
①下あごの位置

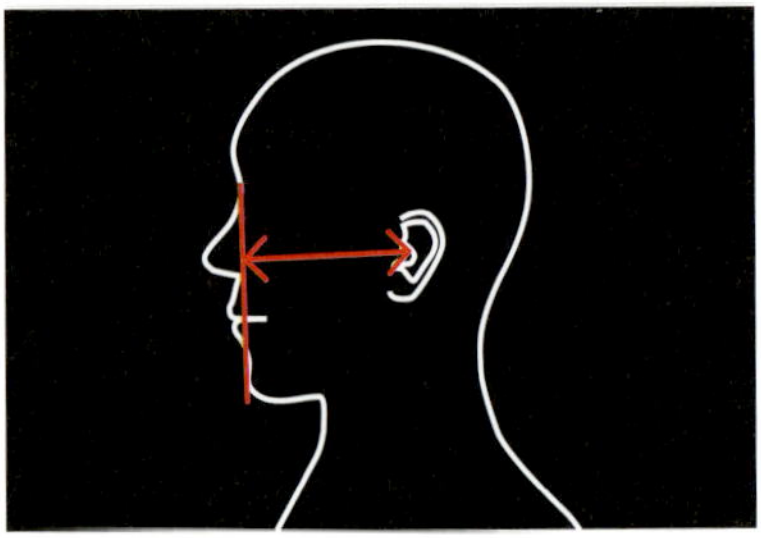
②顔面の奥行きの長さ

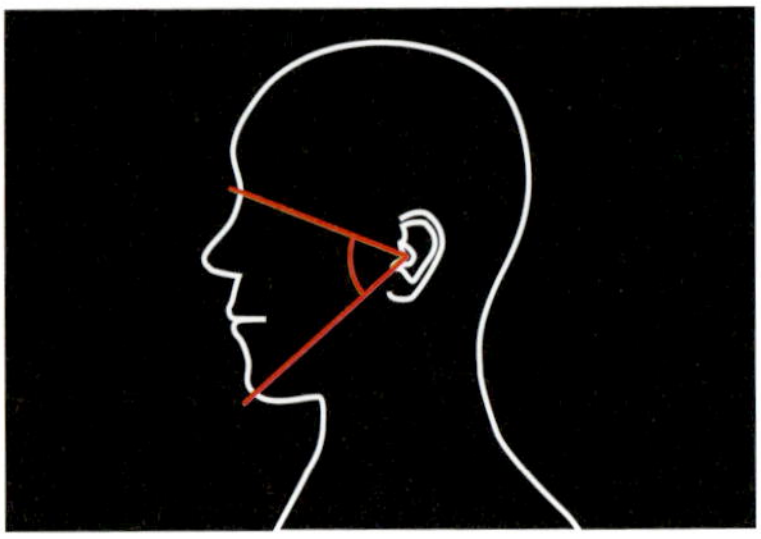
③顔の長さと奥行きのバランス

つまり、日本人は太っていなくてもSASになりやすいということです。現在日本では、AHIが20回／時間以上だと、CPAP療法の適用基準にあるのですが、その治療を受けている患者さんの約3割は肥満ではありません。

肥満でない白人と肥満でない日本人の患者の平均顔を比較してみると、最も差が出たのはあごの大きさです。鼻の付け根からあごの先までの距離と、あごの先から唇までの距離、要するに下あごの長さを全体の長さに対しての比率として算出すると、日本人は32％と全体に対してあごの大きさが小さい。白人は35・6％で、やはり差があることがわかりました。つまり白人のほうが下あごの大きさが相対的に大きく、日本人のほうが相対的に小さい。あごが小さい分、日本人のほうが舌を収める部分が小さい。あごというのはいわゆる舌を収める器です。舌が同じ大きさでも、太れば太るほど舌も大きくなるといわれていますから、太れば舌が大きくなり、小さい器からはみ出てしまいます。極端なたとえですが、白人のあごが丼だとしたら、日本人は子ども用の茶碗ということです。普通に同じ量をよそったら、子ども用の茶碗からは溢れてしまいます。その溢れた部分が、あごの下にはみ出たり、喉の奥、つまり咽頭部分の上気道を塞いでしまう。

もうひとつは、顔だちが縦に長く、奥行きが狭い、舌を収める空間自体の奥行きも狭いということがあります。SAS

の原因は喉が塞がれてしまうことにありますから、奥行きがないと、より喉の空間が狭くなりやすいんです。

また、顔だちが長いことと無呼吸症の関連について、たとえていいますと、同じ太さのものが2本あったら、短いものより長いほうが曲げやすいですね。それと同じように、空間が縦に伸びて、狭い部分が長くなると、より小さい力で喉が潰れやすくなる。こういった理屈もあって、日本人は、SASになりやすい顔面形態を持っているといえるのではないでしょうか。

仮に白人と日本人が同じように太っていたら、はるかに日本人のほうがSASになりやすいのです。形態的なリスクは日本人のほうが高いけれど、肥満度は白人のほうが高い。だからトータルでいえば同じぐらいで釣り合っているというのが現状です。これが将来、白人がもっとやせていって、日本人が太っていくようであれば、当然変わっていくと考えられます。

100年、200年先になればまた、おそらく大きく変わっていくでしょう。日本人だけを見てみても、この何十年かでかなり顔が変わってきています。

東京大学の原島教授もおっしゃっていますが、食生活の欧米化に伴って、成長過程であごがあまり発達しなくなった。こうした顔の変化がどこまで進んでどこで止まるかわかりませんが、この数十年で急速に顔が変わってしまったことを考えると、日本人はさらにSASを患いやすい方向に進んでいると思われます。症状の重い人の多くは、一つの要因としてあごが小さくて、なおかつ太ってしまっていることがあります。ですから、あごがしっかりしていて太った人と、あごが小さくて太った人では、違う認識で考えなければいけない。当然治療のゴールも違ってきて、あごが大きい人は、太ってきた過程で出てくる場合がほとんどですから、またやせていく過程で完治できるかもしれない。ところがもともとあごが小さい人はもともとが悪い状態だから、いくらやせたとしてもSASが残ってしまう可能性が高くなる。ですからスタートラインも違えばゴールも違ってきます。

あまり極端なことを言うのはいけませんが、顔の特徴が、SASへのリスクが高そうな人は、まわりの人に、いびきがないかとよく注意してもらい、日中の眠気はどうなのかとか、最近集中力が落ちていないかとか、自分で少し振り返ってみるのも、健康管理という意味で大事なのではないかと思います。

（談）

第２章

骨と皮膚の病

～それは「出アフリカ」に始まった

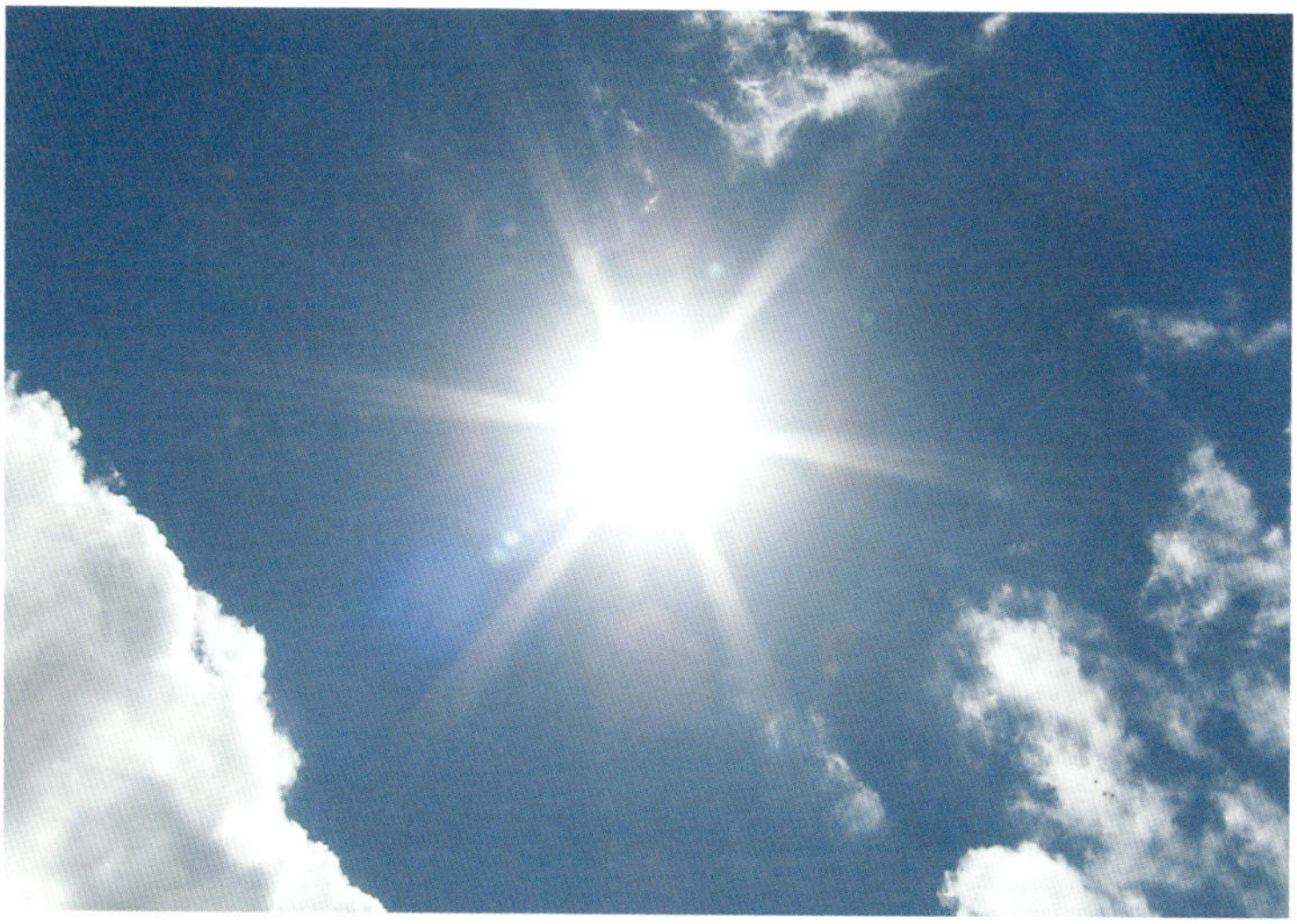

1 すべては「出アフリカ」から始まった

私たち人類がチンパンジーと共通の祖先から分かれたのは今からおよそ600万年前。以来、人類は独自の進化を遂げてきた。

森を出て、灼熱のサバンナという環境を生き抜くために、全身を覆っていた体毛を失い、メラニンという色素を獲得し、褐色の肌を手に入れたのだ。

体毛を失うことにより、汗による放熱の効率を上げ、長距離の移動・長時間の運動を可能にした。そして強い太陽光の下でも活動できるように、毛を失った全身には紫外線の害から身を守るバリアとして、多くのメラニンを張りめぐらせたのだ。こうして、食物連鎖の頂点に立つ優れたハンターとなった人類は、およそ6万年前、人類誕生の地、アフリカを出て生息域を広げていった。すると今度は、メラニンの多さが問題となった。太陽光の弱い、緯度の高い地域では、紫外線を遮《さえぎ》りすぎてしまい、体内のビタミンDが生成されなくなってしまうのだ。骨の形成に必要なビタミンDが不足すれば、骨がもろくなる病気になってしまう。

人類は、緯度の高い地域に進出するに従って、メラニンの量を減らすことでこの問題を乗り切っていった。人類は太陽光の強さに合わせて肌の色を変えることで世界中に生息域を広げ繁栄していったのだった。

メラニン生成の秘密

現在の人類、ホモ・サピエンスは、今から約20万年前にアフリカで誕生した。最初のグループは、メラニン色素の多い褐色の肌を持っていた。

メラニンとは、メラノサイトという細胞が紫外線に当たってできる暗褐色の色素で、私たちの体の細胞や皮膚を紫外線から守る大切な役目を果たしている。

私たち人類はどのようにしてメラニンを持つようになったのか――ヒントは、チンパンジーにある。

チンパンジーは、最もヒトに近い霊長類だ。黒い体毛に覆われた地肌を見ると、白っぽく、メラニンはほとんどない。このことから、私たちの遠い祖先もはじめは、皮膚の色は薄く、体毛に覆われていたと思われる。やがてその体毛が失われ、メラニンを獲得し、肌の色が変化していったと推測されるが、ではなぜ、人類は体毛を失ったのだろうか。

イギリス・リバプールにあるジョン・ムーアズ大学のピーター・ホイーラー教授は、その謎を解くためにある実験を行った。

1枚の半分だけ毛を落とした毛皮を用意し、毛のある方の半分をチンパンジー、毛のない方

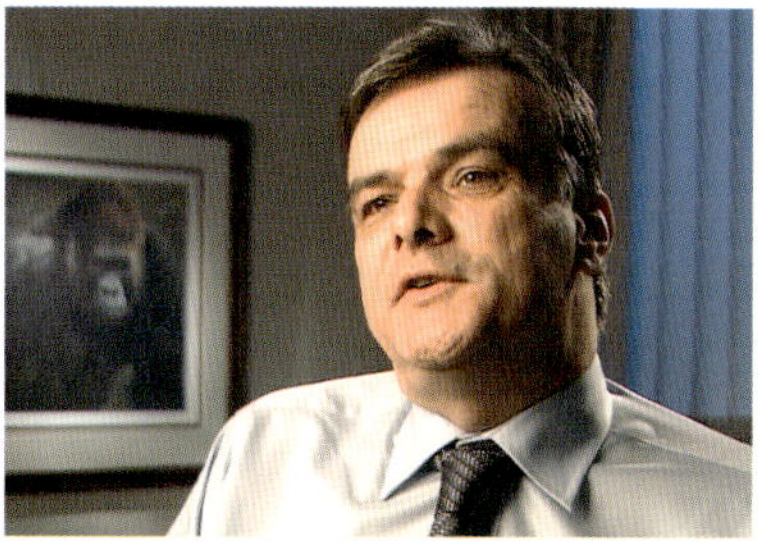
ジョン・ムーアズ大学、ピーター・ホイーラー教授

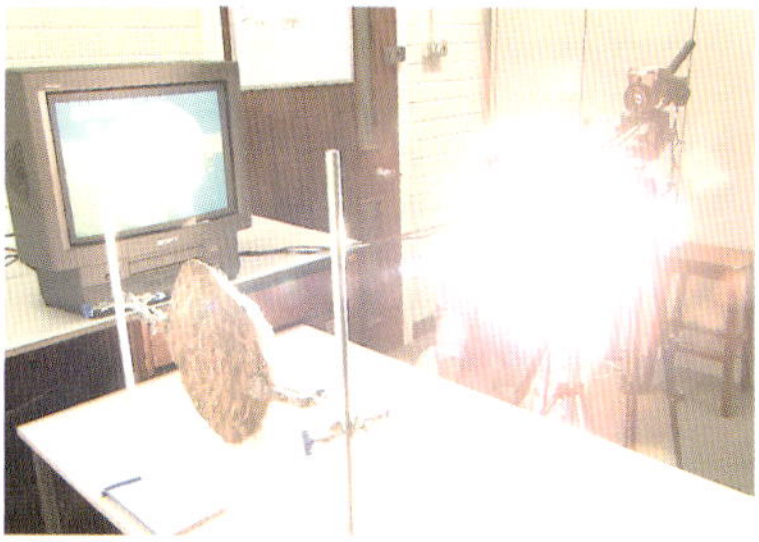
太陽光の代わりに強いライトを当て、皮膚の裏側の温度変化を測定する

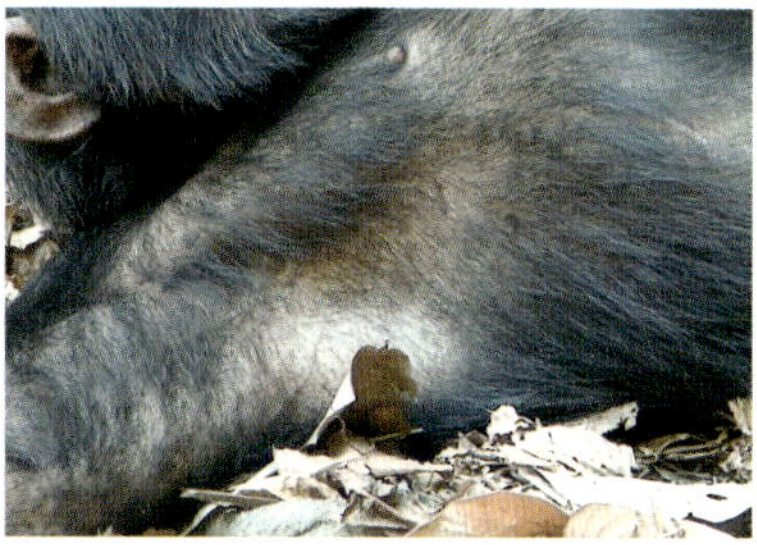
チンパンジーの地肌は白っぽく、メラニンがない

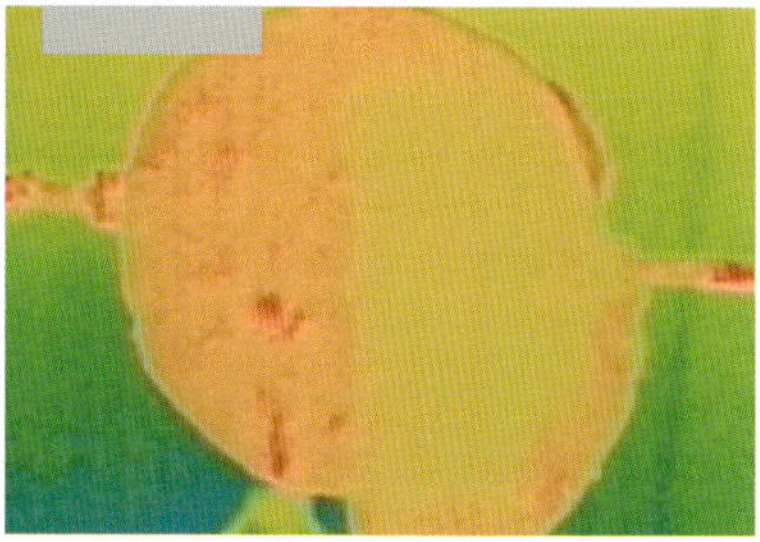
ライトを当て始めたばかりの毛皮の裏面。毛のない左側がヒト、毛のある右側がチンパンジー

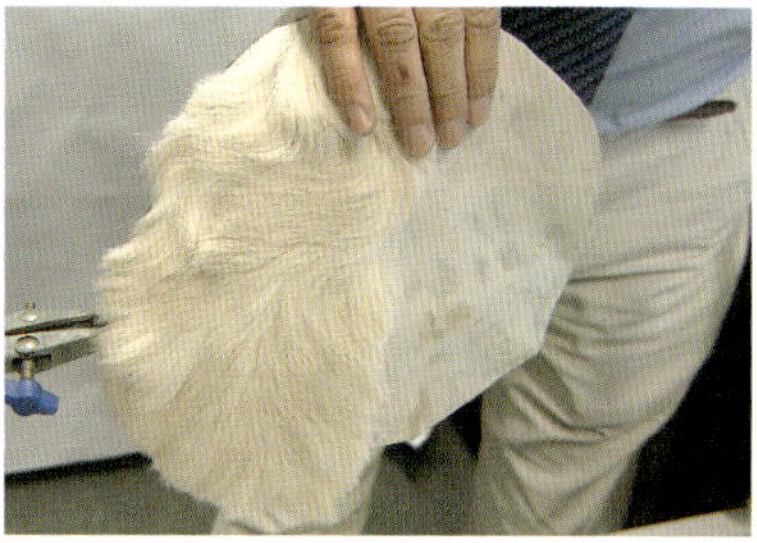
半分の毛を落とした毛皮

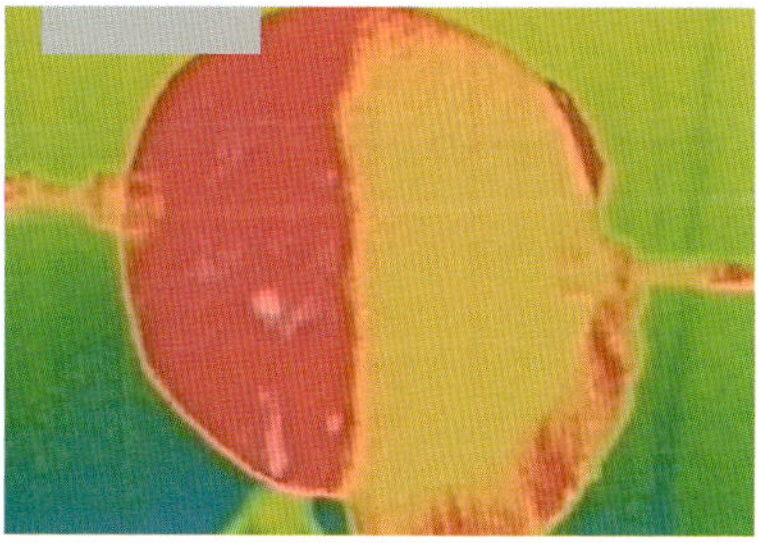
ライトを当て続けると、毛のない面の温度が上昇してきた

の半分を私たちヒトの皮膚と見立てた。そしてこの毛皮に、サバンナの照りつける太陽の代わりとしてランプを当てて、皮膚の内部にあたる裏側の温度を測定したのだ。すると、毛のない面の温度が急激に上昇した。

今度は汗の代わりに体温と同じ温度の水を吹きかけ、風を当てる。毛のない面は急激に温度が下がっていく。汗の蒸発によって熱を逃している状態だ。一方、毛のある面は熱を逃すことができず、なかなか温度が下がらないことがわかる。ホイーラー教授は次のように言う。

「体毛は、太陽から過度の熱が入らないように動物を保護する遮熱材の役割をしています。以前、私たちは、体毛を動物の体から熱が逃げないようにする保温材として考えていました。しかし砂漠やサバンナなど暑さの非常に厳しい状況では、遮熱材としての役割を果たし、また、動物の体が加熱され過ぎないように、紫外線から表面細胞組織の被害を防ぐ役割を果たしていることがわかりました。

サーモグラフィで皮膚の内側の温度を見てみると、体毛がある皮膚より、ない皮膚のほうが

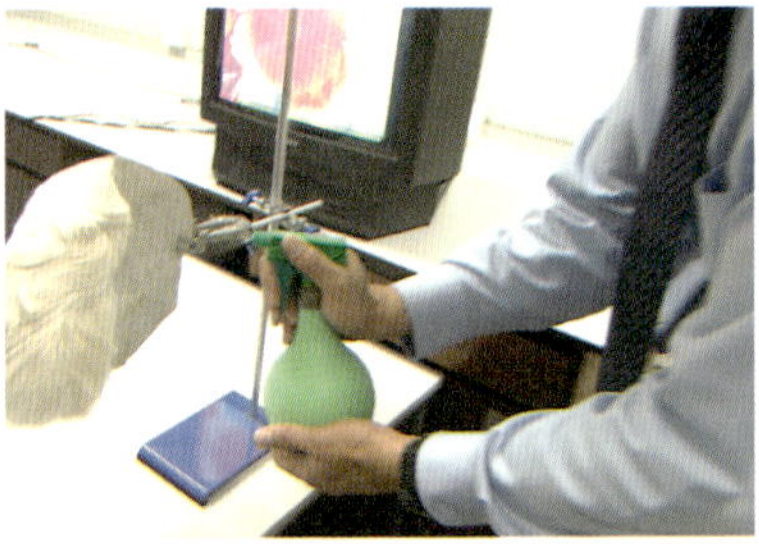
汗の代わりに毛皮全体に水分を吹きかけ、風を当てる

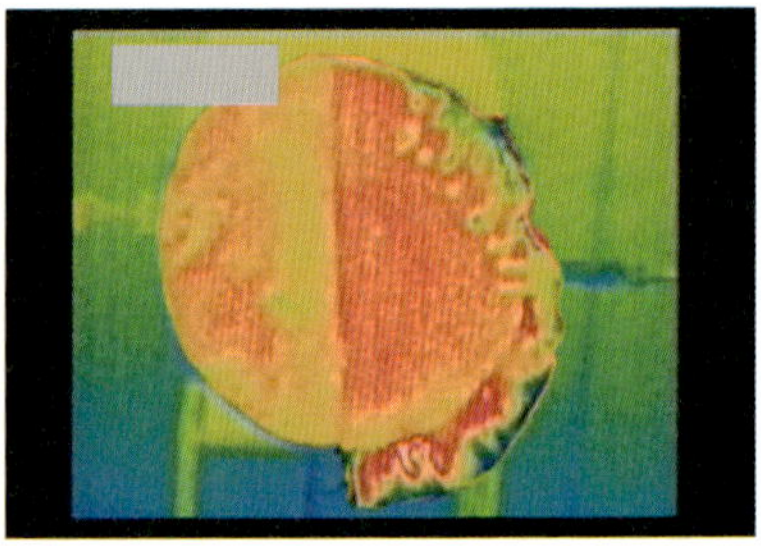
風を当て始めて間もなく、毛のない面は温度を下げていき、赤から黄色へと色が変わっていく

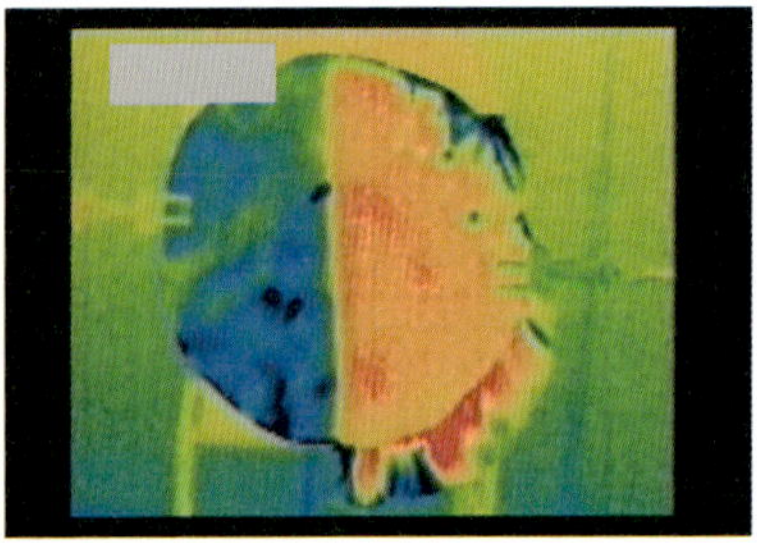
風を当て続けると、毛のない面は青い部分が急速に広がる

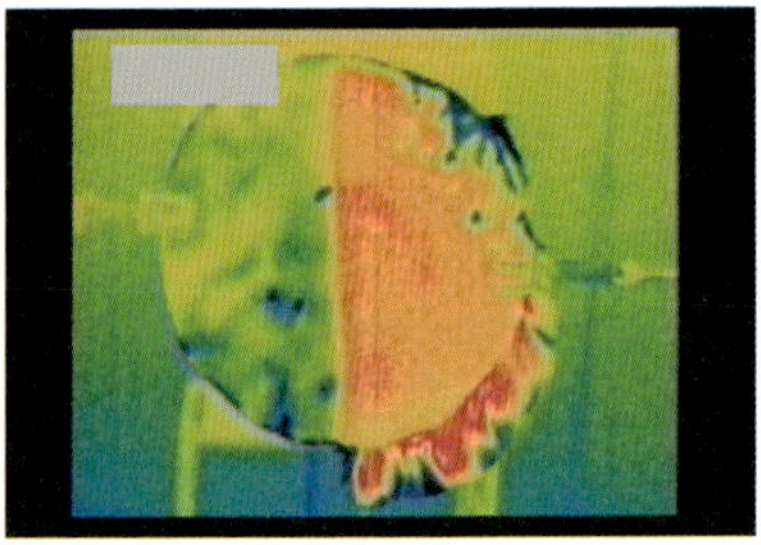
青くなっているところが温度の下がっている部分

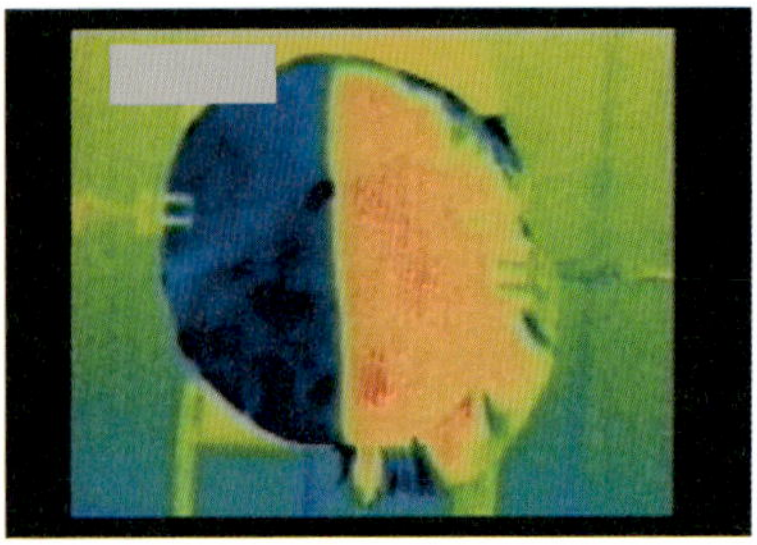
毛のない面は完全に熱を失ったが、毛のある面は熱を保ったまま

冷却効果はずっと大きいことがわかります。両方とも水分が蒸発していますが、体毛のあるほうは、蒸発する際、ほとんどの潜熱（気化熱と融解熱のこと）と水分を動物の体からでなく、周囲の空気から奪っています。そのため、動物の周囲の空気は冷却されますが、動物自体への冷却効果は比較的少ない。一方、体毛のない皮膚では、皮膚表面の空気流がずっと大きく、蒸発をより促進させています。水分の蒸発にともない、すべての潜熱と水分を体から逃がすので、自動的に体が冷却されます」

灼熱のサバンナで生きるための進化

では、人類はいつ体毛を捨てたのか。約330万年前の人類、アウストラロピテクス・アファレンシスは、まだチンパンジーのような体毛に覆われていた。

アファレンシスは日中、強い太陽光を避けるように、サバンナに点在する森に住んでいたが、食料が尽きたり、グループの抗争が起きたりすると、別の森に移らなくてはならない。しかし、体温をうまく下げられないアファレンシスにとって、強い日差しのなか、サバンナを長時間歩くことは、熱中症の危険と隣り合わせだった。サバンナで動けなくなること、それは死を意味していた。アファレンシスにとって、体毛は森からサバンナに出て行くときに大きな障害となったのだ。

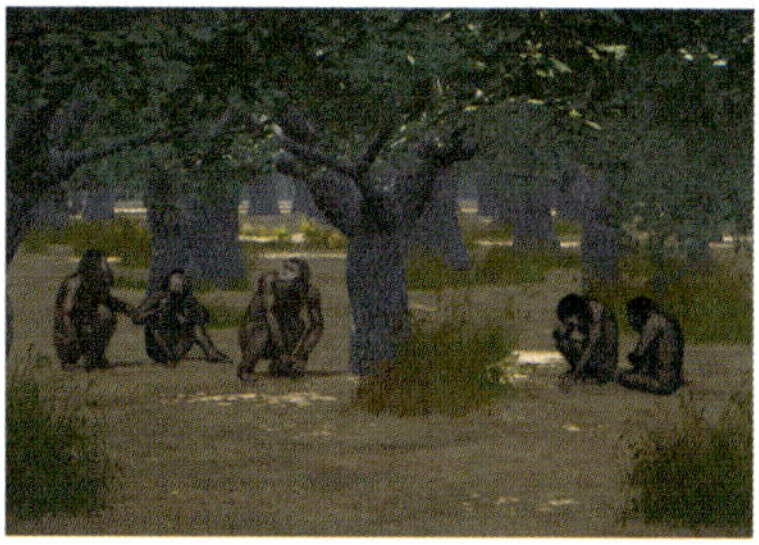

日中森で生活していたアウストラロピテクス・アファレンシス（再現CG）

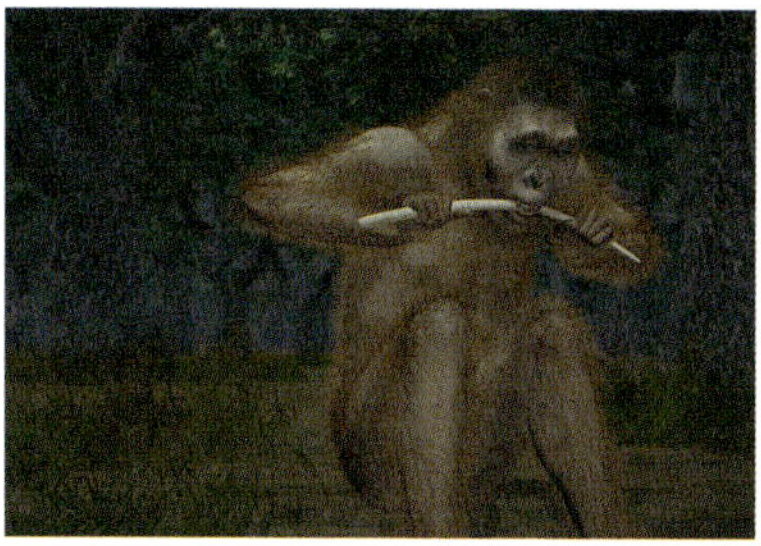

アファレンシスはかたい草の根や木の実を食べていたと考えられている（再現CG）

ホイーラー博士は次のように話す。

「効率よく体温を下げることができなければ、日中は木陰から出られず活動が制限されてしまいます。速く走ったり、遠くまで移動したりすることなど、とてもできないのです」

アファレンシスのあとに登場した約250万年前のアウストラロピテクス・ガルヒは、脚が長く、サバンナで長距離を移動していた。このため、体毛はかなり薄くなっていたと考えられる。

体毛がないと、発汗で皮膚が濡れ、蒸発する際に体から熱や水分を奪うために、劇的に体が冷却される。

体毛が薄くなることで、大量に放熱できるシステムを体内に持つことは、サバンナで長時間活動ができることを意味した。気温や日照によ

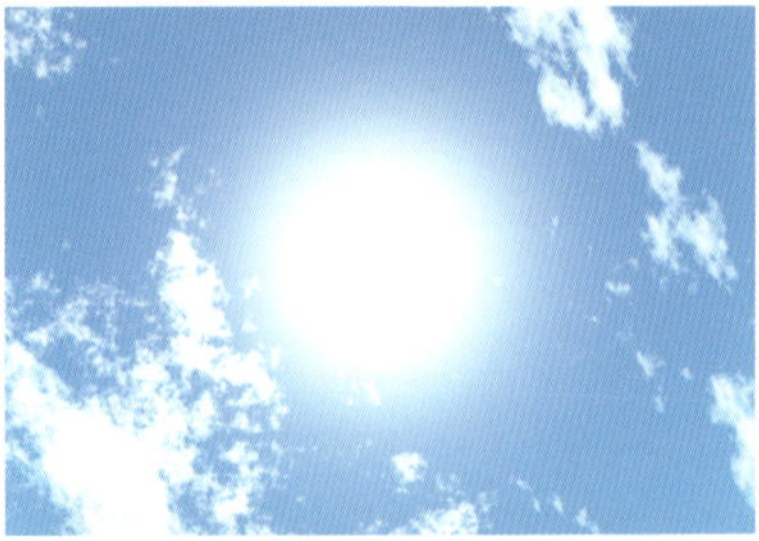

照りつける太陽

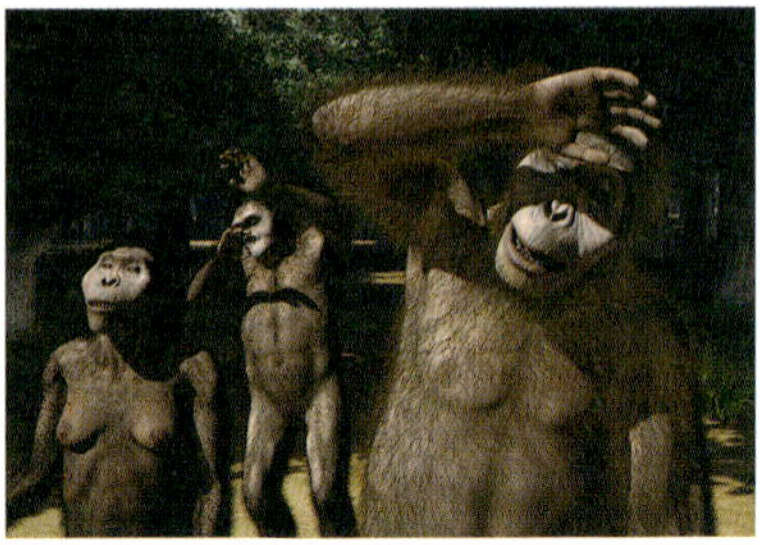

体毛の多いアファレンシスにとって、太陽は脅威だった

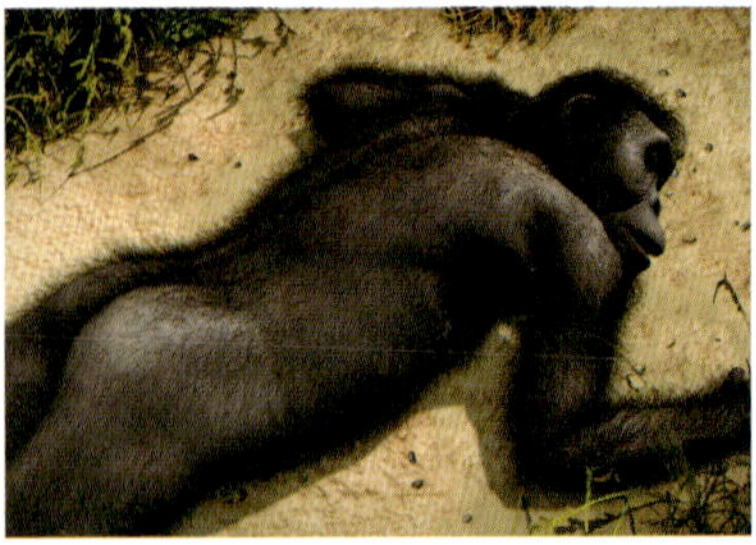

体温調節ができずに、サバンナを歩くことは死を意味する

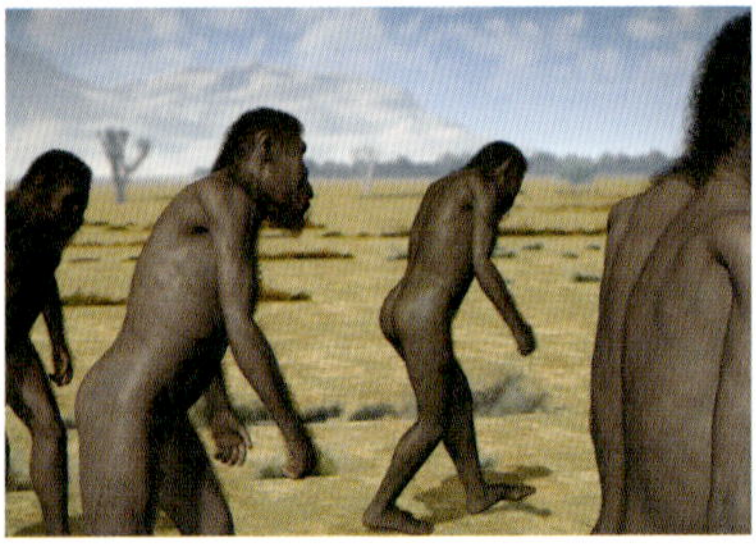

ガルヒの時代になると、体毛はかなり薄くなっていたと考えられる（いずれも再現CG）

って活動時間が制限されることなく、必要なら食料を探しつづけることができる。

裏を返せば、私たち人類が二足歩行で長距離を活発に動き回るためには、脳が熱くならないよう、体を冷やす必要があったのだ。ホイーラー博士は言う。

「脳は2℃の上昇で機能障害が起こり、3、4℃の上昇で死に至ります。私たちは非常に複雑な脳を高体温から保護するために、強力な冷却システムを持たなくてはなりません。そのうえ、脳自体がかなりの熱を産出します。脳は熱被害を受けやすいだけでなく、自分に被害を与える熱を産出する臓器でもある。小さな箱のような頭蓋骨の中では、生産されたエネルギーは発散されないので、脳から熱を効果的に取り除かないと、脳はすぐにオーバーヒートしてしまいます」

そこで人類は体表面の汗腺の数を増やし、体毛を減らすことで、冷却の効率を上げたのである。このことは、ガルヒのあと、さらに重要になった。約160万年前のホモ・エレクトスのように狩猟を行うようになると、速く走る、長く走るといった、熱を多く産生する活動を持続させる必要があったからだ。

しかし体毛を失うことは、有害な紫外線に素肌をさらすことでもある。紫外線は、人類が子孫を残すことに大きな脅威となるのだ。

胎児の成長には葉酸が欠かせない。葉酸はビタミンBの一種で、胎児の神経管を形成するのに必要な栄養素だ。しかし強すぎる紫外線が母体に吸収されると、葉酸は破壊されてしまう。妊婦の葉酸が不足していると、胎児に無脳症や二分脊椎症（脊椎の一部が完全にくっつかず開いた状態）などの重い障害を引き起こす可能性が高まるだけではなく、さらには死産に至ることもあるのだ。

そこで人類は、紫外線から身を守るバリアとして、全身にメラニンを張りめぐらせた。

メラニン地図

こうした進化を経て、約20万年前に誕生したのが私たちホモ・サピエンスである。メラニンを獲得することで、灼熱の太陽をものともせず、数十キロにわたって動物を追いかけるハンター

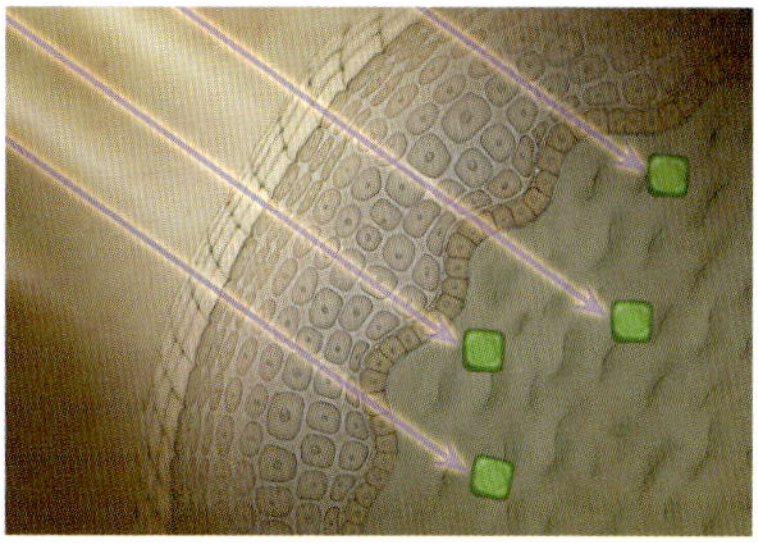

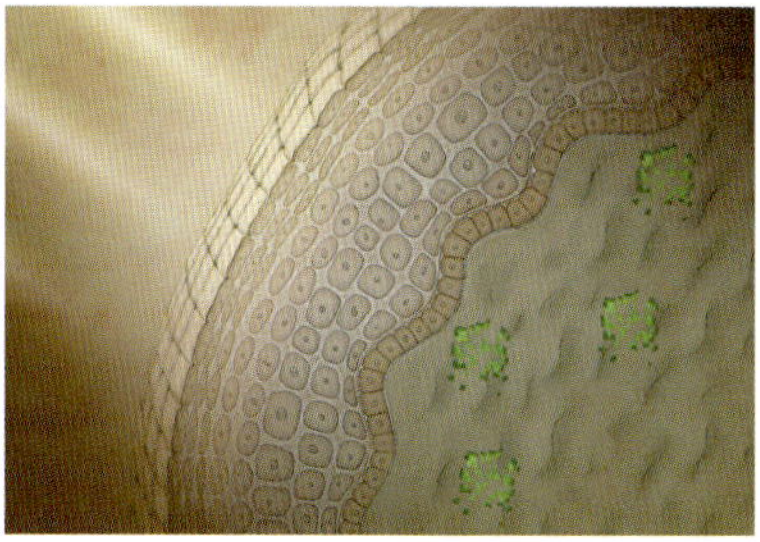

強すぎる紫外線は、体内の葉酸を破壊してしまう

となった。暑さに負けることなく、どこまでも歩くことのできる能力を獲得したヒトはその後、生息域を世界へと広げていく。

ホモ・サピエンスが誕生の地、アフリカを出たのは、今からおよそ6万年前。人類学では、人類が誕生の地であるアフリカの外に生息域を広げたことを「出アフリカ」という。そのルートは、アラビア半島で大きく二手に分かれたと考えられている。東へ向かったルートでは、インドシナ半島を経て、2万年後にはオーストラリア大陸に到着した。1万5000キロに及ぶ大移動だった。これに対し、北へ向かったルートは、たった6000キロの距離を移動するのに、2万年もかかったのである。

これは紫外線の弱い、緯度の高い地域へ移動するとき、ビタミンD不足によって骨がもろくなる危機にさらされたためだと考えられている。紫外線が十分当たらなければ、骨をつくるために必要なビタミンDを体内でつくることができないからだ。

ペンシルベニア州立大学のニーナ・ジャブロンスキー教授は、ヒトは肌の色を変えることで、

ビタミンD不足を解決したと考えている。教授はアメリカ航空宇宙局（NASA）の、1978年から1993年までの観測衛星のデータをもとに、世界中に降り注ぐ紫外線の量を調べ、そこから各地域における理想的なメラニン量を算出して、色の濃淡で表し、地図を作成した。

その結果、地球の表面は、メラニン量に応じて3つのゾーンに分けられることになった。第1ゾーンは熱帯を含む地域、第2ゾーンは亜熱帯と温帯、第3ゾーンは緯度45度以上の南北極地付近である。

太陽光が強い赤道付近では、紫外線の害を防ぐため、多くのメラニンが必要となる。一方、太陽光の弱い緯度の高い地域では、ビタミンD不足にならないように、紫外線を防ぐメラニンは少ないほうがよい。地図に、各地に暮らす人びとの肌の色を重ねてみると、紫外線量から計算されたメラニン量と一致している。

ヒトは生誕の地、アフリカを出て以来、それぞれの土地の紫外線量に合わせて肌の色を変化させてきた。白い肌は、緯度の高い地域へ移住したヒトが、ビタミンD不足に陥らないよう、

タンザニア

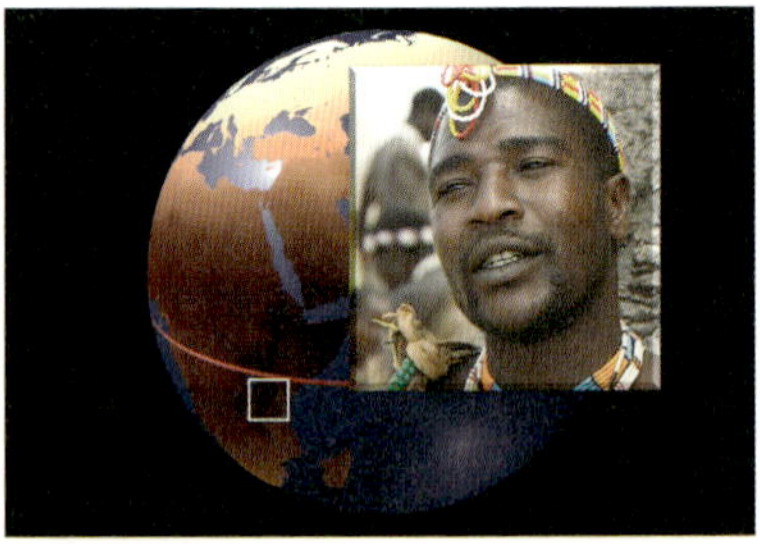

ウズベキスタン

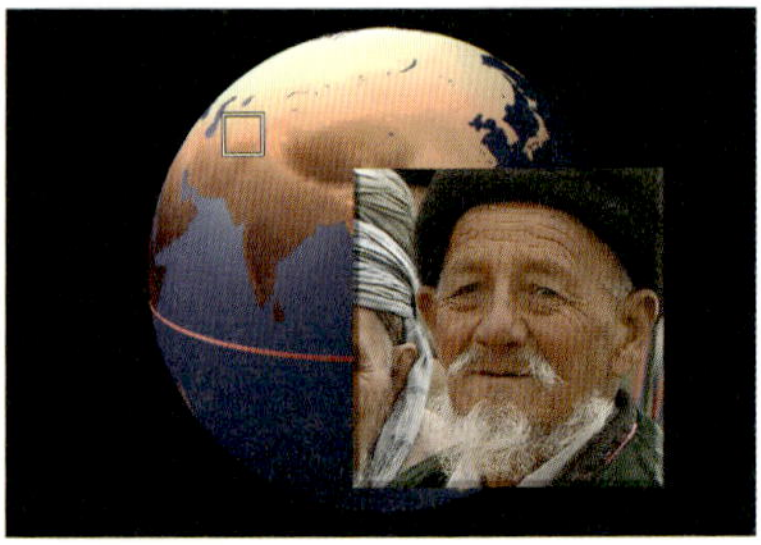

モンゴル

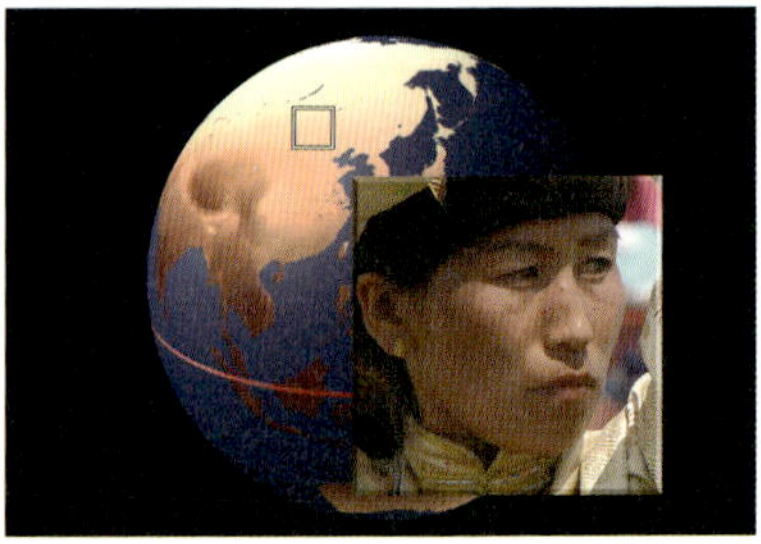

トルコ

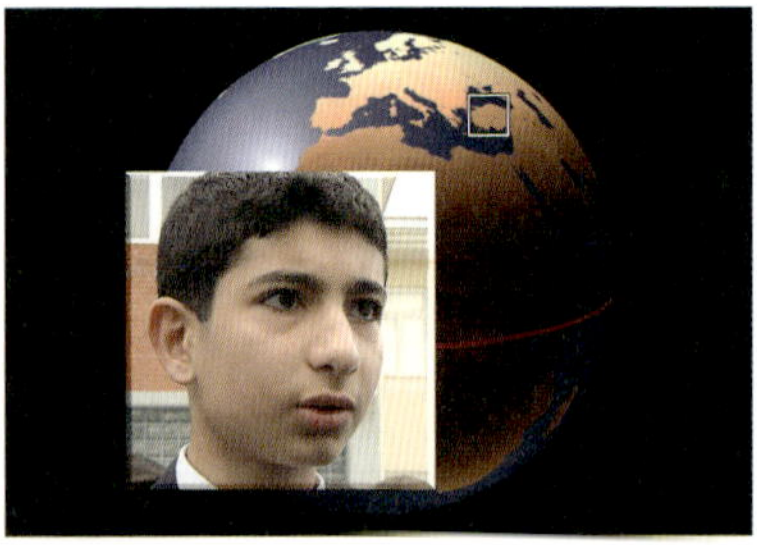

イギリス

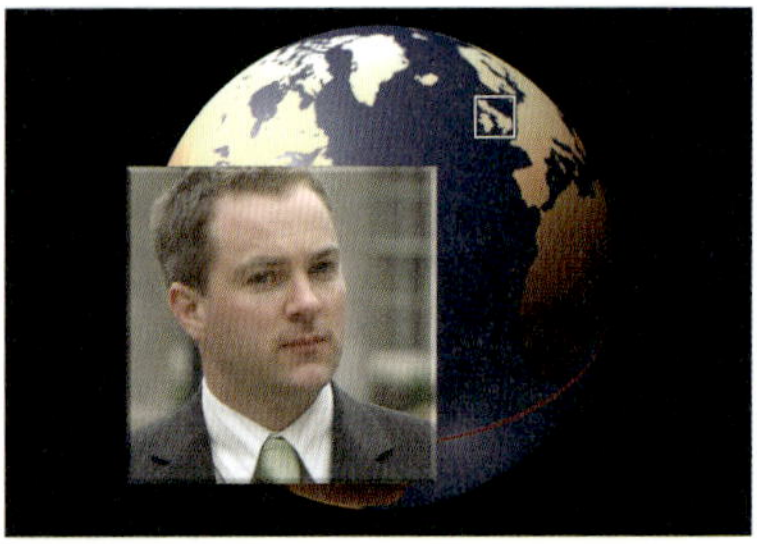

フィンランド

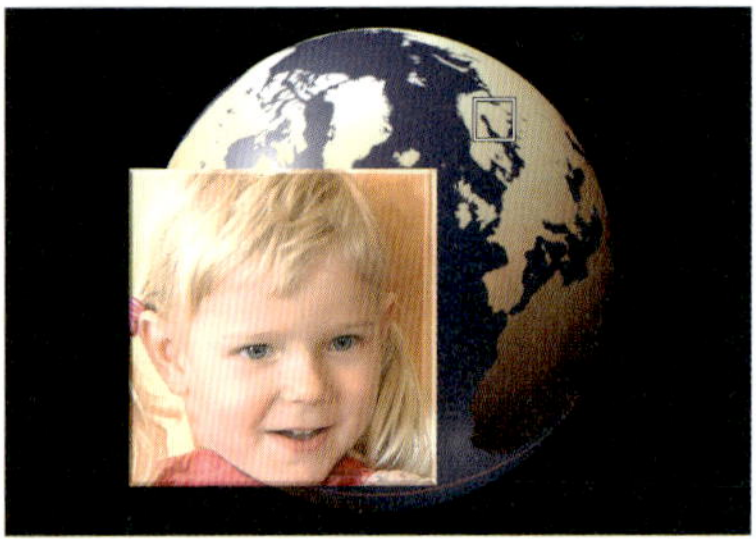

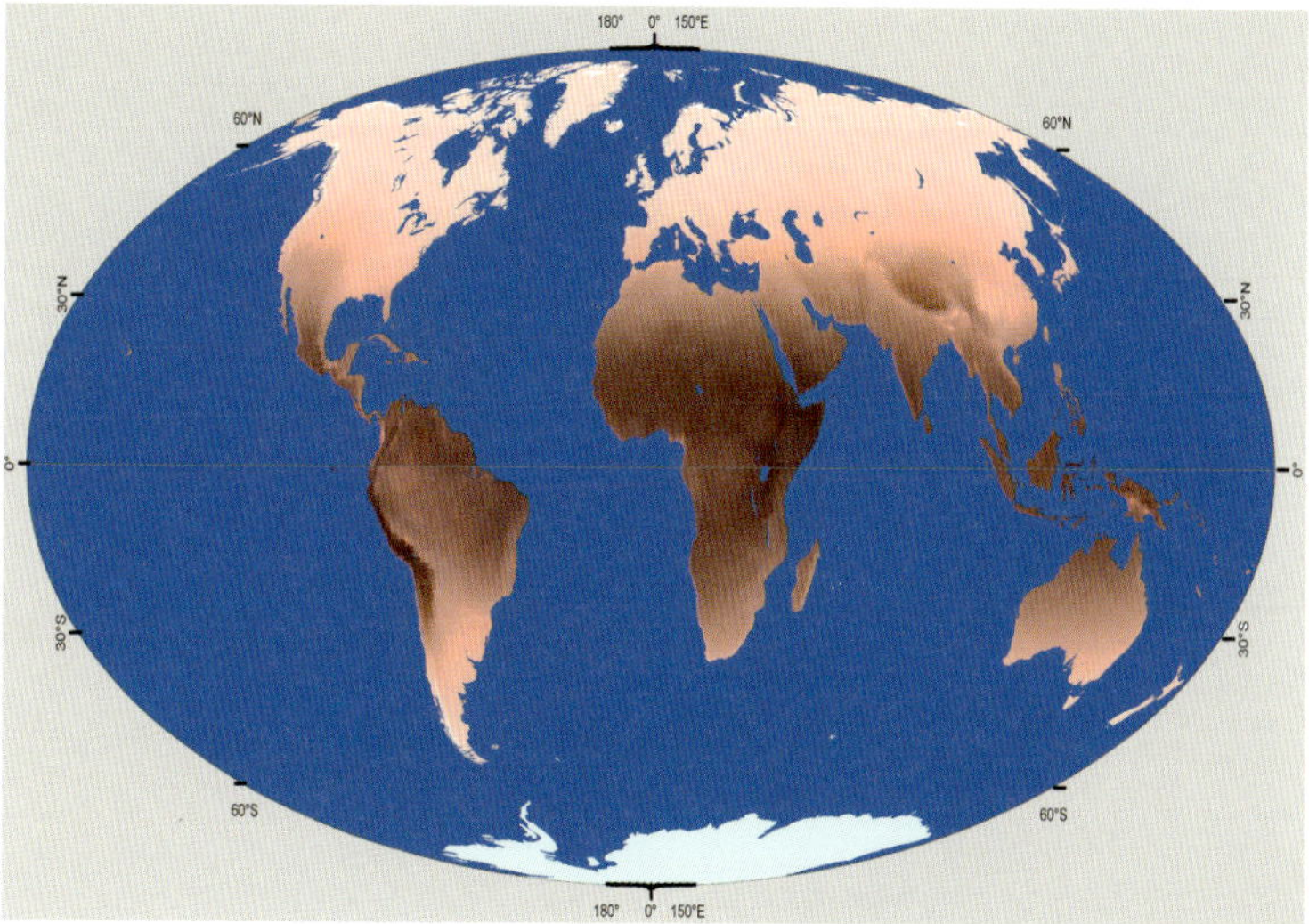

世界の理想的なメラニン量を色の濃淡で表した世界地図

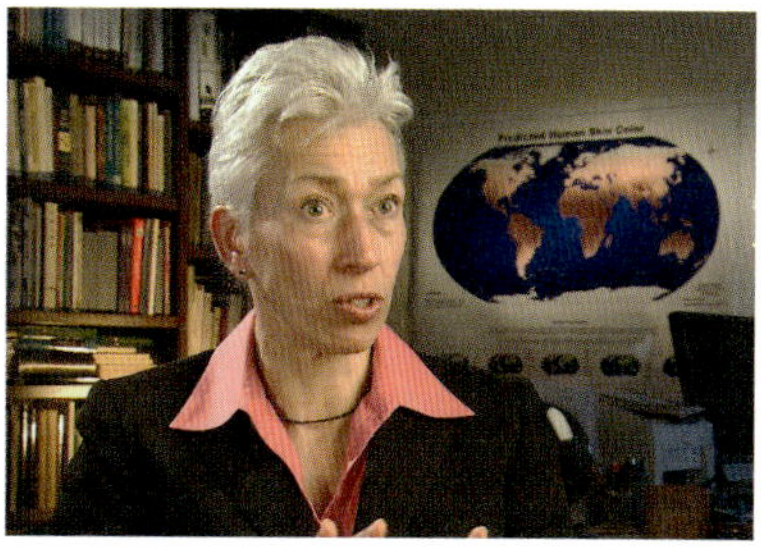

ペンシルベニア州立大学ニーナ・ジャブロンスキー教授

生まれたものだったのだ。

　ジャブロンスキー教授が肌の色の変化について研究を始めたのは、まったくの偶然だったという。

「1991年、西オーストラリア大学で教えていたとき、偶然ある論文を見つけました。それは、皮膚の色が薄い人に強い人工の太陽光線を浴びせると、葉酸の血中濃度が異常に低下することを発見したという内容でした。そこには、人の血清を同じ条件にさらすと、1時間以内に葉酸の含有量が半分になることも書いてありました。

　その後、同僚がセミナーで、ヒトの胎児の発達において葉酸がいかに重要かについて話していました。西オーストラリア大学のチームは、妊娠中に葉酸が不足すると胎児が二分脊椎症になるなど、神経管異常の発生率が高くなることを発見したチームのひとつです。このセミナーを聞きながら、肌の色が変化していった理由には、紫外線によって簡単に破壊されてしまう葉酸の代謝が関係しているに違いないと思いました。メラニンが多く肌の色が濃くなることで、人は紫外線から葉酸を守っているのではないかと。そして、肌の色と、人の健康と生殖に必要な葉酸を紫外線が破壊することを結び付けた人はまだいないことに気づきました。この分野の研究をしたことがなかった私は、肌の色の研究に着手しました。それを今でも続けているわけです。

太陽は、人類の進化に大きな影響を及ぼすもののひとつですが、私たちがあまりそこに目を向けないのは、人類の進化を研究するとき、多くの場合、これまでは目に見える過去の残留物や遺骸、化石だけに焦点を当てていたからです。でも、太陽は、現在私たちの上で輝いているのと同じように古代人類の上でも輝き、体の組織、特に皮膚に重大な影響を及ぼしたに違いありません」

肌の色の意味

今日の人類を見ると、肌の色のバリエーションはさまざまであり、赤道付近の人びとにみられる非常に濃い色から、北半球北部の北欧や北方アジアの人びとにみられる非常に薄い色まで多様だ。この肌の色が持つ濃淡の幅は、人類の進化の道すじの生きた証拠でもある。しかし残念ながら、過去数百年にわたり、肌の色は社会的な解釈のもと、さまざまな意味づけがされてしまった。

「より高い社会階級に見せたい、より多くレジャー時間を持っているように見せたいなどと、人びとは異なった肌の色を持つことを切望し、薄い色の肌の人びとはより濃くなることを望み、濃い色の肌の人びとはより薄くなることを望んでいるようにも見えます。これは非常に残念なことです」とジャブロンスキー教授。

高度な能力と柔軟な環境適応力を持ったヒトは、6万年前にアフリカを出ると、その後、急速にアジアとヨーロッパ、アメリカ大陸に広がっていった。洗練された文化を持ち、柔軟な行動能力を持つヒトは、ほぼ世界中に分散している。ジャブロンスキー教授によれば、この歴史を今では肌の色の遺伝子学とゲノム学の遺伝子記録を通して追跡できるという。

「たとえば、人類がヨーロッパと東アジアに行

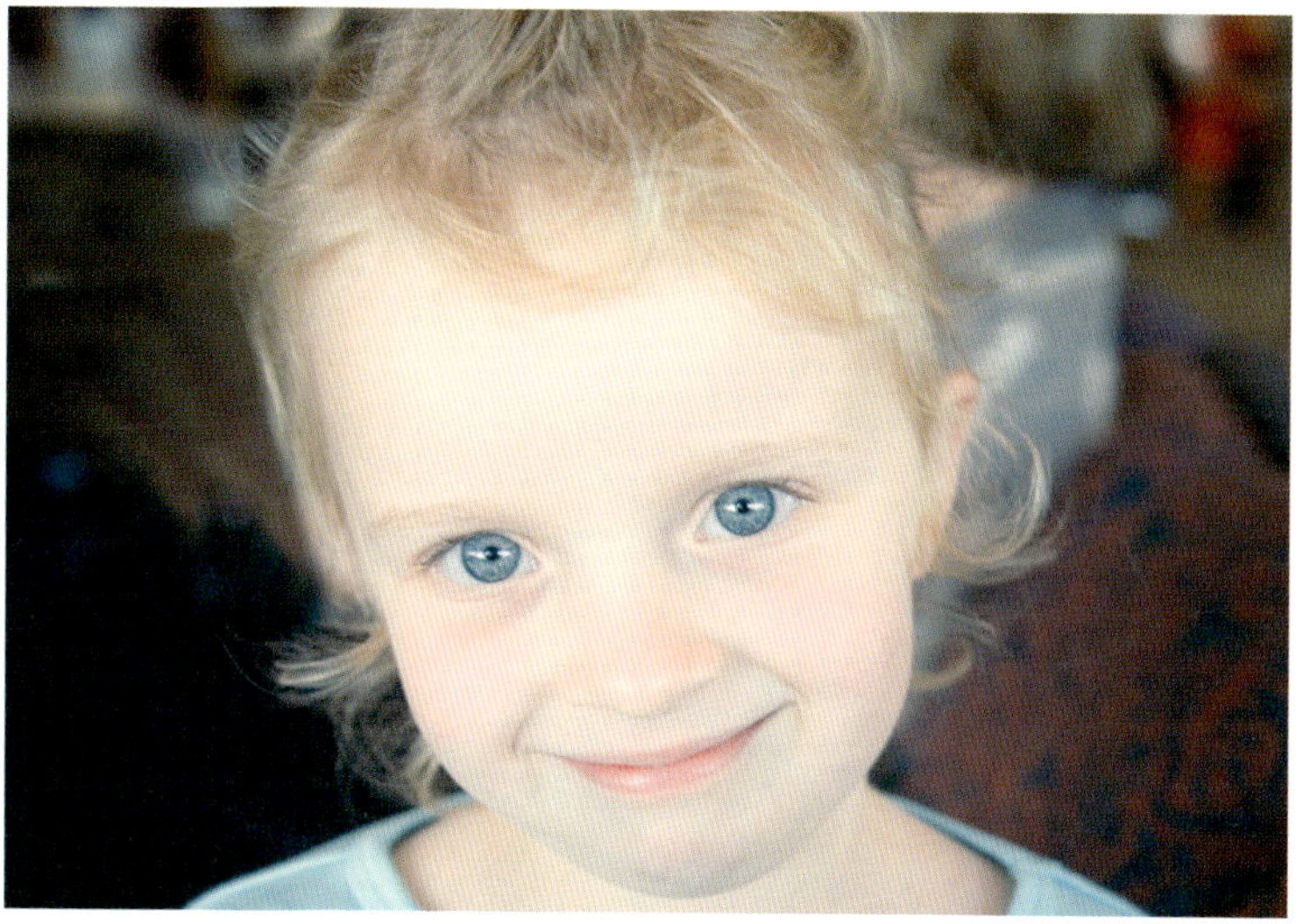

肌の色を変化させることで、人類は世界中に広がることができた

ったとき、少なくとも2回は薄い色の肌になる自然淘汰上の進化があったことがわかっています。また、濃い色の肌でも、少なくとも1回以上は変化を遂げていると推測できます。薄い色の肌になってから、再びインド南部やスリランカなど、非常に紫外線が多い地域に入った人びとは、自分たちを守るために、再度濃い色に肌を変化させました。

肌の色の変化がなかったら、私たちは世界に広がることはできなかったでしょう。肌の色に見られる適応力が、人類が広範囲に分散することを可能にしたのです。たとえば、私たちが薄い色の肌を進化させなかったら、最初の突然変異を起こした人びとが存在しなかったら、私たち人類は、紫外線の弱い地域に進出することなどできなかったでしょう」

2 文明が生んだ病

転倒骨折に関係する太陽光

適切な量のメラニンを体に張りめぐらせることで、有害な紫外線から身を守ってきた私たち人類。だが、逆に、紫外線が不足することで起こる問題がある。骨の劣化だ。

日本整形外科学会による全国の大腿骨頸部《だいたいこっけいぶ》骨折調査と、佐渡総合病院による大腿骨頸部・脊椎・上腕骨・橈骨《とうこつ》（肘から手首までの部分にある2本の骨のうちのひとつ）の骨折調査のデータから、新潟大学整形外科の遠藤直人教授が導き出した試算によると、65歳以上の転倒骨折者数は全国で年間およそ60万人を数える。１９９８年の国民基礎調査によると、寝たきりの高齢者は全国で31万６０００人にのぼるが、その原因として「転倒・骨折」は脳血管疾患（脳卒中）の12万人に続いて第2位（３万９０００人）となっている（高齢による衰弱は多様な要因を含む状態であり、特定の疾患ではないので、「寝たきりの原因」からは除外）。

新潟県佐渡市は人口約６万６０００人のうち、約２万６０００人、実に３人にひとりが65歳以上の高齢者（２００７年３月現在）だ。その佐渡市では、高齢者の転倒骨折が大きな問題となっている。

N・Kさん（77歳）は、自宅の前で転び、太ももの付け根を骨折した。

Nさんが転んだのは、玄関からほんの数メートル先の、段差がほとんどないところだった。軽く転んだだけで、体の中で最も大きく頑丈な

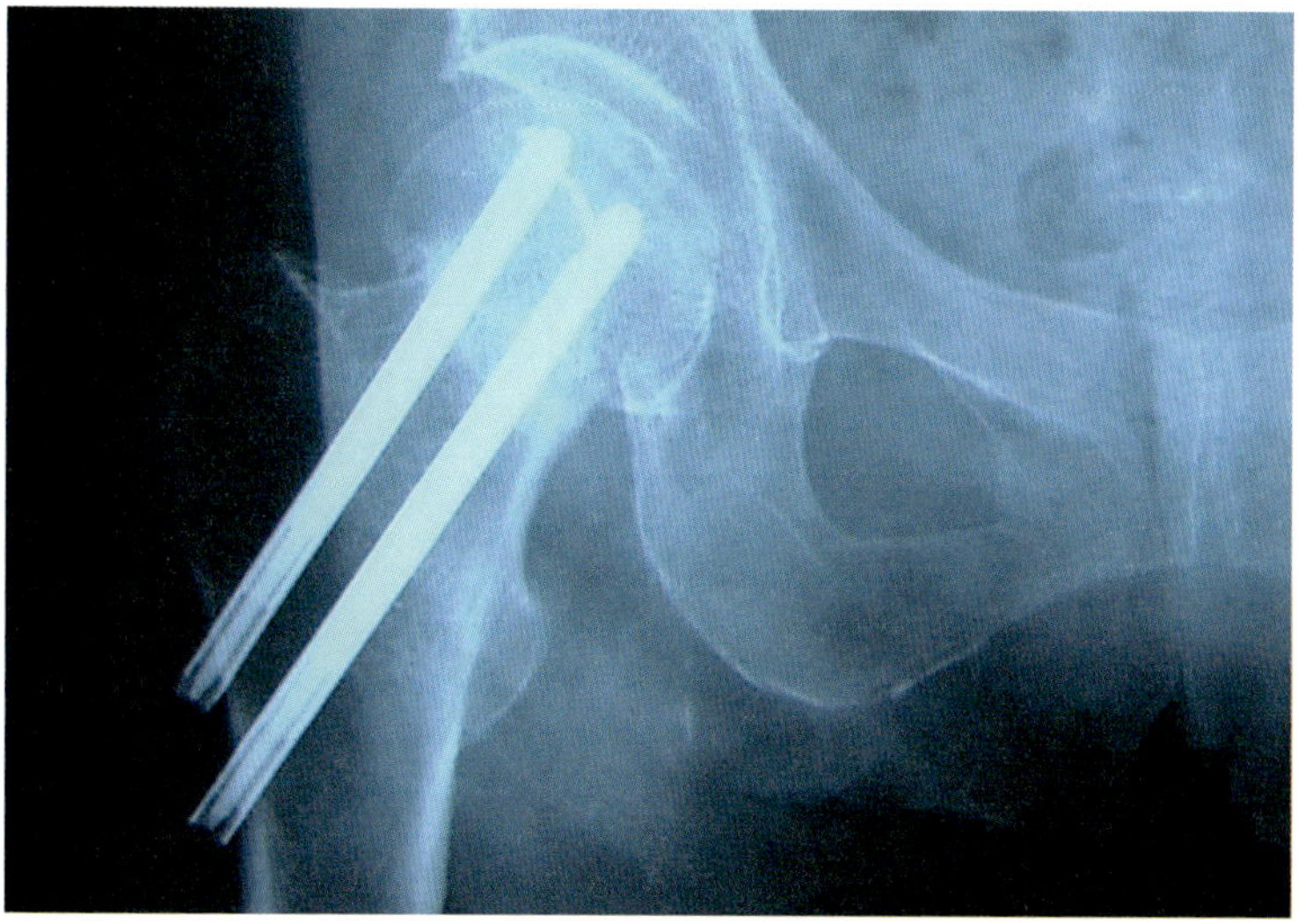

Nさんのレントゲン写真。骨折した太ももの付け根に2本のボルトが入っている

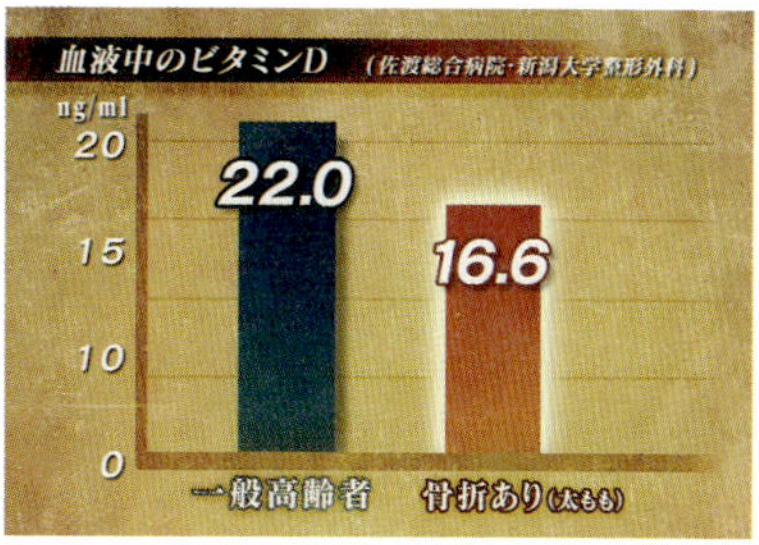

一般高齢者と太ももに骨折をした高齢者の血液中のビタミンD濃度（データ提供：佐渡総合病院・佐久間真由美医師）

はずの太ももの骨が簡単に折れてしまったのだ。

Nさんを診察した佐渡総合病院・整形外科の生沼武男医師は次のように話す。

「すぐに専用のボルトを2本入れる手術を行いました。今はもうしっかりつながっていますが、関節の部分なので、しばらく痛みが残ったようですね。Nさんには杖を使って歩いてもらっていますが、注意をしながら、歩幅をちょっとずつ大きくして歩くようアドバイスしています。広い歩幅で歩くことで筋力がつくという報告もあるので」

転倒骨折をする人には、何か共通の傾向があるのだろうか。

佐渡総合病院では、２００４年に新潟大学と共同で、65歳以上の高齢者の血中ビタミンD濃度を調べた。すると骨折したことのない人の平均は、1ミリリットルの血液中に22・0ナノグラム（10億分の1グラム）だったのに対し、大腿骨頸部、すなわち太ももの付け根を骨折した人の平均は16・6ナノグラムしかないという結果が出た。骨折のない人のおよそ75％である。Nさんも低い値だった。

ビタミンDが果たす大きな役割

ビタミンというと、食事から摂る栄養素だと思いがちだが、ビタミンDは皮膚の中にあるコレステロールに紫外線が作用してつくられる一種のホルモンである。通常の生活では、食事から得るよりも体内でつくられる量のほうが多いといわれている。

ビタミンDが、骨の形成に欠かせないものであることは、古くから知られてきた。食物で摂ったカルシウムが小腸で吸収されるのを助けるだけでなく、そのカルシウムが骨に沈着するのを促す。このため、いくらカルシウムを十分に摂取しても、ビタミンDが不足していれば、カルシウムは体内に吸収されることはなく、骨が形成されないだけでなく、骨粗《こつそ》鬆症《しょうしょう》など、骨がもろくなりやすくなってしまうのだ。

新潟大学の遠藤直人教授らは、ビタミンD不足によって骨がもろくなり、転倒骨折につながりやすくなっていると考えている。

「ビタミンDはもともと骨粗鬆症の薬として使われていました。骨の形成や石灰化に重要な役

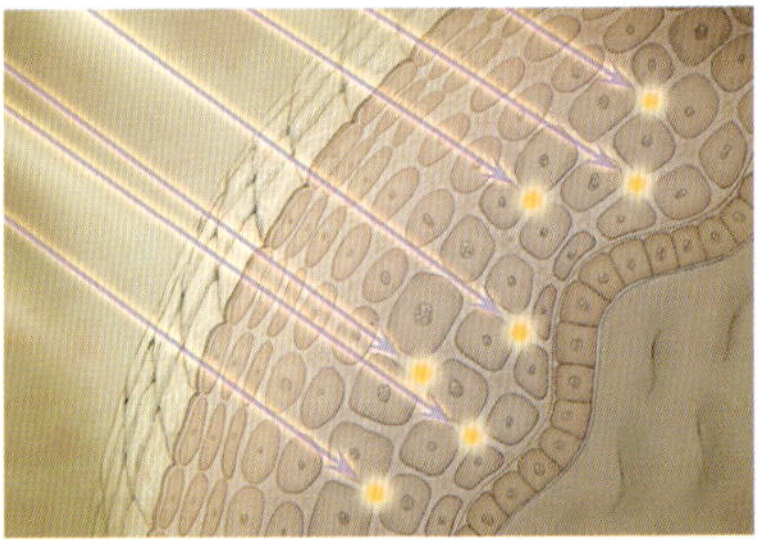

皮膚の中にあるコレステロールに紫外線が当たり、ビタミンDが合成される

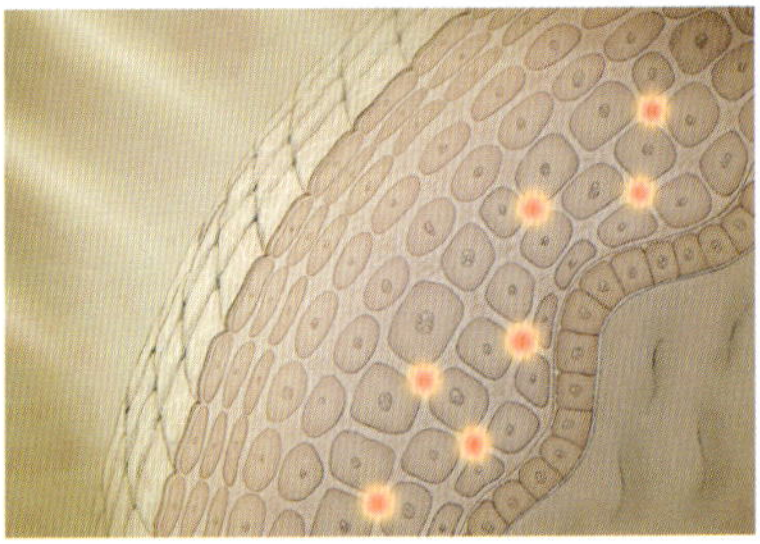

ビタミンDは体内でつくられることが多い、一種のホルモンである

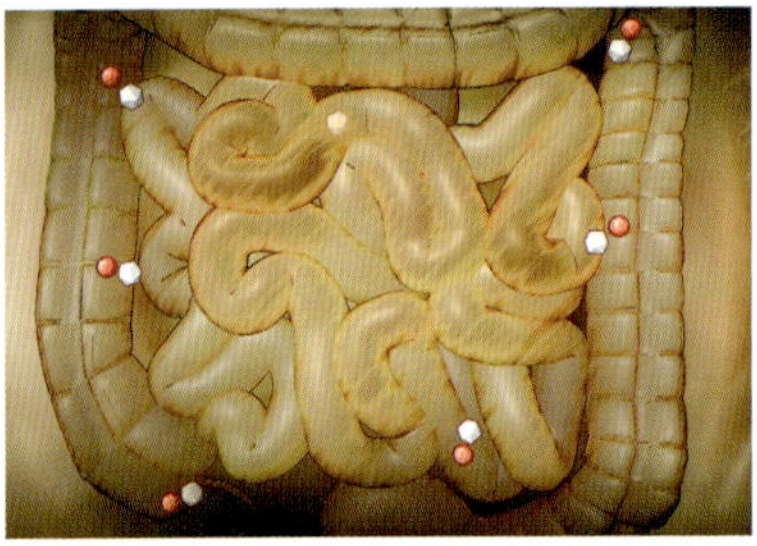

ビタミンDは、食物として摂取されたカルシウムに付着して小腸へ導く

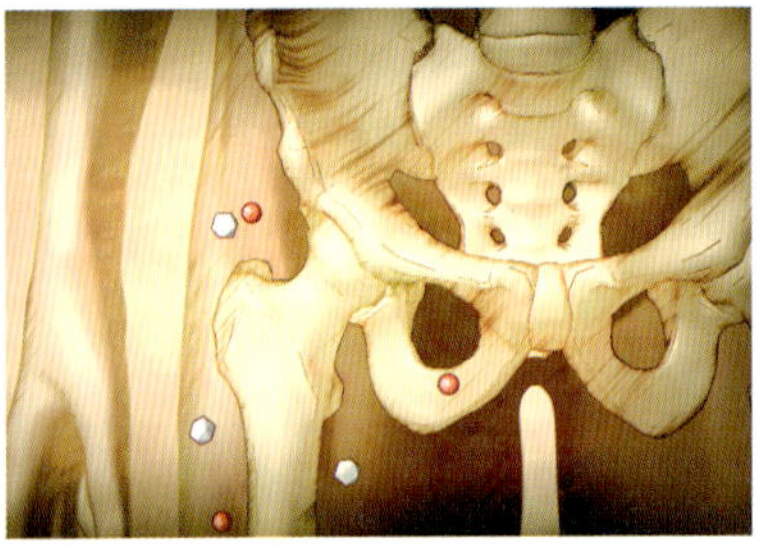

体内に吸収されたカルシウムが骨に沈着するのを促すのもビタミンDだ

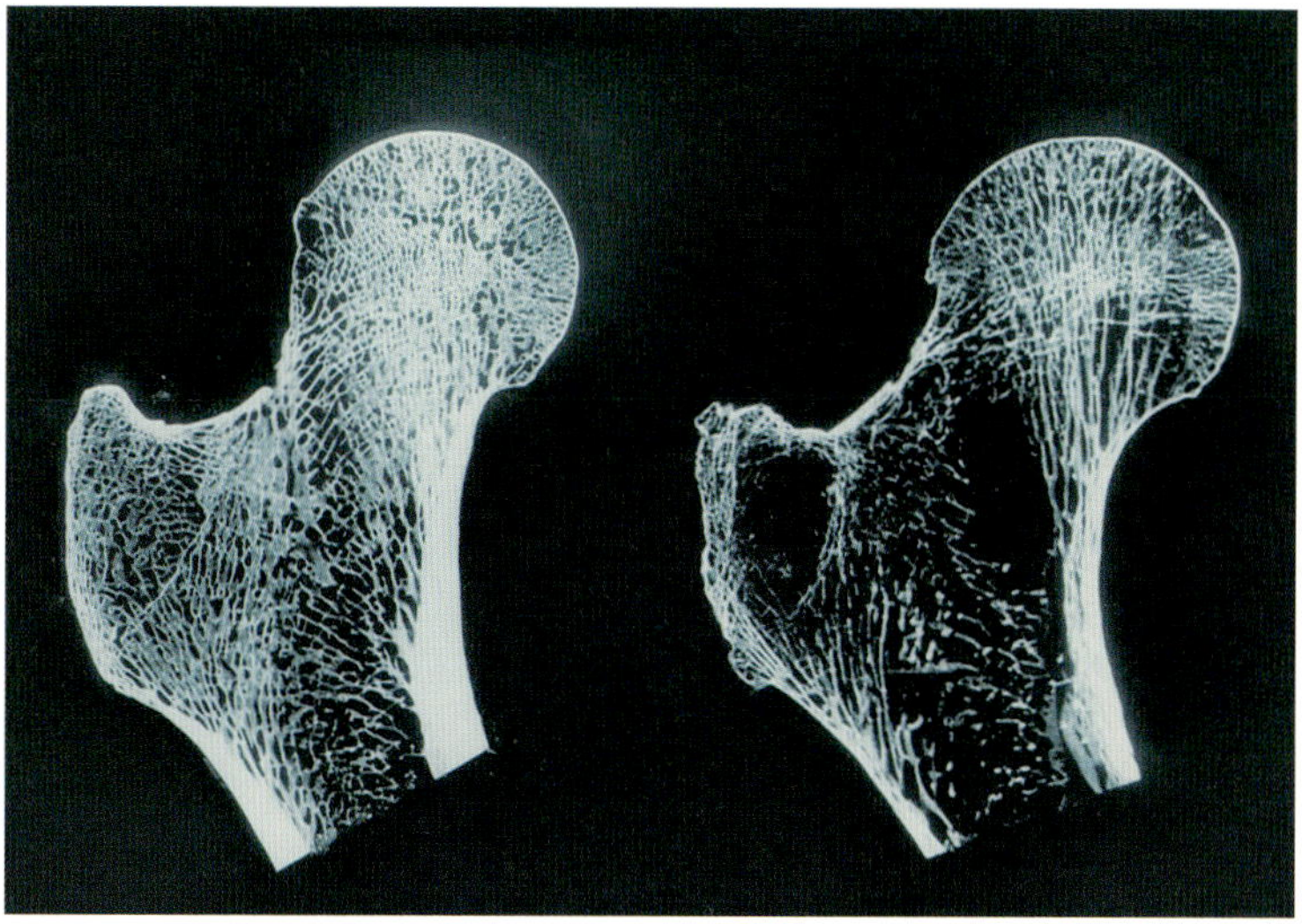

太ももの骨の断面（右）。正常な骨（左）と比べると、骨粗鬆症の骨はスカスカで非常にもろくなっている

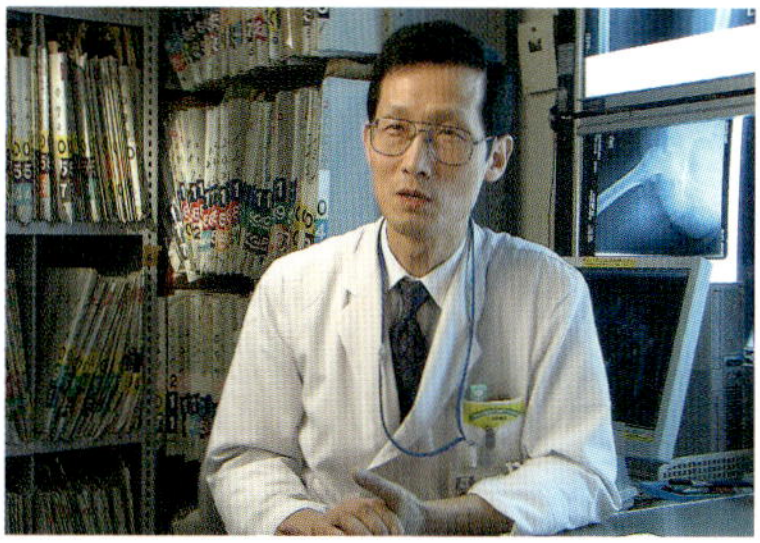

新潟大学整形外科、遠藤直人教授

割を持っていることは知られていましたが、これまで骨折との関係は必ずしも十分に明らかになっていませんでした。しかし今回の調査で、骨折が実際にビタミンＤレベルと関係している、つまり骨折した人のほうが、ビタミンＤレベルが低いということが明らかになりました。ということは、ビタミンＤが不足していることが骨の脆弱性の原因なのであると考えられます」と遠藤教授は言う。

「骨粗鬆症の骨は、いわばすが入った状態になっています。大根のすが入った状態を想像していただければイメージしやすいと思いますが、たとえば手術中に、少し指で押さえただけでへこんでしまうような、非常にもろい骨になっています。そういう状態だと、たとえば室内で、畳の縁《へり》につまずいて膝をつくぐらいでも、簡単に骨折してしまうことになります」

　転倒骨折は、冬に多く発生している。日本整形外科学会による大腿骨頸部骨折の全国調査によると、件数の最も多い１月は最も少ない６、７月のおよそ１・５倍になっており、その傾向は１９９８年から最新の２００６年まで同様である。Nさんが転倒骨折したのも冬の初めだった。

「冬場はどうしても厚着になり、また雪などで足元が悪かったりして、うまく動けなくて転んでしまうことがありますから、必ずしもビタミンD濃度だけが原因とはいえません。しかし、冬には血中ビタミンD濃度が低下するということはデータから明らかです。日差しが弱いうえ、寒い日や体調のすぐれない日に外出を控える高齢者は多い。骨折は十分に日光を浴びることができないことが引き起こしていると考えられます」(遠藤直人教授、佐久間真由美医師)

また、血中ビタミンD濃度が低いと、筋肉の働きが悪くなり、転びやすくなるという研究もある。ただし、血中ビタミンD濃度がどのくらいであるとビタミンD不足といえるかについては研究者によって幅があり、1ミリリットル中20ナノグラム以下とする研究や、15ナノグラム以下とする研究などがある。

いずれにしても、ビタミンDと人間の骨には、密接な関係があったのだ。

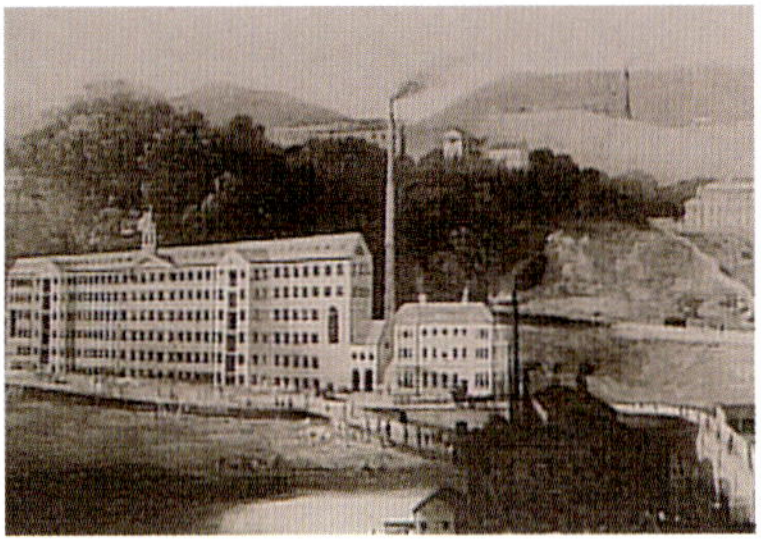
産業革命当時のロンドン

子どもを襲うビタミンD不足

18世紀半ばの産業革命期のイギリス・ロンドンでは、子どもたちが深刻なビタミンD不足に悩まされていた。ロンドン博物館の地下倉庫に、当時の悲惨な状況をもの語る資料がある。ロンドン中の遺跡から発掘された、1万7000体にもおよぶ遺骨である。そのなかに、まっすぐなはずの太ももの骨が極端に曲がってしまう、くる病を患っていた子どもの骨が多数保管されているのだ。

くる病はビタミンDが不足し、全身の骨がやわらかくなる病気で、子どもが発症する。骨がもろいため、自分の体重を支えきれず、脚の骨などが変型してしまう。

当時、急速に工業化したロンドンの空は、スモッグで覆われていた。日光が遮られ、人びとはビタミンD不足に陥り、命を奪われた子どもも大勢いた。

「十分な日光に当たれず、くる病になっていた子どもの骨は、この遺跡だけでも1割にものぼっていました。これは明らかに、ビタミンDを

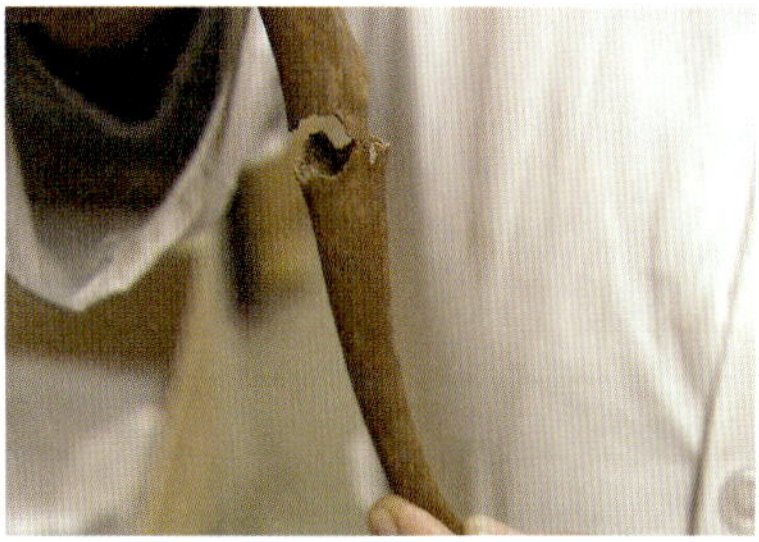

ロンドンの遺跡から発掘された、くる病の子どもの骨

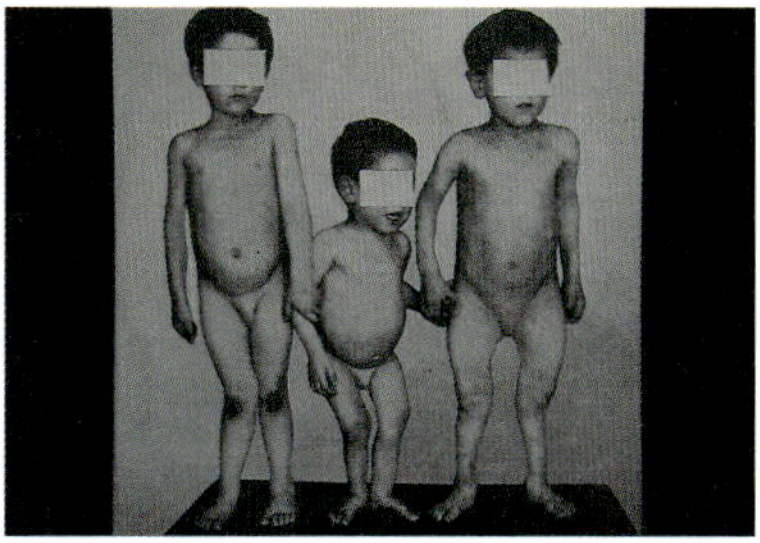

くる病の子どもたち。脚は非常に細く、変形している

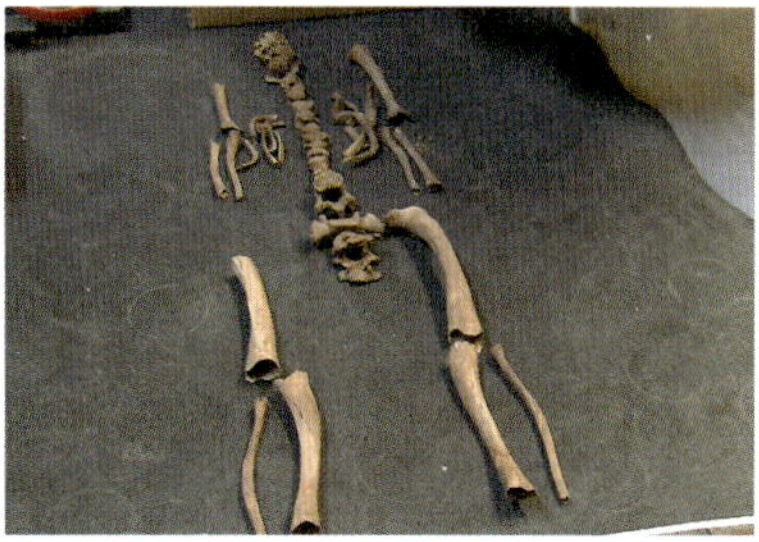

スモッグで覆われたロンドンには日光が届かず、ビタミンD不足に陥った子どもが犠牲となった

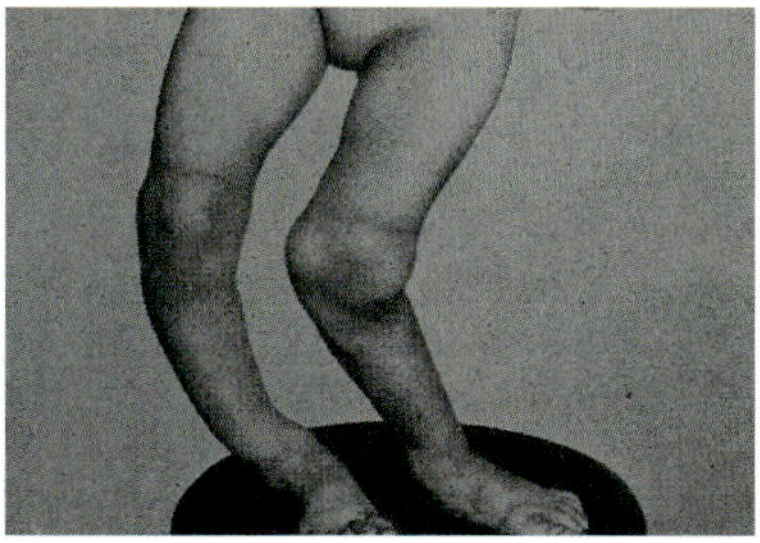

体重を支えられずに、完全に曲がってしまっている脚

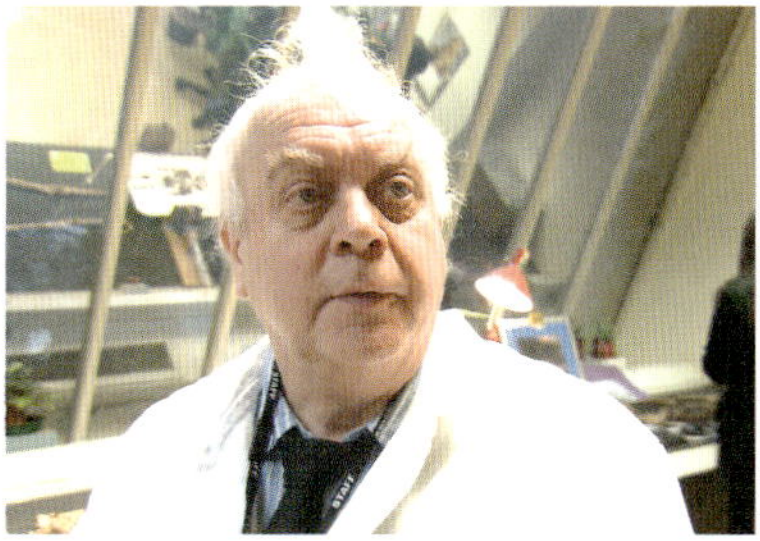

ロンドン博物館上級学芸員、ビル・ホワイト氏

形成するのに十分な日光が皮膚に当たっていなかったということ、そして、ビタミンDを補う適切な食事を摂っていなかったことに関係しています。空気汚染による被害を避けるため、母親は子どもたちを外出させず、子どもたちは日光に当たらない生活をしていたのです。それ以前に、外に出ていたとしても、スモッグで日光が遮られていました。

当時、人びとはいったい何が起こっているのか、正確には理解していなかったでしょう。貧困に関連していると思ったに違いありません」

同博物館・上級学芸員のビル・ホワイト氏は説明する。

日本でも今、ビタミンD不足の乳幼児が増えているという。京都大学の依藤《よりふじ》亨《とおる》講師（小児内分泌代謝病学）は、京都市の産婦人科病院の協力を得て、２００６年５月から1年間、新生児１１２０人の頭の骨を調査した。そのなかで、骨のやわらかい子が約2割いることが判明。４～５月生まれの割合が高く、11月生まれは少なかった。ビタミンDは紫外線を浴びることで体内で活性化されるため、出産前3〜4か月の日照時間の影響と考えられる。1か月検診時の血液検査では、骨のやわらかい子のうち約3割にくる病の兆候があったという。血液中のビタミンDは母乳だけの子の約6割が不足し、粉ミルクや混合栄養の子は全員正常だった（「朝日新聞」2008年4月1日より）。

日焼けを避けて妊娠中に日に当たらないようにしたり、子どもを日光に当てないようにする母親が増えたことが原因のひとつと考えられる。母乳は免疫強化などメリットが多いが、母乳の中で唯一足りていないのがビタミンDであるという報告がある。

インドから移住してきた一家

産業革命から250年。スモッグが消えたはずのイギリスで、再びビタミンD不足が問題になっている。

2004年、インドからイギリス・ハンプシャー州に移住してきたある一家は、両親と4歳になる女の子、そして1歳2か月になる男の子の4人家族だ。1歳2か月の息子A君は、生後6か月のとき、突然ひきつけを起こして倒れてしまった。お姉ちゃんと元気に遊んでいたときのことだった。

「抱えて揺すっても、何の反応もなく、そのうち痙攣《けいれん》しはじめました。本当に怖かった」とA君の母親はそのときのことを振り返って表情を曇らせた。

病院に運び込まれたA君は、ビタミンDが極度に少ない、ビタミンD欠乏症と診断された。血液中のカルシウム濃度が低下したため、全身の筋肉が痙攣を起こしたのである。

ホルモンの研究をしているサウサンプトン大学病院のニコラス・ハービー博士は、その原因がこの一家の肌の色にあると考えている。

色の濃い肌には、メラニンが多数存在する。日光が弱いイギリスでは紫外線がブロックされすぎて、十分なビタミンDをつくり出すことができない。

「肌の色の濃い人びとはビタミンDの合成量が少ない傾向にある。イギリスの夏季は、白人にとっては、合成に適切なだけの紫外線が十分得られますが、色の濃い肌の人びとや、日照時間

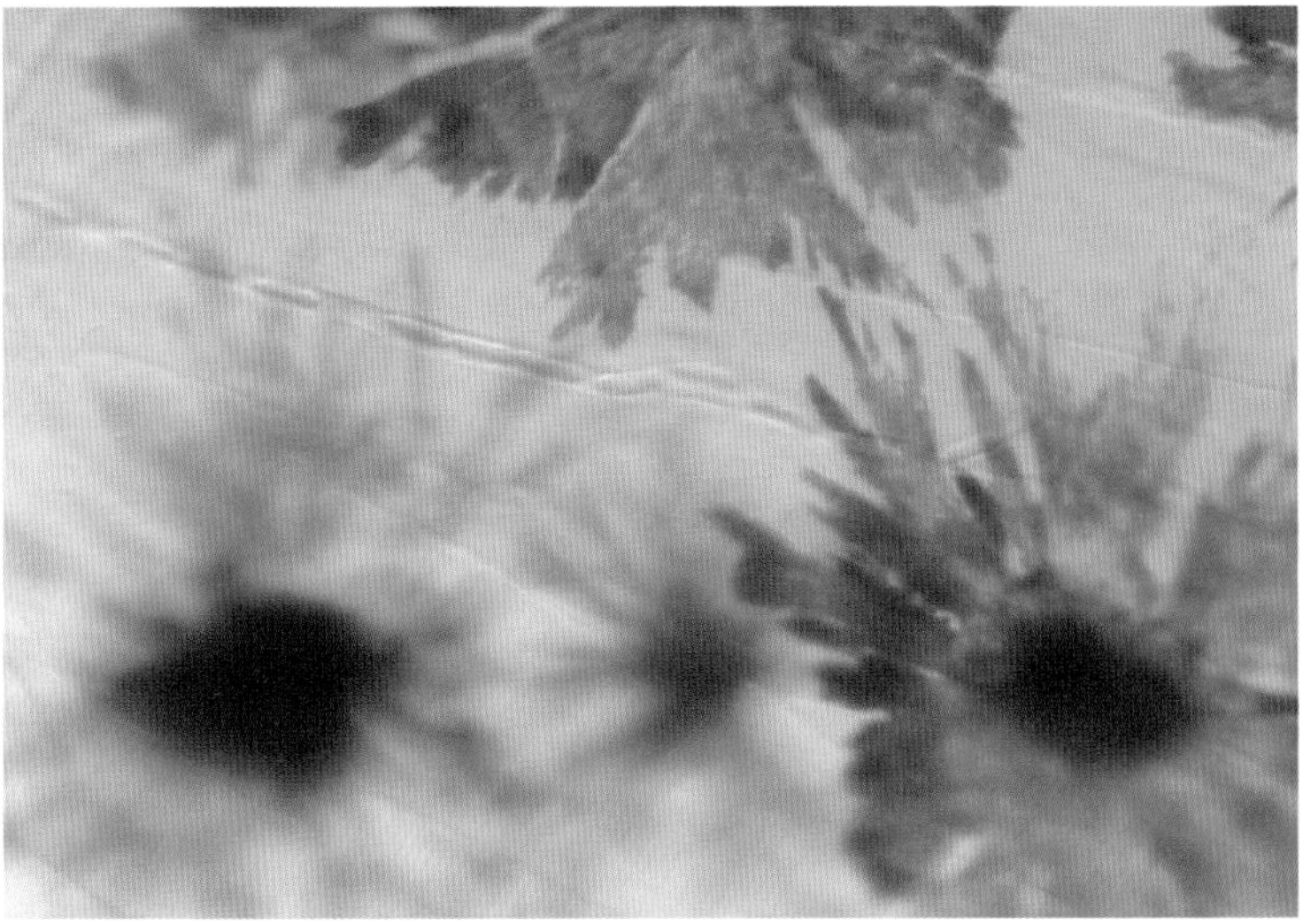

メラニンの顕微鏡写真

の少ない北部に住む人びとにとっては合成がずっと少なくなります。また、冬季6か月は、合成に適切なだけの紫外線が十分ではありません」とハービー博士は言う。

この一家は全員がビタミンD不足のおそれがあるわけだが、なぜA君だけが重いビタミンD欠乏症に陥ったのだろうか。

母親はA君をイギリスで身ごもった。肌にメラニンが多いため、日光が弱いイギリスでは妊娠中、多くのビタミンDをつくることができなかった。A君はお腹の中にいるときからずっと、十分なビタミンDを得ることができなかったと考えられている。

「貯蔵ビタミンDは胎盤を通過することがわかっています。生後の赤ちゃんのビタミンD量は、主に母体の量に左右されます。母親が不足しているなら、赤ちゃんも生まれながらにして不足しています。白人で日光によく当たっている母親の赤ちゃんは、ゆくゆくは自分でビタミンDを生成し、それを母親のように蓄えることができます。しかし色が濃い肌の母親で十分な紫外線を浴びていないと、その赤ちゃんも母親のようにビタミンDを十分に生成しない可能性があります。ですから、母親の貯蔵ビタミンDレベルが低く、しかも、生後の赤ちゃんが生成しないと、その赤ちゃんは低ビタミンD、低カルシウムになり、発作の起こる可能性が出てきます。A君の4歳の姉には、問題はありません。彼女はアラブ首長国連邦のドバイで生まれています。母親が妊娠中、A君のときより多い紫外線を浴びていたからでしょう」

ハービー博士はサウサンプトンの妊婦約500人を対象に、ビタミンDレベルを調べ、さらにその子どもたちが9歳になったときまで追跡し、骨密度を測定する調査を行っている。妊婦の約17%にビタミンD不足がみられ、その子どもの9歳時の骨密度は、母親が正常なビタミンDレベルだった子どもに比べて低かったことがわかった。さらに、サウサンプトン大学のアリス・クーパー教授らと共同で、3000人の妊婦を対象に調査を実施。ビタミンDレベルの低い母親の新生児の骨密度が低いという結果を得た。

「これは白人に焦点を置いていますが、ほかの地域、特にマンチェスターやシェフィールドではアジア系の人びとのビタミンD量を調べる研究が行われています。肌の色の濃い人びとではビタミンD不足が90%にも達する可能性があり、とても深刻な問題です」

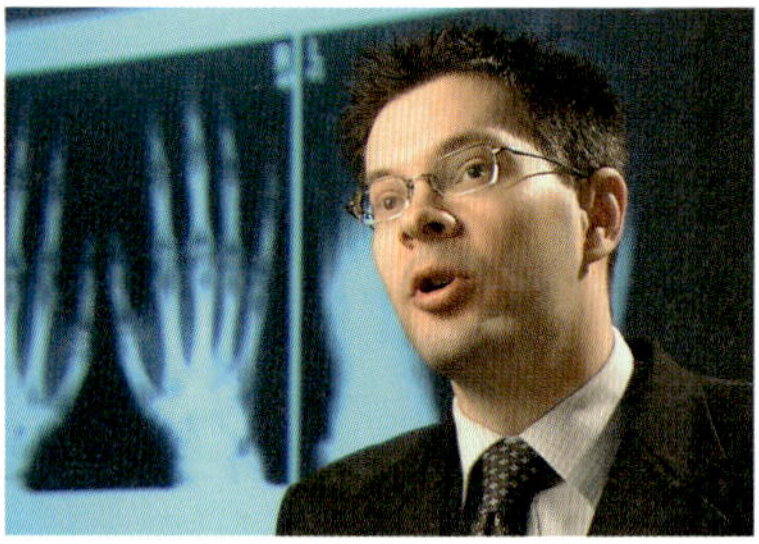

サウサンプトン大学病院、ニコラス・ハービー博士

ハービー博士は数々の研究から、母親のビタミンDレベルは、子宮内の胎児のビタミンDレベルに影響を及ぼすが、それは、子宮内の胎児の骨の成長に影響を及ぼすだけでなく、実際に、その子の長期の骨の成長を変えてしまう可能性があるという仮説を立てている。

「それは追跡調査を待たなくてはならず、結果は未知ですが、その可能性はあると思います」

変わりゆくイヌイットの暮らし

世界中に広がっていくなかで、さまざまな肌の色を獲得していった人類。北極に近いグリーンランドに人類が到達したのはわずか4500年前のことだった。今もここで暮らすイヌイットと呼ばれる人びとは肌の色が濃い。彼らは太陽光が極度に少ないこの地を、特別な知恵で生き抜いてきた。

イヌイットは、アザラシやクジラ、魚などを

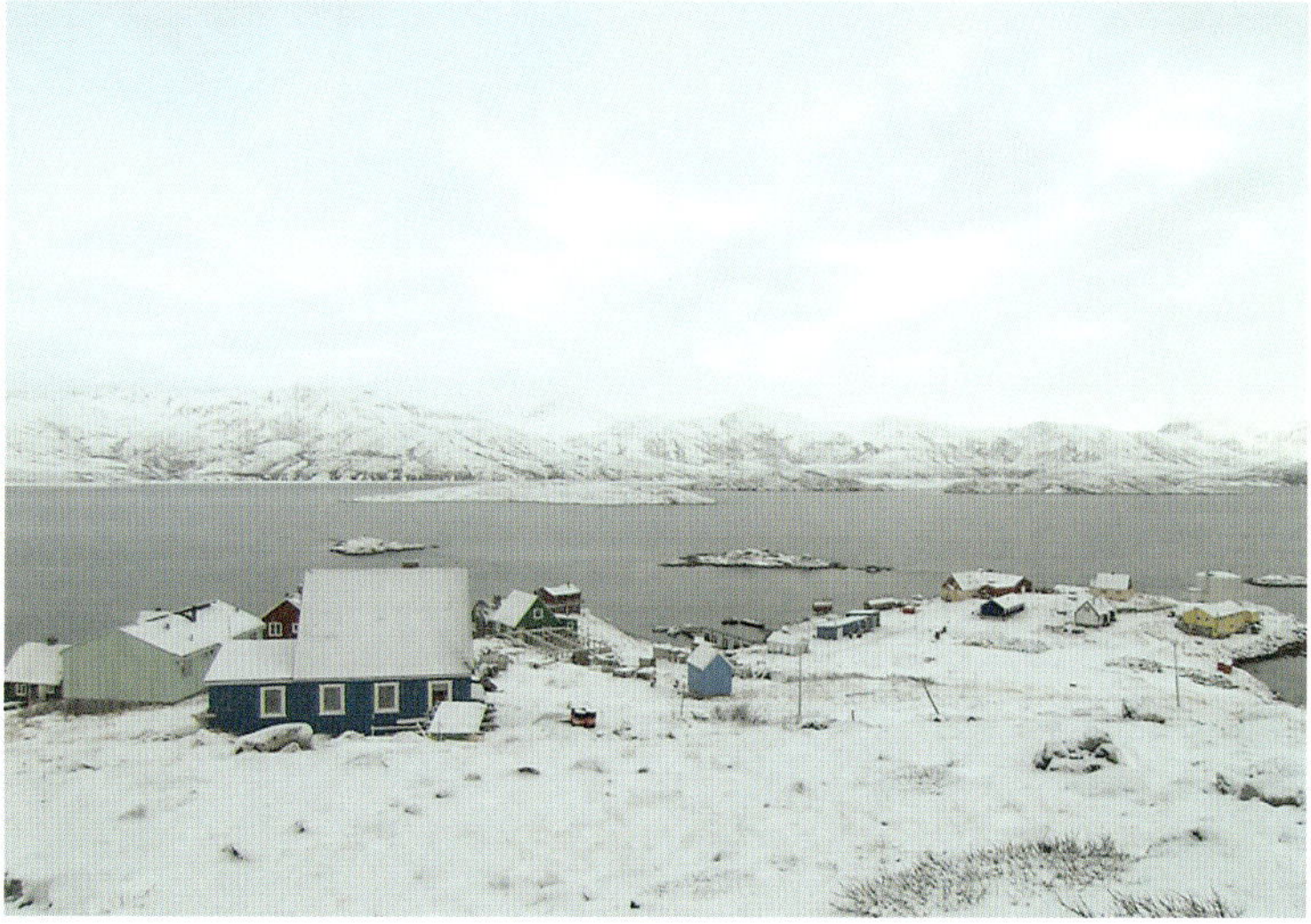

一面雪と氷に覆われたグリーンランド

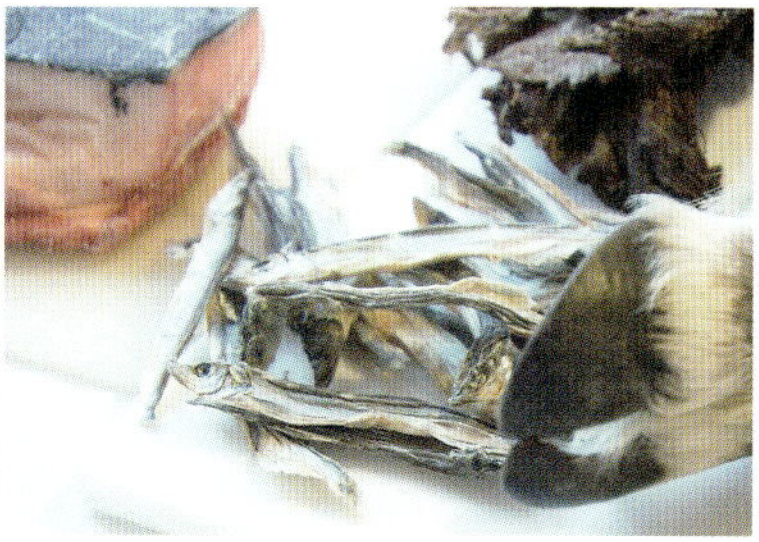

イヌイットの人びとの食卓に並ぶ、干し魚

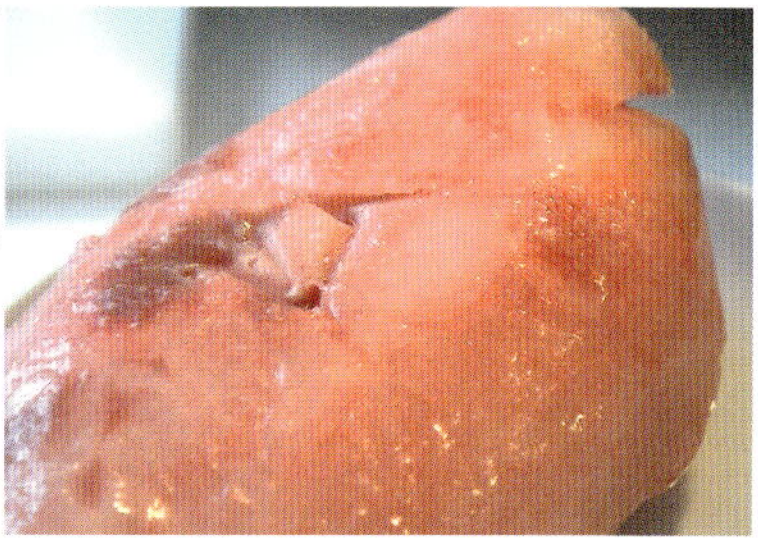

ビタミンDが豊富なアザラシの脂身

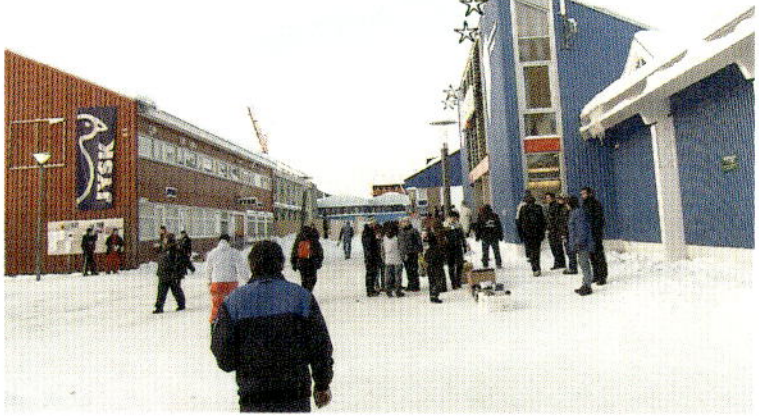

主都ヌークには大型スーパーが出店し、イヌイットの食生活も大きく変わった

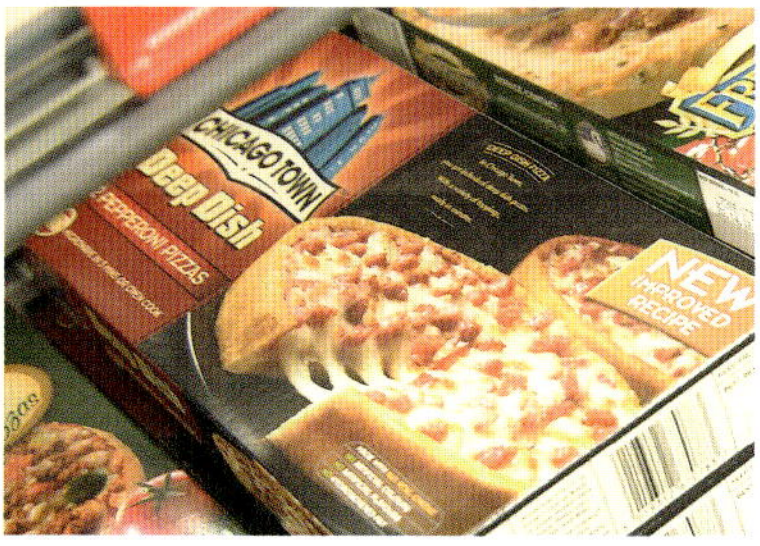

スーパーの陳列棚にはインスタント食品や欧米産の高カロリーの冷凍食品も並ぶ

獲って生きる、狩猟採集民である。イヌイットの伝統的な食事では、干し魚やアザラシの脂身などがテーブルに並ぶ。

「赤ちゃんだって歯が生えたらすぐ、こうしたものを食べる。昔からこうして寒さを乗り切ってきたんです」と村民は言う。

魚の内臓には、ビタミンDが豊富に含まれている。また、アザラシは魚を丸ごと食べるので、脂にはビタミンDが蓄積している。イヌイットは食事から大量にビタミンDを摂取してきたため、肌の色が濃くても生き抜いてこられたのである。

しかし今、イヌイットの食生活は大きく変わり、人びとの健康が脅かされている。きっかけは大型スーパーの出店だった。主都ヌークの大型スーパーには、電子レンジなどで手軽に調理できるインスタント食品やジャンクフード、欧米産の高カロリーで栄養素の少ない食材が並ぶ。価格の安さも彼らの購入の動機になっているようだ。

急速に進む食の変化に、専門家は警鐘を鳴らしている。

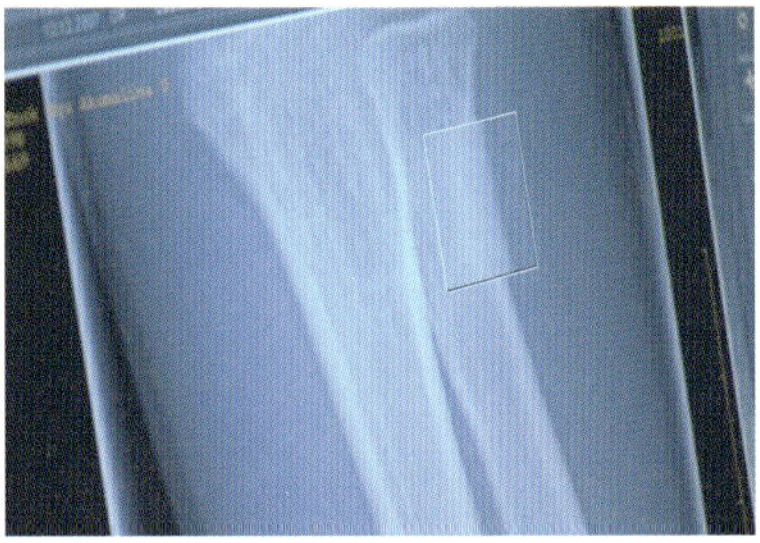
検査の結果、グリーンランドで欧米的な食事を摂っている女性には、骨粗鬆症の問題が多く見つかった

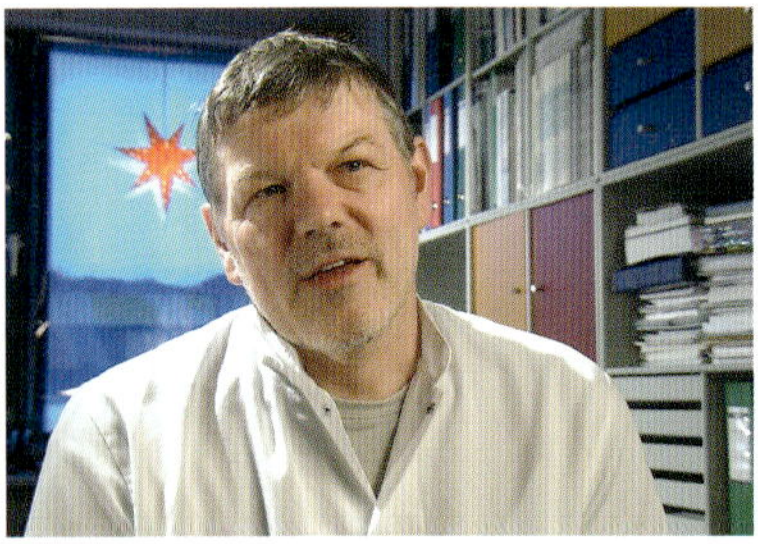
クイーン・イングリッド病院、ゲルト・ムルバド医師

地元政府の専門委員として、栄養を調査しているクイーン・イングリッド病院のゲルト・ムルバド医師は、2年前、デンマークの研究者たちとともに、ビタミンDに関する健康調査を行った。
「グリーンランドの伝統的な食事をしている約50人と、欧米的な食事をしている約50人を対象に、夏と冬の血中のビタミンDレベルを測定したところ、伝統的な食事を摂っているグループは、日照時間の関係で冬は少し低いものの、夏冬ともビタミンD欠乏の問題はありませんでした。一方、欧米的な食事を摂っているグループは、ビタミンD不足だったのです。また、ヌーク在住の女性約200人を検査し、カナダのグループと比較した結果、グリーンランド在住者には骨粗鬆症の問題があることがわかりました」
地球の最北にあるグリーンランドでは、冬の太陽光は低く弱く、UVB（紫外線の波長のひとつで、日焼けの主な原因となる）はわずかである。日光浴がビタミンD生成に有効といっても、極寒のなかで多くの人は着込み、露出しているのは顔と手だけだ。冬場はどうしても食物からビタミンDを摂取することになる。

ムルバド医師は言う。

「イヌイットの食生活は、理にかなっています。どの食べ物が健康に有効か、何を食べてはいけないか、古くから伝わっているのです。たとえば、シロクマの肝臓にはビタミンAが多く含まれ、それを食べるとビタミンA中毒を起こすので、食べないというのはわれわれの伝統的な知識です。一方、ビタミンDが豊富なアザラシの肝臓は非常においしいので、捕獲したあと、まず最初に生の肝臓を少し食べるのです。凍りつきそうに寒いとき、アザラシの脂肪を摂ると体が温まります。その脂肪酸は体内で良く燃焼して体を温めるからです。伝統食を食べること、季節に従って食べることが大切です。夏季はたくさんの魚とアザラシ、冬季はアザラシの脂肪とクジラを食べることでビタミンDが摂取できます。また、小魚は骨も一緒に食べるとカルシウムが摂れます。冬、太陽が完全に隠れてしまうグリーンランドのような極北では、凍結した海から釣り上げる脂肪の多い魚は重要な食料であることを人びとは知っていたのです」

とはいえ、船舶や燃料などコストがかかるため、実際に漁や狩りに出る人は減った。伝統食は高価で、人びとは安価な輸入品を買わざるを得ない。一方、結婚式や誕生日のお祝いの席などでは、今でも伝統料理が出され、人びとは誇りに思っているという。伝統食は今では、日常のものではなく、特別な日のものになりつつあるのだろう。

ムルバド医師は、ビタミンDを摂取するには、サプリメントよりも食事から、と強く訴えている。しかし、摂ることができない場合や成長期の子どもには、補給剤も勧めている。

「人びとにはまだ危機感というものはありません。ですから、私たちはテレビで啓蒙したり、パンフレットを患者に渡したり、子どものために教材をつくったりして、伝統食品の重要性を教えています」（ムルバド医師）

イヌイットの人たちが健康な暮らしを続けていくには、伝統食の重要性を見直し、これからもずっと食べ続けることができるような環境づくりが求められている。

地図に逆らった悲劇

太陽光の不足によっておこるビタミンD欠乏。だが逆に太陽光が人間に及ぼす悪い影響も計り知れない。人口約2100万人のオーストラリアは、かつて人類が経験したことのない、ある〝異常事態〟に陥っている。

オーストラリアにヨーロッパから最初の移民がやってきたのは、今からおよそ220年前の1788年1月26日。この日は建国を記念する「オーストラリア・デー」として、国を挙げて盛大に祝われる。

この建国以来、オーストラリアに暮らしてきた移民の間で、今、深刻な病が懸念されている。皮膚がんである。移民の実に3人に2人が一生のうちにこの病気にかかるおそれがあるというのである。オーストラリアは世界でもっとも皮膚がんになる割合が高い国なのだ。

イギリス出身の曾祖父から数えて4代目になる、元農場経営者のCさん（66歳）は、8年前、額に皮膚がんが見つかり、手術をした。

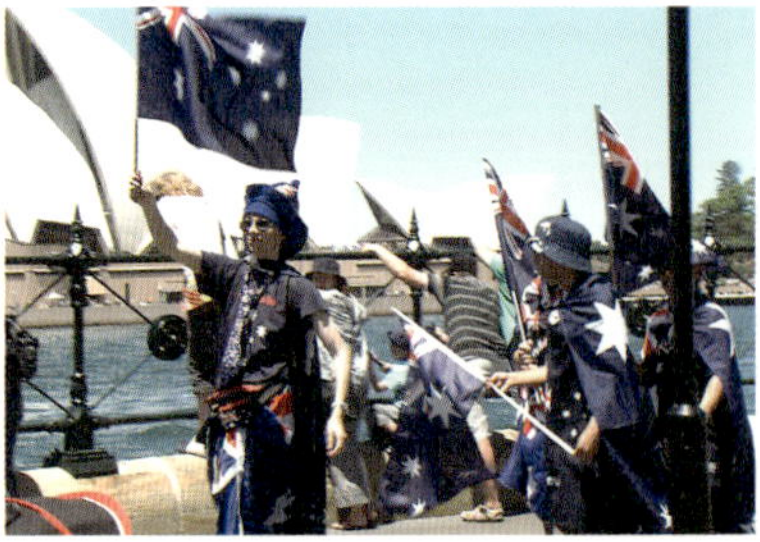
建国記念を祝う「オーストラリア・デー」

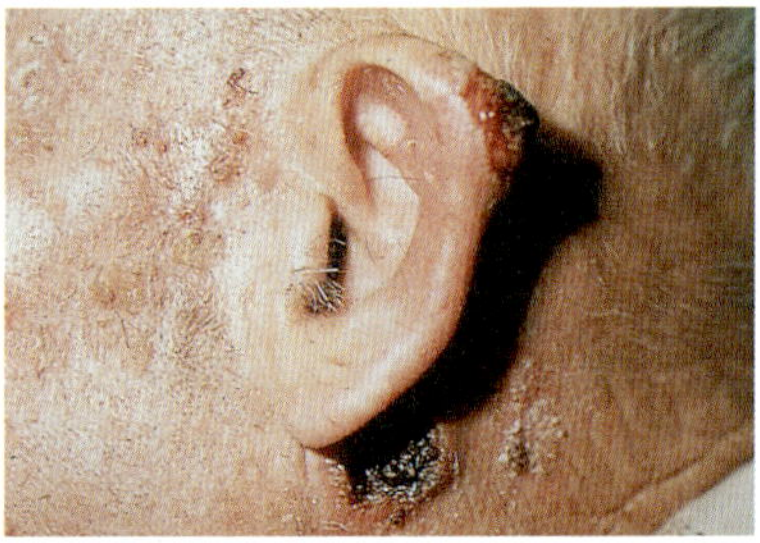
皮膚がん症例

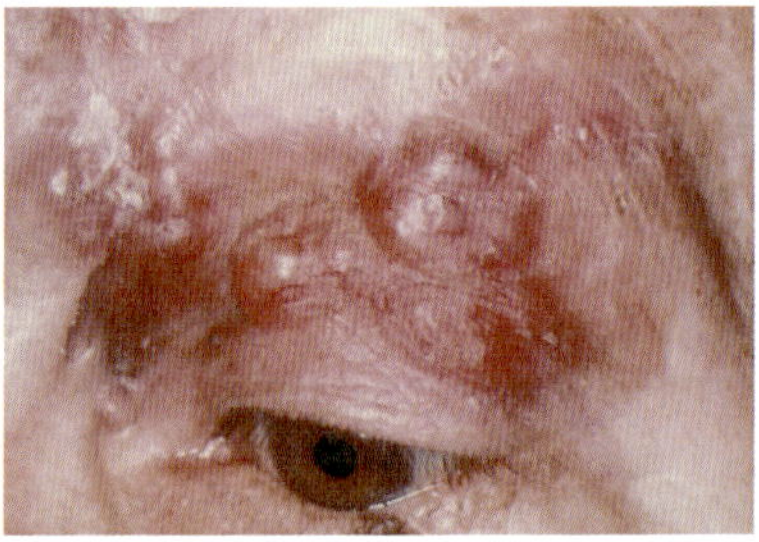

Cさんには3人の兄がいる。9歳上の2番目の兄は、Cさんにがんが見つかる半年前に、皮膚がんでこの世を去った。闘病生活1年、65歳だった。

「兄の場合は、ひどい頭痛から始まりました。かかりつけの医師は痛み止めを処方しましたが、悪くなるばかり。そこでほかの医師の診察を受けると、医師は彼を見るなりその夜に入院させました。彼は皮膚がんと診断されたのです。がんは顔の末梢神経を侵し、かなりの範囲に広がっていました。放射線療法を試みましたが効きませんでした。本当に苦しんだ1年だったと思います。兄は非常にがっしりした体をしていましたが、最後には骨と皮しかない体になってしまい、彼を見舞うのも辛かったです」

それから半年後、Cさんは顔にあるたくさんのシミを、メルボルンでレーザー療法をしている専門医に診療してもらうことになった。レーザー治療で小さなあざを取り、それを検査したところ、悪性のがんであることがわかった。

「医師から、『これは非常にたちが悪い』と言われて恐くなりました。がんはとても広い範囲に及んでいて、手術には7時間もかかりました。がんをすべて全部摘出し、腕の皮膚をそこに移植し、脚の皮膚を腕に移植するという大がかりなものだったのです。その後、5週間の放射線療法と3日間の化学療法を受けたのですが、著しく体調を崩して、10日間入院しました。食べたり飲んだりすることができなくなり、鼻から胃にチューブを通して栄養を摂りました。それ以降、病院には定期的に通って検査を受けています」

Cさんの祖先はノルウェー、スコットランド、

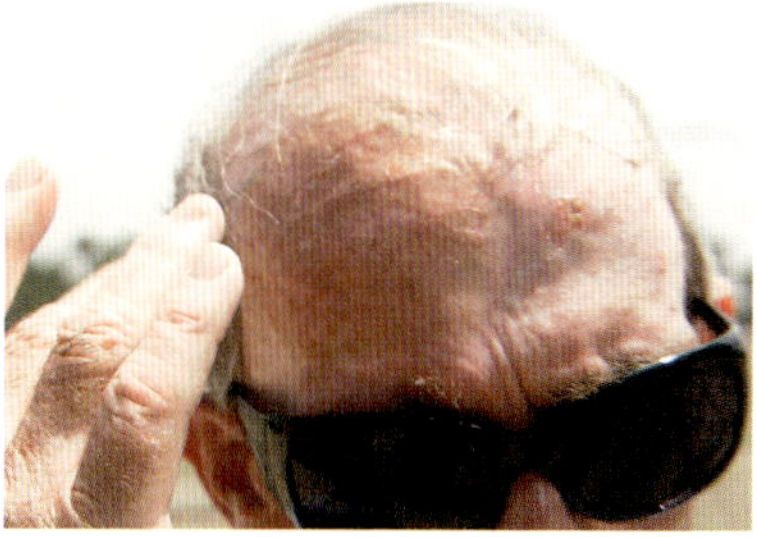
顔の広範囲に及んでいたCさんの皮膚がん摘出手術の跡

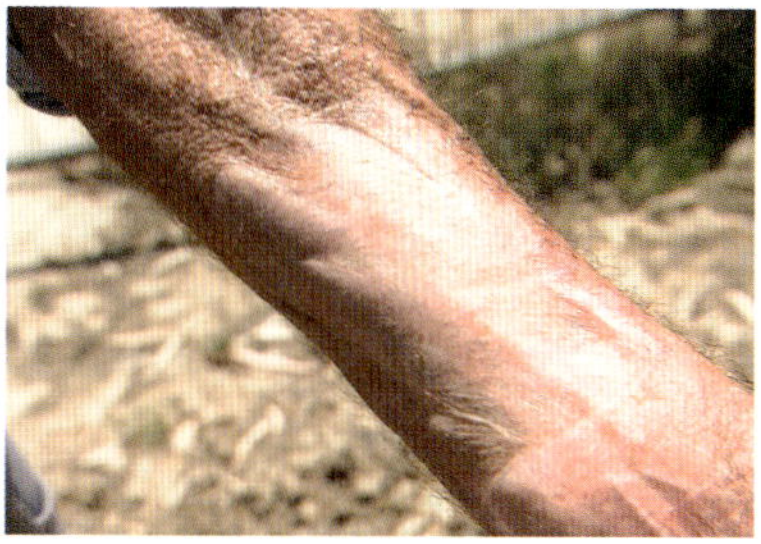
腕の皮膚を、がんを摘出した顔面に移植し、脚の皮膚を腕に移植した

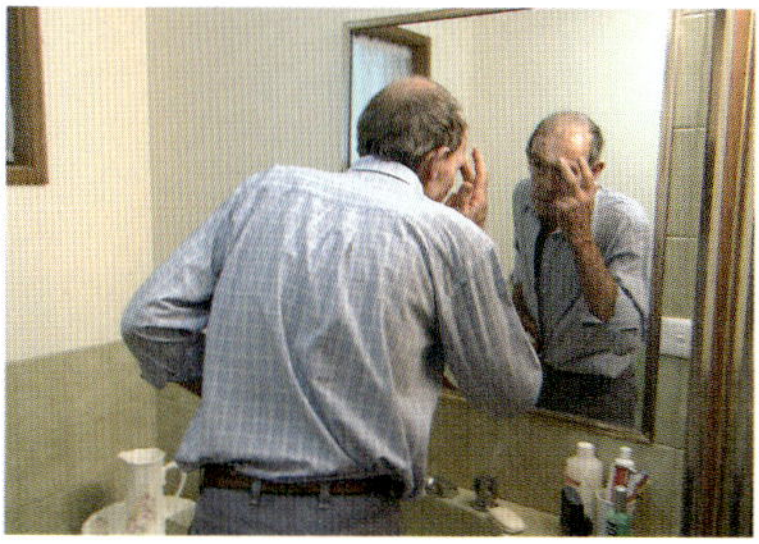
Cさんは、毎朝体のすみずみをチェックする

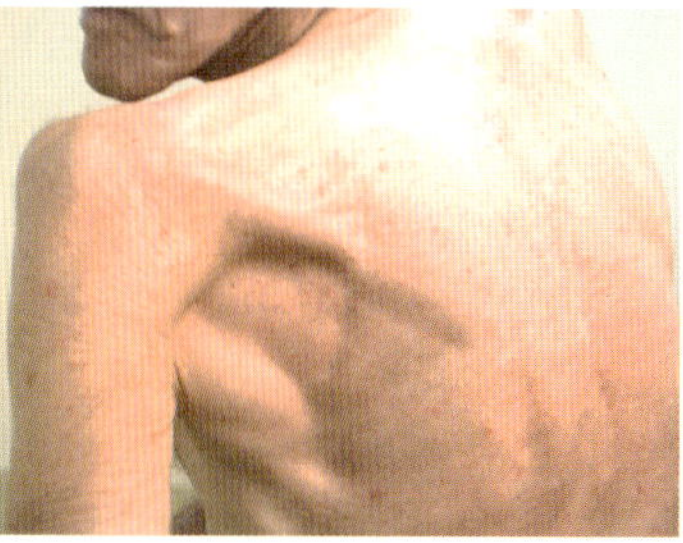
シミやほくろが新たにできていないかを見て、変化を見つけ次第、摘出する

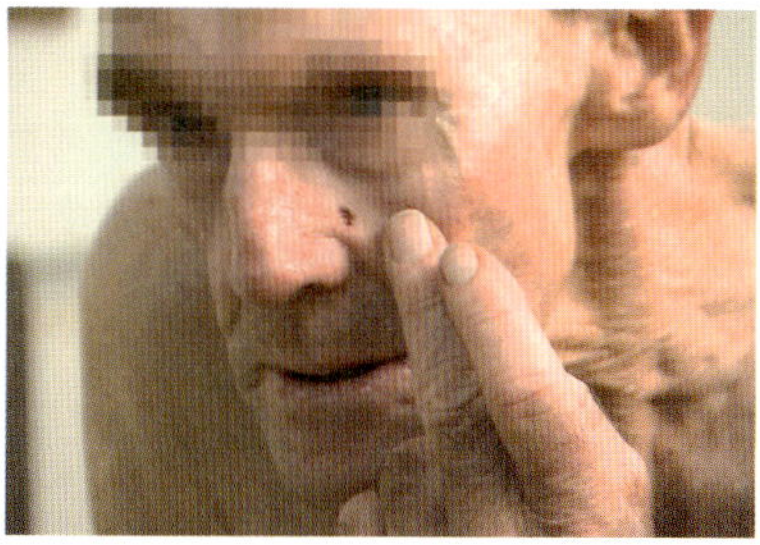
鼻の横にあるかさぶたのようなものが、一番の気がかりだ

イングランド、アイルランドなどの出身だ。

「赤毛の人も多く、みな色白で青い目をしていました。思うに、私たちの肌のタイプは、ここの厳しい太陽光に対処できないのです。最近のトラクターには冷房付き運転席がありますが、私が若い頃には、トラクターには屋根もついていませんでした。母がよく帽子をかぶるように言っていたことを覚えていますが、太陽が私たちにダメージを与えるなんて、思いもしませんでした。むしろ10代の頃は、『日焼けしよう』と思っていたのですからクレイジーでした。当時は日焼け止めもありませんでしたから、ダメージは若い頃からすでに蓄積されていたのでしょう。トラクターに乗り、排気ガスを吸い、夏は太陽と土煙、穀物の収穫期は埃がひどかった。劣悪な状況で仕事をしてきたんです」

もともとオーストラリアには、褐色の肌を持つアボリジニと呼ばれる人びとが暮らしていた。アフリカを出て、インドを経由し、およそ4万年前にこの地に渡ってきた人びとの子孫である。

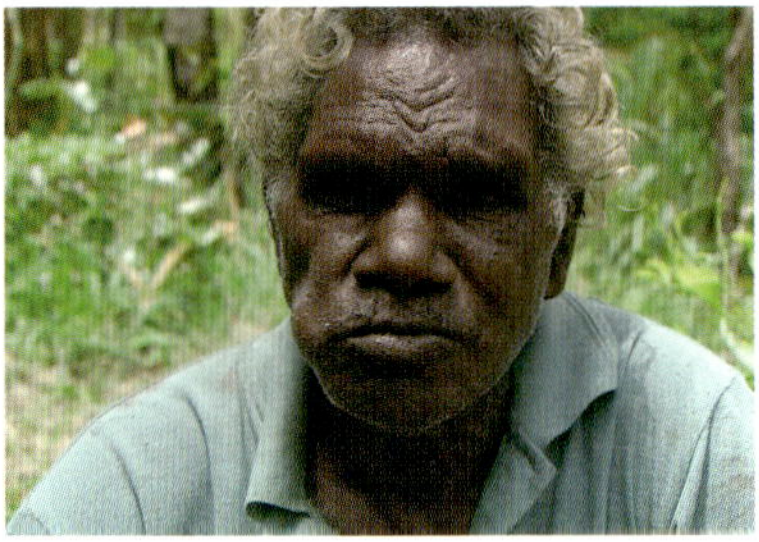
オーストラリアの先住民、アボリジニ

一方、18世紀以降にヨーロッパから移住してきた人びとは、メラニンの少ない、白い色の肌を持っていた。このため、強い紫外線をブロックできず、透過してきた紫外線によって細胞が傷つけられてしまう。この細胞が異常に増殖することで、皮膚がんになってしまうのだ。
毎朝体の隅々をチェックするのがCさんの日課だ。手遅れにならないよう、皮膚の異変を見つけ次第、摘出するのだ。
「ここにひとつ、かさぶたのようなものがあります。もう6週間になりますが、なかなか治りません。今はこれだけが気がかりなんです」

3 骨と皮膚を守るための対策

オゾン層の破壊による害

強い紫外線と白い肌というミスマッチによって起こるオーストラリア人の皮膚がん。しかしこの先、日本人にも皮膚がんの発症率が高まる恐れがある。紫外線が原因と思われる「日光角化症」という病気が増えているという報告があるのだ。紫外線によって傷つけられた皮膚がかたく盛り上がる病気で、「前がん病変」とされている。日本皮膚科学会では、がんのひとつとしてとらえている。皮膚がんに進行することがあるため、手術で切除する場合もある。

札幌医科大学の調査では、ここ数年、患者の数が急速に増えているという。この背景には、高齢化に加え、地球環境の破壊があると考えられている。

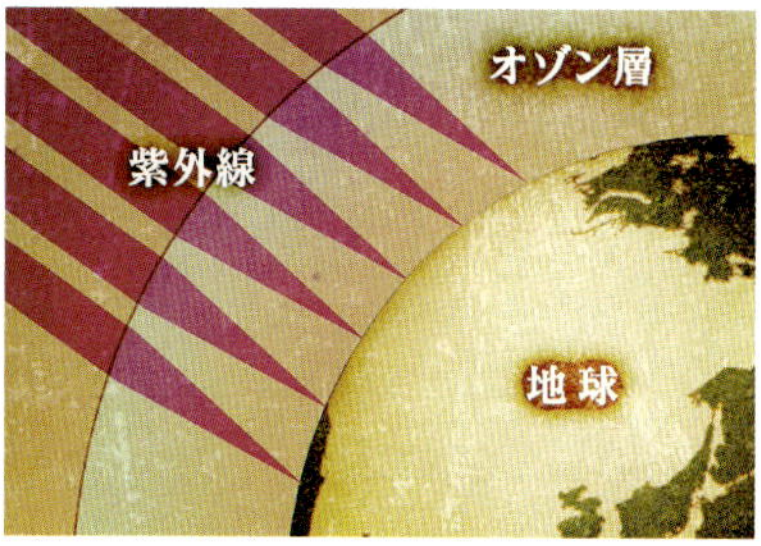

地球はオゾン層に覆われ、紫外線の大半はここで吸収される

「有害な紫外線が地球上に降り注いで、それに皮膚が曝露《ばくろ》されて皮膚の障害を起こしているのではないかと考えられます」と、札幌医科大学の神保孝一名誉教授は言う。

地球はオゾン層と呼ばれる大気の層に覆われ、紫外線の多くはここで吸収されている。１９７９年の南極上空のオゾン層の映像を見ると（次ページ右中央図）、赤色で示されているオゾンの濃い部分が、この30年ほどの間にどんどん減り、オゾンホールと呼ばれる穴が出現していることがわかる。人間が排出したフロンガスによって、オゾン層が破壊されたのだ。

影響は札幌上空のオゾンにもおよんでいる。ここ30年間で、４・２％減少し、このため、紫

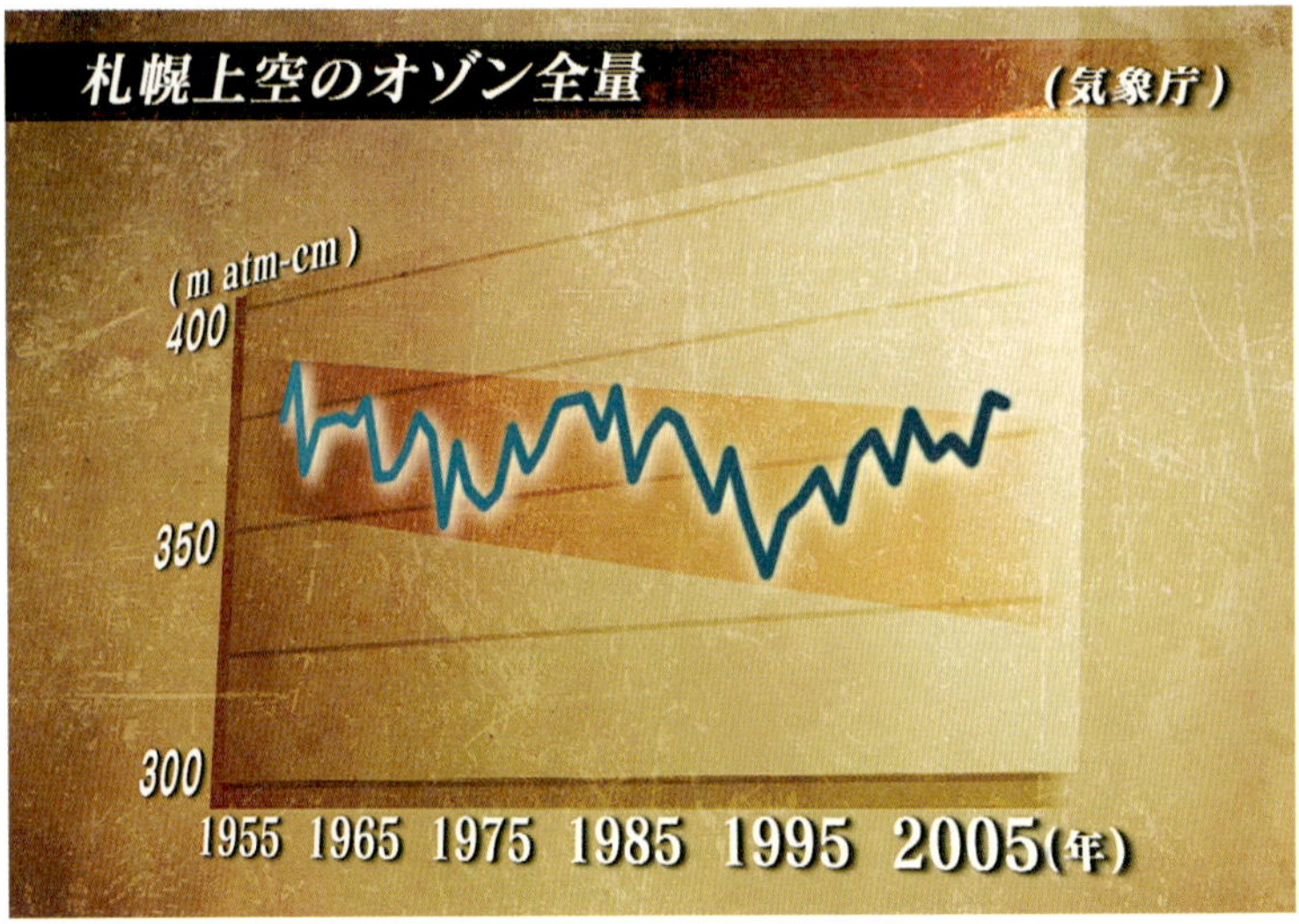

札幌上空のオゾン全量（気象庁）

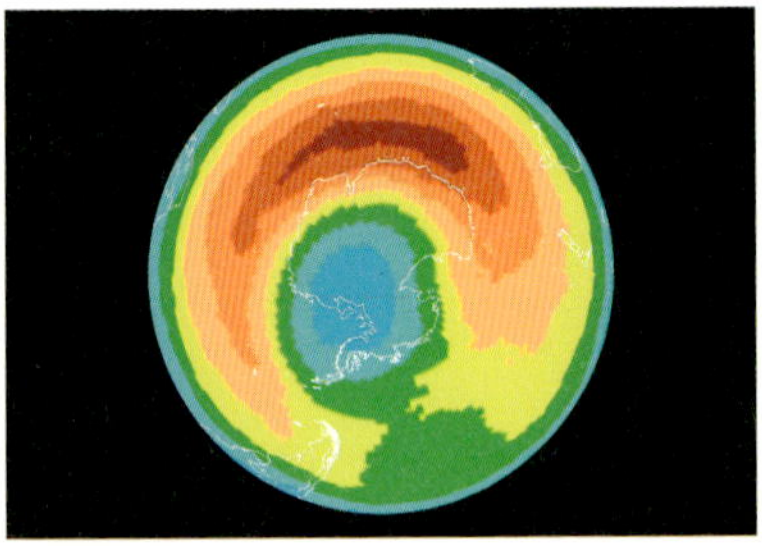
1979年の南極上空のオゾン層。赤いほど濃度が濃い

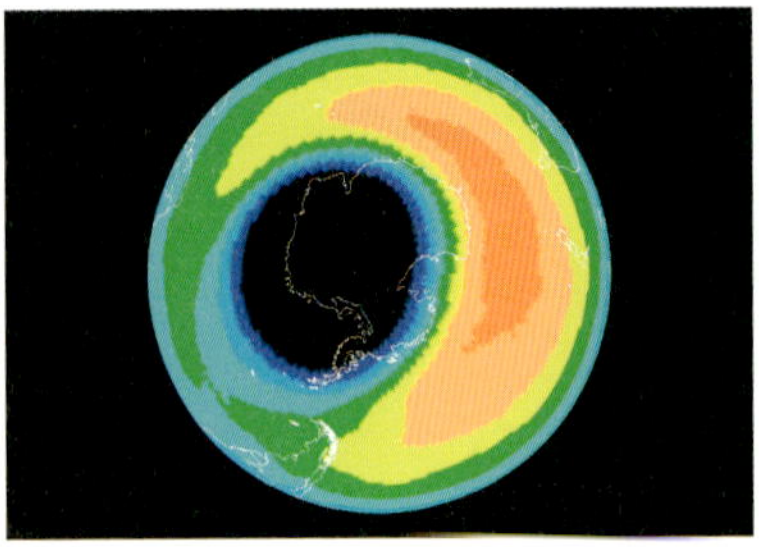
2007年の南極上空のオゾン層。オゾンが減り、オゾンホールが出現している

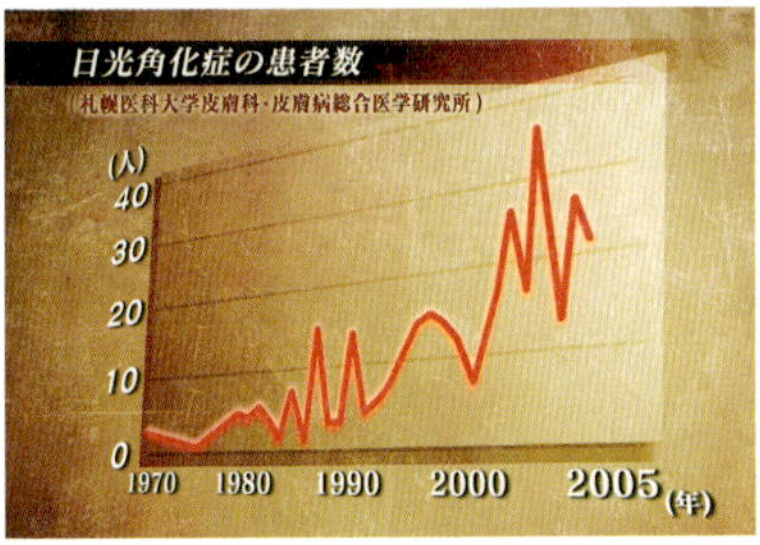

日光角化症の患者数（札幌医科大学皮膚科皮膚病総合研究所）

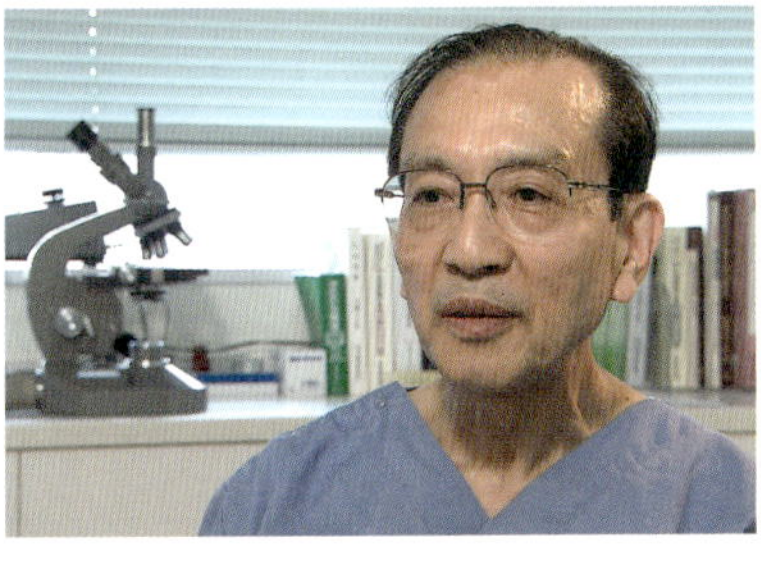
札幌医科大学、神保孝一名誉教授

外線はおよそ6％増加したと考えられている。

太陽とどのようにつき合うのか

太陽光に当たりすぎることで高まる皮膚がんの危険性。しかし、太陽光が足りなければ、また違う危険性が高まっていく。

64〜68ページで見た、日本の高齢者の間で問題となっている転倒骨折。原因となるビタミンD不足を防ぐには、どうすればよいのか。

東京都老人総合研究所の鈴木隆雄副所長は、特別な日光浴をしなくても、毎日手や顔に少しずつ太陽の光を浴びることが重要だと言う。

「血中のビタミンD濃度を上げるために必要な太陽光は、皮膚の露出が1平方センチメートルであったら、大体1時間浴びればいいと言われています。顔全体を考えますと、それよりもずっと100倍ぐらい露出していますから、ほんの5分も浴びれば十分です。

夏場、たとえば非常に太陽が強烈なときは5分ぐらいで十分だと思います。冬場の太陽の少ないとき、曇っているときでも、少しずつ紫外線は地上に届いていますから、そういうときであれば少なくとも10分ぐらい日に当たる工夫をしたいものです」

鈴木副所長によれば、老人介護施設に入所している高齢者と在宅で普通に暮らしている高齢者とで血中のビタミンD濃度を比較すると、施設入所者のほうがビタミンD濃度は低いのだという。

「足腰がもう本当に弱ってしまって、日中もベッドで過ごしているというような方ですと、なかなかベランダへ出ることもなく、屋外で太陽を存分に浴びるということが非常に少なくなってしまいます。本当に10分ぐらいで十分なんですけれども、それすら当たれないという状況が、施設高齢者のなかには決して少なくありません。

だから室内で浴びてもいいんです。何も外に出なくてもいい。特に冬場、なかなか動きたくないというような方は、窓際に移動してしっかり太陽を浴びることが大切だと思います」

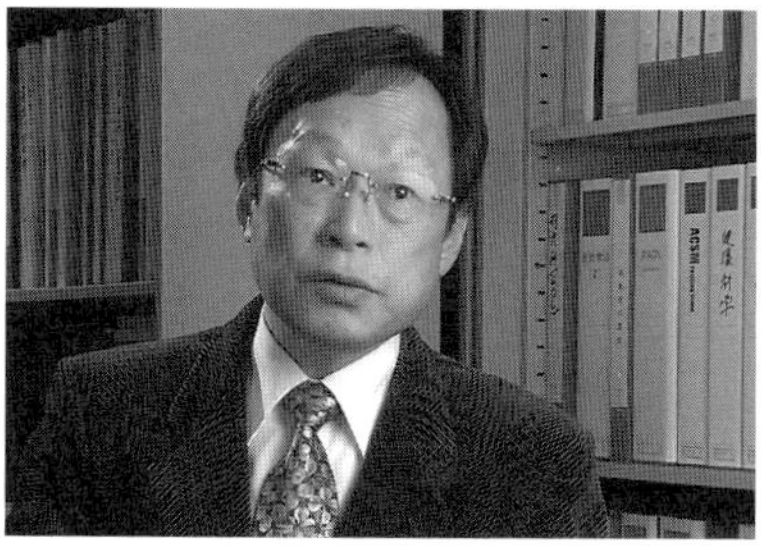

東京都老人総合研究所、鈴木隆雄副所長

体内のビタミンD濃度を上げるもうひとつの方法は、ビタミンDが多く含まれる、魚類、キノコ類、海藻類などを積極的に食べることだ。

海に囲まれている佐渡市では、市民が魚や海藻類を多く食べている印象がある。しかし、骨折した人、しなかった人双方のビタミンDレベルはおしなべて低いことがわかっている。

新潟大学の遠藤直人教授は「一説には、おいしい魚が豊富なために、ビタミンDが豊富な魚の内臓を食べず、身だけ食べているんじゃないかとも言われています。これについてはまだまだわからないところが多く、全国的な調査をし、そしてほかの検討結果と比較してみたいと思っています」と話す。

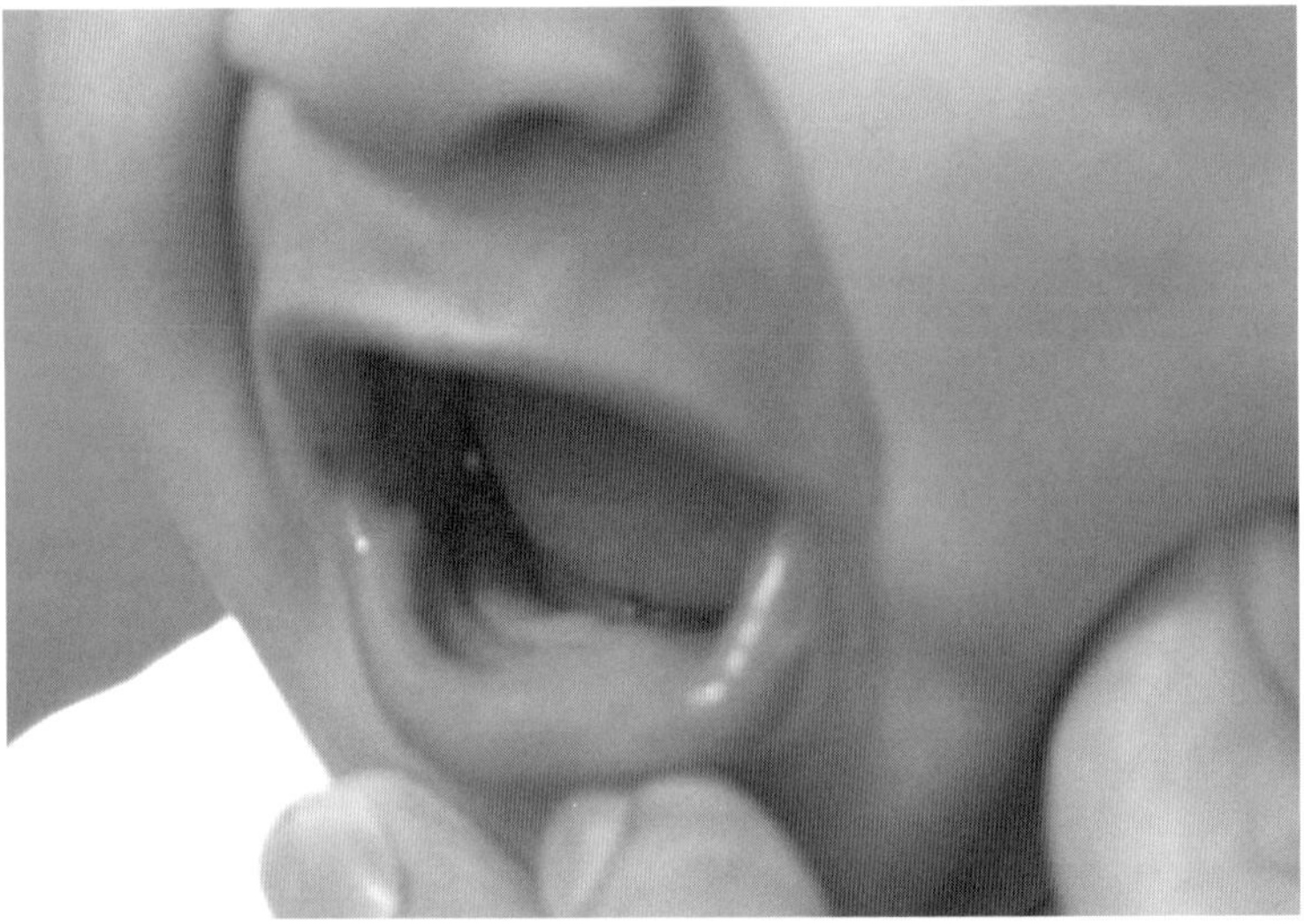

1歳2か月のA君にはまだ歯が生えていない

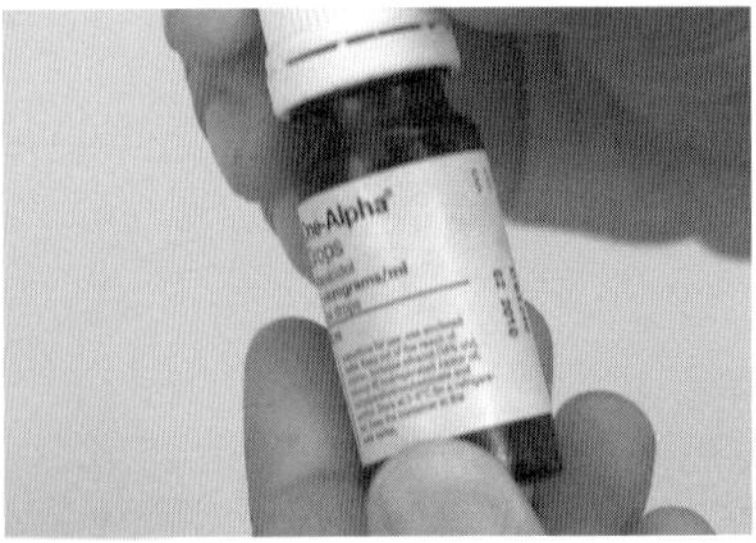

ビタミンDは過剰に摂取しすぎると、副作用も出やすい

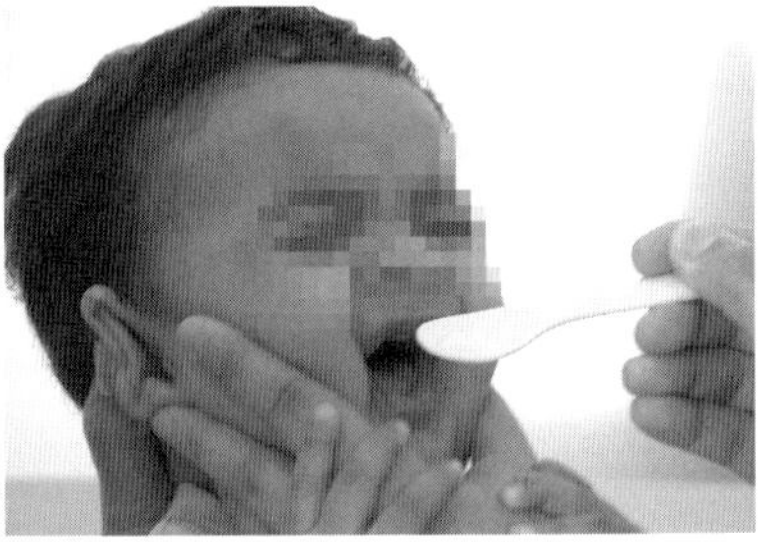

薬を飲むA君

前出のイギリス在住のA君は、生後6か月くらいで生え始めるはずの歯が、1歳2か月になっても1本も生えてこず、両親は気がかりだった。医師の処方で、毎日1回ビタミンDの薬を飲むようになって9か月。遅れていた歯が、ようやく生えてきそうだ。

「1本、感触があります。まさに生えてくるところなんでしょう」と父は喜び、母は「もうすぐ生えると信じています」と期待をふくらませている。ただし、ビタミンDは摂取しすぎると、高カルシウム血症などを引き起こしかねない。注意をしながら服用する毎日だ。

イギリスで暮らす限り、A君はこれからもビタミンDを飲み続けなくてはならない。

国をあげて取り組む オーストラリアの対策

オーストラリアの皮膚がん発生率は世界で最も高く、毎年1300人以上が皮膚がんで死亡している。3人に2人が皮膚がんを患うというデータもあり、そのために何億ドルもの医療費がかかっている。若年層の患者数は横ばいだが、全体では男女共増加の傾向にある。

オーストラリア連邦政府の研究所、ARPANSA（オーストラリア放射能保護核安全局）。ここでは人びとを紫外線から保護することを目的に、3つの業務を行っている。1つはオーストラリアの全都市の紫外線レベルを測定し、危険度を示すこと。2つ目は大学やほかの研究機関と協力して、人びとがどのくらい紫外線を受けているかを測定すること。3つ目は人びとが紫外線保護に使う衣服、日焼け止め、サングラスなどの性能を測定することだ。また、各州にあるがんの研究・啓蒙機関「キャンサー・カウンシル」と連携して研究を行っている。

「皮膚がんには、紫外線以外が原因のものももちろんあります。しかし紫外線は、ほかの疾患にも大いに関係があります。たとえば、白内障をはじめとする目の疾患。WHO（世界保健機関）は、世界の白内障患者は毎年200万人と報告しており、そのうちオーストラリアにも数千人がいると思われます。白内障の手術には患者一人あたり約1000ドルの費用がかかり、これも、オーストラリアの医療制度に負担をかけています」とARPANSA紫外線課・上級研究科学者のピーター・ギース氏は説明する。

紫外線から人びとを保護するためには、生まれてから10～12歳までの間が最も重要であることが研究で示されている。また、皮膚がんは発症まである程度の期間があるので、人生の早い時期に紫外線を受け過ぎると、早く発症するリスクがある。

「12歳以降に移住した人びとはオーストラリア生まれの人と同じ皮膚がん発症率ではありませんが、それ以前、たとえば幼児期に移住した人は、オーストラリア生まれの人と近い発症率です。12歳以降の移住者には、紫外線を受けにくい理由があるようです。成長期の細胞は、より紫外線の影響を受けやすいようなのです。免疫系がまだ十分に形成されていない子どもにとって、紫外線は脅威となるのです」

ARPANSAでは衣服などに、どのくらいの紫外線保護効果があるかを測定している。人びとの関心が高いのはサンスーツと子ども用衣料だ。戸外で働く労働者の衣服も調べており、最近では、オーストラリア郵政省で働く人びとの服を検査した。また、顔と首をどのくらい保護しているかなど、サングラスや帽子の研究も行っている。さらに紫外線遮断のさまざまな材料、バス停の待合所に使用する透明のプラスチックや車の窓の紫外線遮断率を調べたり、車窓や住宅の窓の皮膜の紫外線遮断など、その調査対象は多岐にわたる。日陰をどう提供するかというテーマでは、街のさまざまな樹木や、学校にある日陰の場所についてなども調べている。

　重要なのは、いかに住民に情報を流すかということだという。新聞やテレビで、都市のその日の紫外線の値を伝える警告システムを各地のキャンサー・カウンシル（がん対策協会）や気象庁と協力して決定し、広報している。

　オーストラリアが紫外線対策に力を入れているのには、実は理由がある。南半球は北半球に比べて、汚染が少なく大気がきれいなために光線が通りやすい。また、地球の公転軌道の関係で南半球の夏の方が北半球の夏よりも太陽との距離も近いため、紫外線の量も多い。北半球と南半球の同緯度の場所を比較すると、南半球の紫外線レベルのほうが、平均15％ほど高いと推定されている。

　オーストラリアでは、紫外線が1月から2月の時期が紫外線が一番強い。時間帯では、午前10時から午後3時がピークである。

キャンサー・カウンシルの活動

　各州のキャンサー・カウンシルでは、具体的にどのような対策が講じられているのだろうか。ビクトリア州キャンサー・カウンシルの「サンスマート・プログラム」（紫外線から守るためのプログラム）主任カイリー・ストロングさんに話を聞いた。

「皮膚がんになる原因は皮膚の色にあります。一般的に国民の大半は皮膚の色が薄い人たちで、オーストラリアの厳しい気候や、高い紫外線率に適していません。また、自然に恵まれた環境ですから、人びとは戸外で長時間を過ごすライフスタイルを持っています。オーストラリア人の多くは皮膚がんのリスクを十分理解していないと思います。医師の話や政府からの伝達をしっかり聞いていない人がまだ多くいます。彼らは外に出るとき、紫外線対策をきちんとしていないのです」

キャンサー・カウンシルの「サンスマート・プログラム」では、太陽光線から身を守るため、いくつかの方法を組み合わせるよう推奨している。皮膚にダメージを与える紫外線指数が出ると、帽子、サングラス、身体を保護する服を身につけ、日焼け止めクリームを塗り、日陰に入るようにすすめる。

身につける衣服はゆったりとしたもので、腕、脚、首をカバーするもの、Tシャツは首が隠れないので、ポロシャツが望ましく、色は薄いものより濃いものを……といった、具体的なアドバイスをしている。また、オーストラリアの衣服には紫外線対策のための独自の規格基準が設けられており、水着では最高レベルの基準が望ましいという。

紫外線指数（オーストラリア気象庁では、3未満が「適度」、3以上が「高い」、6以上が「非常に高い」、10以上で「極度に高い」としている）が3以上になると警報が発せられる。人びとに日射しを避けるように呼びかけ、その時間も知らせる。真夏（1、2月）の間はほぼ毎日発令されるという。メルボルンで紫外線警報が出ないのは4か月間ほどであり、365日、紫外線警報が出る地域もいくつかある。

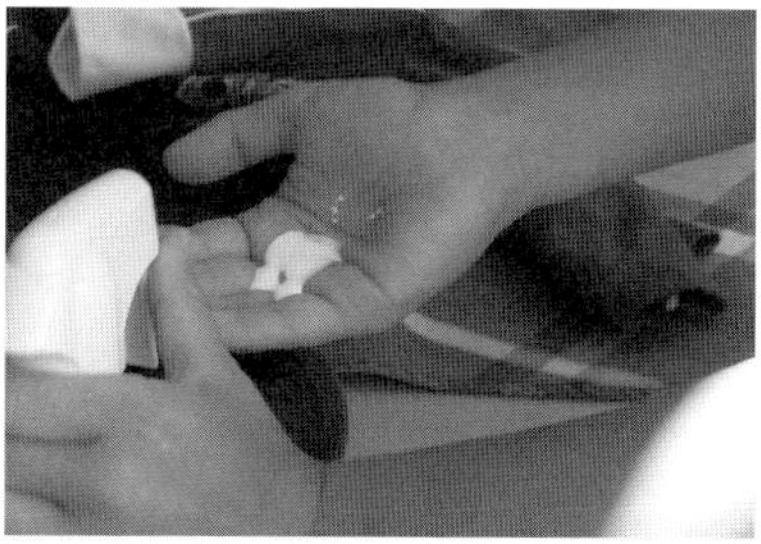
日焼け止めクリームを塗る子ども

サンスマート計画には「スリップ（slip）」、「スロップ（slop）」、「スラップ（slap）」の3つに「ラップ（wrap）」という言葉が追加されたスローガンがある。「スリップ」は身体を保護する服を素早く着ること、「スロップ」は日焼け止めクリームをまんべんなくたっぷり塗ること、「スラップ」は帽子をポンと被ること、「ラップ」はサングラスをサッと掛けることである。「♪太陽がキラキラ、絶対小麦色になりたい、でも、皮膚がんはあんまりホットじゃないよ。そう。ホットじゃない。太陽の下で走ったり、働いたりするとき、ソーセージのようにジリジリ焼いてもいい？　絶対だめだよね。特に小さなお子さんには気をつけて。だから、この簡単な言葉を言おう。スリップ、スロップ、スラップ……」。テレビのCMではたえず「スリップ、スロップ、スラップ」の歌が流れている。

ほとんどの皮膚がんは、適切な行動により日射しを避ければ予防できることが明らかになっている。重要なことはまず皮膚がんのリスクを意識すること、野外活動の際には身を守ることを実践すること——とカイリーさんは言う。

「サンスマート計画がスタートして、すでに30年近くが経ちます。確かに多くのオーストラリア人は皮膚がんにならないよう日射しを避けるようになりましたが、まだまだ先は長い。皮膚がんは予防可能です。われわれの長年の活動やオーストラリアで行われている教育キャンペーンにもかかわらず、まだ適切な予防法を完全に理解していない人がいますから、さらに一層の努力が必要です。オーストラリアの若い人たちは、日焼けをすると魅力的に見えると思っています。それが将来死につながるかもしれないおしゃれだということに気づいていません。肌を出すファッションも多い。しかし皮膚がん発生リスクが高いことは確かなので、おしゃれとリスクのバランスを考えなければなりません。行動に関する世論調査を20年近く行っていますが、調査を始めた頃、日焼けは人びとの間で流行していました。その後サンスマート計画が導入され、その傾向は減りましたが、現在再び増え始めています。現在のファッショントレンドの影響でしょう。〝ネジは常に締めないと緩む〟というたとえがありますが、引き続き学校や職場のプログラム、マスコミを通じてキャンペーンを強化し、続ける必要があります」

時にはショッキングな映像をテレビで放映することもある。若い女性の背中にできた皮膚がんを医師が摘出するところを見せ、注意を促した。

キャンサー・カウンシルではショッピングモールなどに店舗を設けており、質の高い紫外線カット製品を求めて、多くの客が訪れる。キャンサー・カウンシルの製品を6年近く愛用しているというある客は、「私の父は皮膚がんで大変です。農場で育った父は日光に当たる機会が多くありました。70歳を前にして、皮膚がんの除去手術を何度も受けています。顔の表面に現れるがんです。彼の世代で皮膚がんにかかる人をたくさん知っています」と話す。

「水中では、太陽からの直射と水面の反射、ダブルで紫外線を受けるので注意をしています。私の従姉妹がフランスに行ったとき、長袖とシヨートパンツの水着を着ていたので、みな笑ったそうです。しかし、オーストラリアのオゾンホールを考えると笑いごとではありません。私たちは危険な紫外線にとても注意しているのです」と言うのは水着を買いに来た女性。それぞれが予防の意識を高く持っていることが伝わってきた。

子どもたちへの徹底した予防教育

小学校では、子どもたちに向けて、より具体的でわかりやすい指導が行われている。日光対策の授業では、紫外線や、皮膚がんの原因について学んだり、日焼け止めやサングラス、帽子、傘の効用を教えている。水の中で日焼けしてしまわないよう、Tシャツ型の水着（ラッシュ・ベスト）の着用を促したり、標語をつくったり、サンスマートを定着させるためのボードゲームをつくったり、日射予防のアイデアを募ったりもしている。

クラスにはサンスマートの係の子どもがいて、黒板に、紫外線に注意する時間帯を書き込む。日焼け止めも常備されていて、屋外に出るときは塗ることが義務づけられている。また、「ノーハット・ノープレイ」を掲げ、帽子をかぶらない子どもが校庭で遊ぶことを禁じている学校も多い。子どもたちはよく理解しており、特に不自由を感じないという子が圧倒的だった。

体育の授業も室内で行われることが多い。

「帽子をかぶれば、外で体育の授業をすることはできますが、気温が32度以上のときは体育館で授業をします。外で2時間とか1時間の代わりに、室内では20分ずつ。危険な太陽を避けて、体育館で各クラス交替に授業を行います」と教師は語る。彼ら教師は、サンスマートの重要性を痛感している。

「幼稚園から小学校に入るときが一番大切で、入学前から保護者に日焼け予防について連絡をします。入学初日に帽子を持ってくることから始まるのです。新学期の最初の1週間で、サンスマートについて詳しく教えます。多くの保護者はサンスマートを知っていて子どもを保護していますが、いまだに知らない保護者もいます。小さい頃に伝えて、外で遊ぶときによい習慣を植えつけることが重要です」

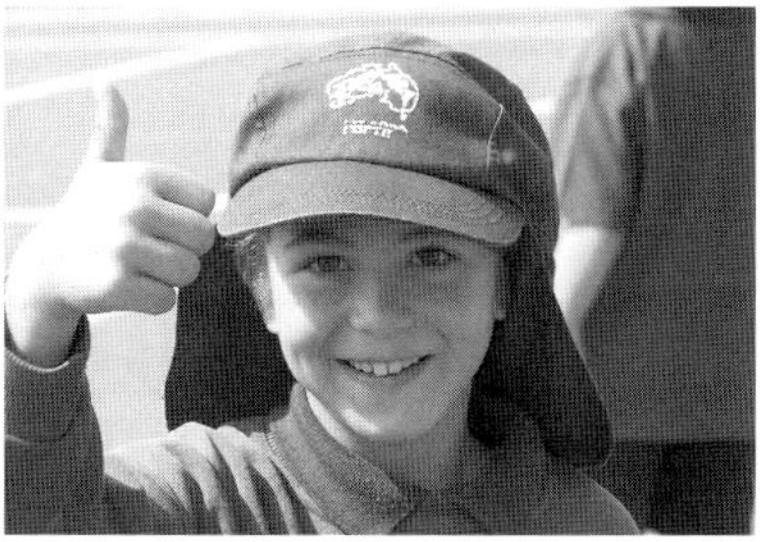

布がついた帽子と長袖を着て、完全防備の子ども

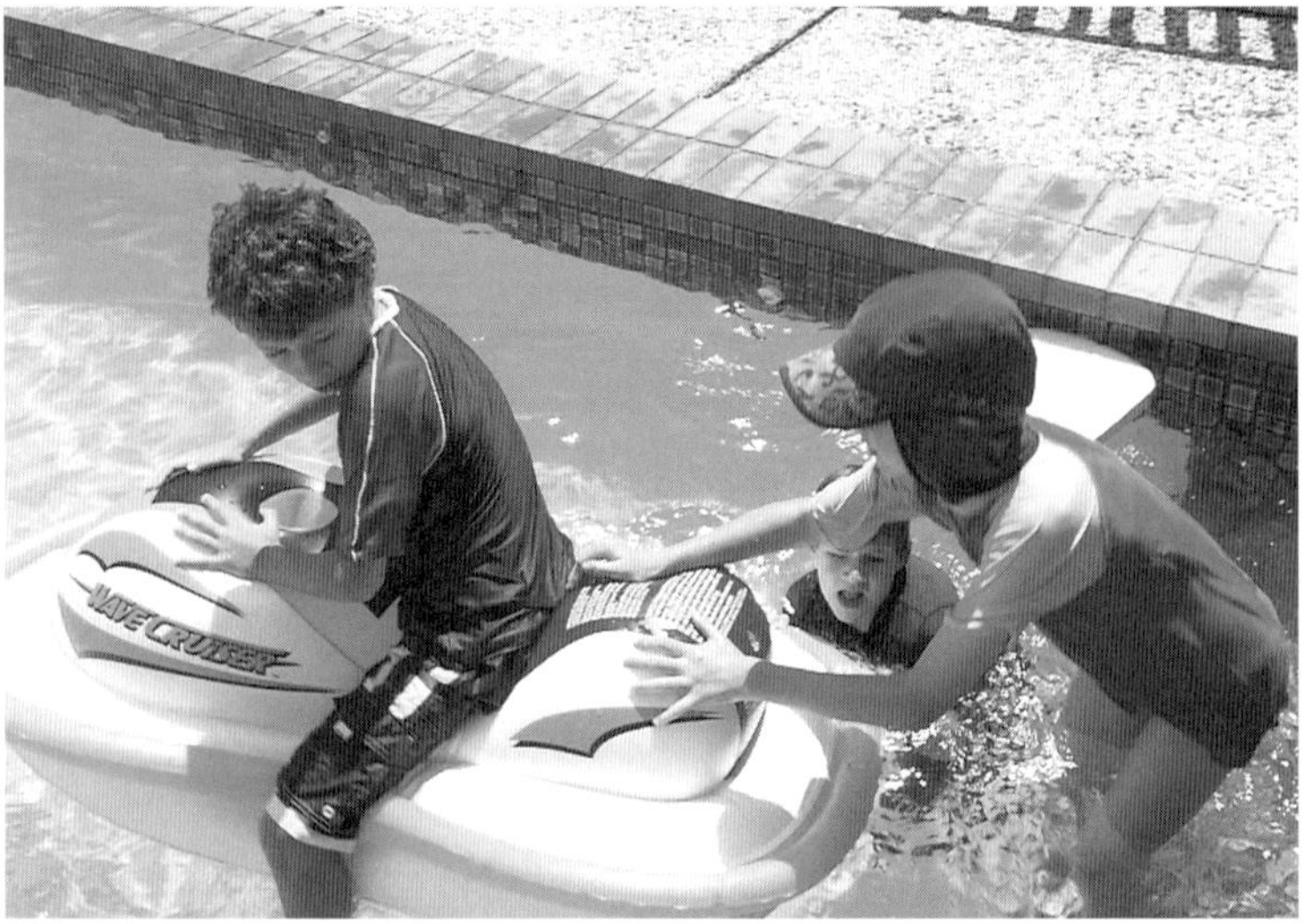

プールで遊ぶときにも、紫外線を通さないシャツを着る

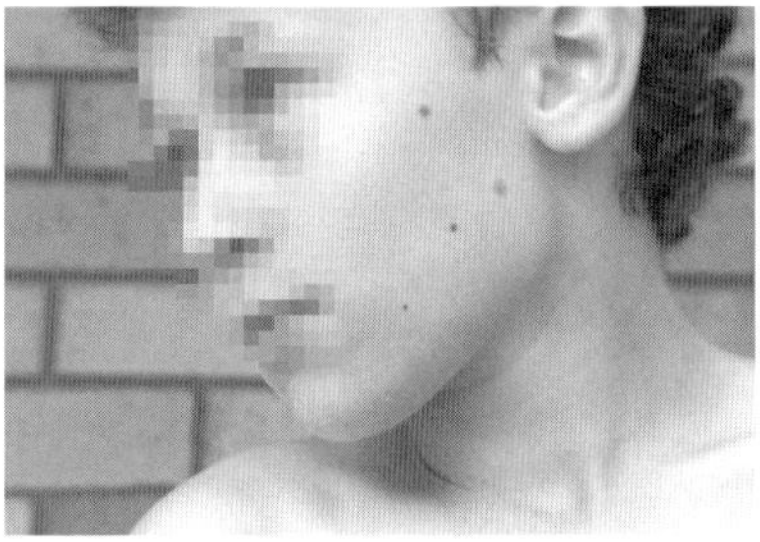

A君はホクロができやすい

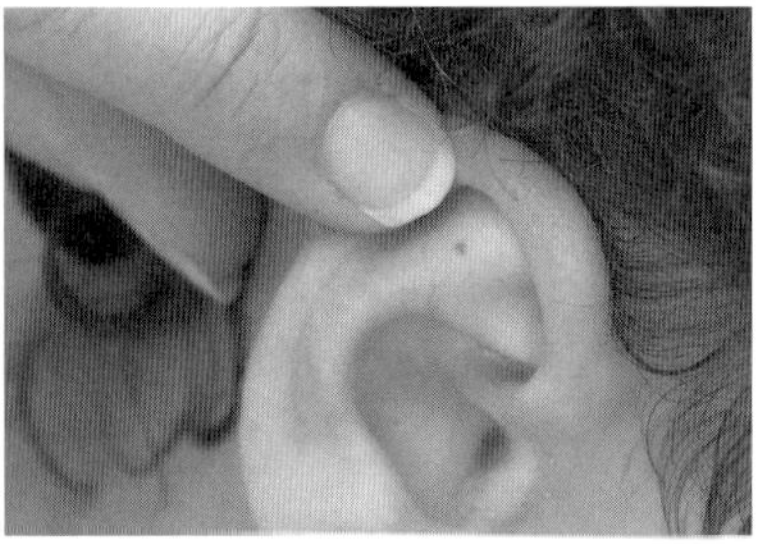

肌を露出しているところにホクロができやすいため、年に2回病院で診察を受けている

私たちが取材した小学3年生のA君は皮膚がんと見分けのつきにくいホクロが多く、年2回、病院で検査を受けている。

A君の母親は言う。

「特にこの子はホクロができやすいので、年に2回、病院で検診を受けています。耳など、肌を露出している部分には、ホクロができてしまうんです。心配なときにはすぐ検査を受けることにしています。私自身も、年1回は必ず検査を受けています」

プールで遊ぶときも、紫外線を通さないシャツを必ず着せている。

「私たちが若い頃は誰も教えてくれませんでした。だから、いつか皮膚がんになるんじゃないかとおびえているんです」

また、ある子どもの母親は「家のプールで子どもを遊ばせるとき、ある時間は太陽を避けさせ、日焼け止めのローションを塗り、帽子や手袋をはめて肌を覆います。残念なことに、私たちが若い頃はまだ情報がありませんでした。ですから、私たちは皮膚がんになるリスクがあります。親の責任は重大だと思います。私の16歳の娘の背中に小さなシミができて、摘出したことがあります。幸い良性でしたが、シミができるといつもこうした治療を受けています。6週間前に主人もシミを摘出したばかりです。私には2人の男の子がいて、彼らの肌も保護しなければなりません。体にちょっとでも異変があれば、すぐ医師のところに行くようにしています」

オーストラリアに生まれた子どもたちは、一生にわたって紫外線と闘い続けなくてはならないのである。

世界人口の30～50%がビタミンD不足

太陽光との調和が崩れたときに起こる、骨と皮膚の病。それぞれの病への対策について見てきた。

最後に、ボストン大学のマイケル・ホリック教授（ボストン大学医学センター医学・生理学・生物物理学部教授）から、太陽と人間のメカニズム、病との関係など、これまでの研究でどんなことがわかっているのか、詳しく話を聞いた。

彼の研究および、世界中で行われている研究からは、世界人口の推定30～50%がビタミンD不足となり、多くの深刻な健康問題を起こすリスクがあることが浮き彫りになっている。ショッキングな数字である。

「ほとんどの人類は必要なビタミンD摂取を常に太陽に依存してきました。考えてみると、これは非常にユニークなことです。日光に当たっているだけで、皮膚にビタミンDができるのですから。これは〝あなたには十分ビタミンDがあるよ〟と、母なる自然が保証してくれていることでもあります。しかし現代人は、直接日光に当たることをあまりにも心配するので、その恩恵を受けることなく、多くの人のビタミンDは不足しはじめているのです。

ほとんどの人は、日光から皮膚を守るために、衣服で皮膚を完全に覆ったり、日焼け止めを塗ったりしています。数年前に行った研究では、日焼け防止指数の高いものを使うと、皮膚でビタミンDをつくる能力は最大99%も減少するという結果が出ました。これは非常に重要です。特に、親は子どもたちを外に出して、賢く太陽に当たらせるべきです。週に数回、5～10分以内で、腕や足を出すべきです。顔は常時保護してもよいでしょう。なぜなら、顔は最も太陽に当たる場所であり、日焼けが残る場所であり、人生の後半に、皮膚がんが発症する可能性のある場所だからです。賢く太陽に当たっていない人は、1日1000～2000ユニット（0・0025～0・005ミリグラム）のビタミンDを摂取する必要がある、というのが、私を含め専門家の合意した意見です。それを食料から摂取することはできないのですから」

　ビタミンDが不足すると、これまで見てきたように、子どもでは、骨が変型するくる病が起こる可能性がある。青年や中年でも、ビタミンDが不足すると骨のカルシウムが減少し、あとになって骨粗鬆症や、骨折のリスクが高くなる可能性があり、骨軟化症の原因にもなる。骨粗鬆症は骨に小さなすき間がたくさん空いてスカスカになる。骨軟化症はカルシウムとミネラルが不足した結果、患者はズキズキとした骨の痛みを抱えることとなる。だが、その痛みは特定化しにくいため、慢性疲労症候群などと間違って診断されたりすることもある。特に若い女性では、うつ状態であると言われることがよくあるのだという。

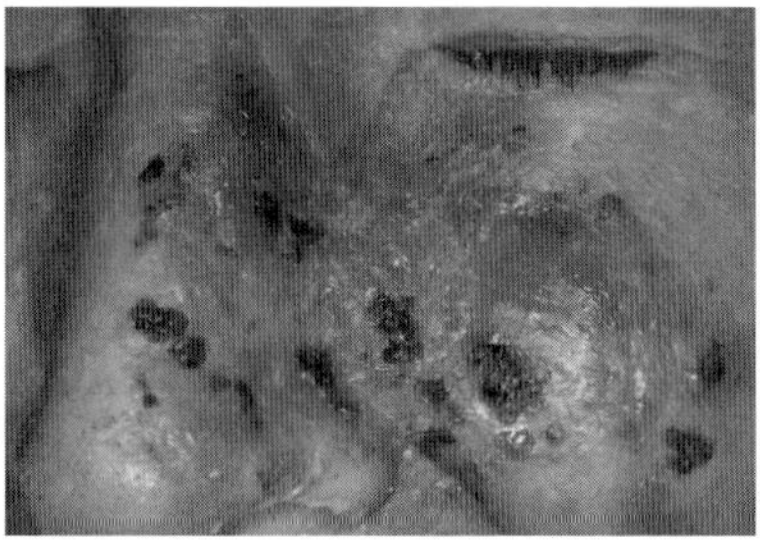

オーストラリア移民の顔に発症した皮膚がん

免疫系に働きかけるビタミンD

　現在では、ビタミンDを十分摂取することで、結腸がん、前立腺がん、乳がん、卵巣がん、食道がん、白血病などのリスクが減少することが確認されている。

　また、フィンランドでは、1960年代に1歳までの乳児の追跡調査をし、1日あたりビタミンDを2000ユニット摂取した子どもたちを31年間追跡した。すると、1型糖尿病の発症リスクが78％低下していたという結果が出ている。同じく31年間追跡調査をしたビタミンD不足の子どもたちは、1型糖尿病（免疫系の異常などが原因で起こる）のリスクが約300％上昇していた。世界で一般的になっているタイプ2糖尿病は肥満や生活習慣と関係しているが、アメリカの最近の研究では、これもビタミンDとカルシウム摂取量を増やすことで、そのリスクを33％減少することができたという。

　ホリック教授はあるユニークな実験を行って

いる。ホリック教授は、ビタミンDを生成するタンニング・ベッド（日焼け用のベッド）に寝かせた高血圧の患者と、ビタミンDを生成しないタンニング・ベッドに寝かせた高血圧患者を比較した。ほかの条件はまったく同じで、1週間に3回、それを3か月続けたところ、ビタミンDを生成するタンニング・ベッドに寝た患者の血中ビタミンDレベルは180％も高くなり、血圧は正常になった。一方、ビタミンDを生成しないタンニング・ベッドに寝た患者の血中ビタミンDレベルは変化せず、血圧も相変わらず高いままだった。さらに最近の研究では、心臓発作や脳卒中で死亡するリスクは、ビタミンD不足と直接関係があることがわかっている。

「100年前、結核になった患者が日光浴をすると良くなるという話がありましたが、その理由は私たちにはわかっていませんでした。しかし、最近の研究では、マクロファージという免疫細胞を活性化させ、結核菌を殺すためにはビタミンDが必要であることが示されています。これはインフルエンザにも当てはまるのではないかという推測もあります。インフルエンザは一般的に温暖地域で冬季に発症しますが、太陽によって皮膚がビタミンDを生成しない冬、人びとがビタミンD不足になる状態でかかりやすくなっているというのです」

活性化したビタミンDはがん細胞の成長を抑制し、細胞の成長を抑制することで、悪性になることを防ぐ。ビタミンDは膵臓《すいぞう》にインスリンをつくるように命令したり、血圧を調整したりもする。また、血中のセロトニン（神経伝達物質のひとつ）のレベルと脳のセロトニンのレベルに影響を及ぼすことも推測され、気分の良さにも関係しているのではないかという説もある、とホリック教授。

「わかっていることは、ビタミンDには免疫系を調節する働きがあるので、1型糖尿病、リウマチ性関節症、多発性硬化症、炎症性腸疾患など、すべての自己免疫疾患は、ビタミンDが不足するとリスクが高くなるのです」

世界的で一般的な問題

ホリック教授はさらに続ける。

「塩の摂り過ぎは良くありませんが、生存するために塩は必要です。日光も同じです。母なる自然は親切で、簡単な方法で必要なビタミンDを提供してくれます。しかし現代人は屋内に住み、常時屋内で働き、コンピュータで遊んでいます。たとえば、私は最近インドへ行ってきましたが、インドは人口の30～50％がビタミンD不足であると推定されています。インドの医師は最初信じませんでしたが、実際に彼ら自身の血中のビタミンDレベルを調べたところ、ムンバイ居住の医師のうち、屋内で仕事をし、かつ外出時には日焼け止めを塗っている人の90％がビタミンD不足でした。また、ブラジルの研究では、骨粗鬆症を発症している女性の58％がビタミンD不足であることが発見されています。メキシコやスペイン、サウジアラビア、UAEでさえビタミンDが不足しています。これは驚くほど「世界的で一般的」な問題です。

濃い色の肌を持つオーストラリア先住民やアフリカ系アメリカ人の人びとも、皮膚がんになることを恐れて子どもたちに日焼け止めをつけ始めています。彼らの肌には太陽から皮膚を守る素晴らしい機能がすでに備わっているのです。典型的なアフリカ系アメリカ人の肌はすでに日焼け防止指数に相当するわけですから、彼らの肌のビタミンD生成能力は少ないのです。それなのに日焼け止めをつけてしまっては、彼らと家族のビタミンD不足のリスクは高まってしまいます。アメリカでアフリカ系と白人系にみられる乳がん、結腸がん、高血圧、糖尿病に関する〝健康格差〟は、ビタミンD不足のリスクがアフリカ系アメリカ人に高いためと言われています。今はわからなくても、20年、30年後の健康に影響してくるのです。だからこそ私たちは、専門家や政府機関に、食料のビタミンD強化、ビタミンD補給の増加を真剣に考えるべきだと呼びかけています。

私の意見は、『最も重要なことは、〝賢く〟太陽に当たること』です。私は個人的に自転車が大好きで、30分自転車に乗り、太陽に十分当たってから、日焼け止めをつけることにしています。太陽に適度に賢く当たることと同時に、ビタミンDが不足している場合には補給をすること。これがいつまでも健康を保つ秘訣だと思っています」

こうホリック教授は結んだ。

アフリカを出て以来、肌の色を変えることで太陽との折り合いをつけてきた私たち人類。太陽光とのバランスが崩れたときに起こる病は、急速に変貌する暮らしのあり方、ひいては文明そのもののあり方を、私たちに問いかけている。

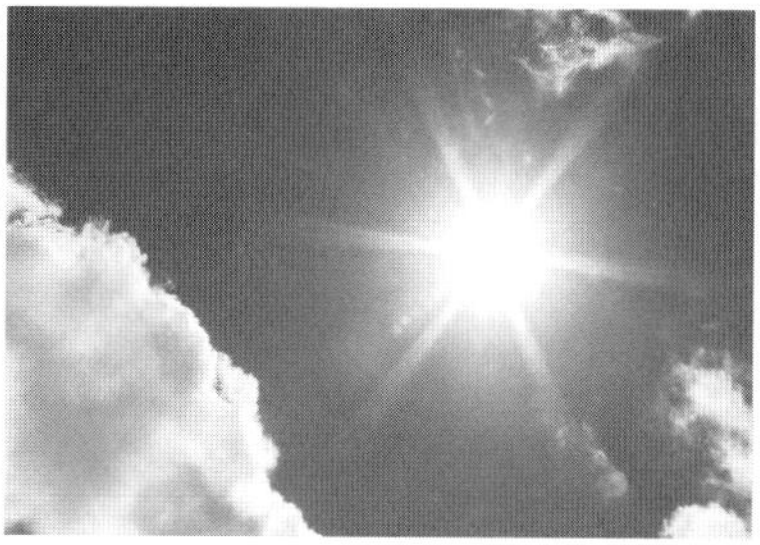
太陽光には〝賢く当たること〟が重要である

ヒトの体毛が他の動物よりうすい理由

ジョン・ムーアズ大学
ピーター・ホイーラー教授

なぜ人類の体毛がうすくなったかというと、私たちの祖先が熱帯環境に対応するうえで、優位な点があったからです。体毛がすべてなくなったわけではないですが、ヒトのほとんどの皮膚は今では剥き出しになっています。このことは、放熱において、いくつかの利点があります。それは体毛自体がないことよりも、体毛によってつくられる空気層がなくなることで、汗がなくても体の熱を皮膚から周囲へと容易に逃がすことができるからです。

しかし、その過程をより効果的にするには、やはり発汗による水分消費が必要となります。発汗することで皮膚が濡れ、それが蒸発する際に水分などを、周囲の空気からでなく体から直接取ることができるので、体を劇的に冷却させることができるのです。

体毛のある動物は、発汗すると体が冷却されますが、皮膚表面の発汗で体毛が濡れ、それが蒸発する際、ほとんどの熱を動物の体からでなく、周囲の空気から取るので、冷却効率がずっと悪く、動物の周囲の空気が少し冷却され、動物自体の冷却はさほど大きくはありません。

体毛のない皮膚のほうがずっと冷却には効果的で、少ない水分消費でも、より多くの放熱が可能です。

なぜ人類はそのように強力な冷却システムを必要としたのでしょうか。ヒトは、どの哺乳類よりも速く放熱することのできる仕組みを持っています。その理由は、私たちの大きくて複雑な脳に関係しているのです。ほとんどの細胞組織は体温の上昇により障害が起こりますが、なかでも脳にはわずかな温度の上昇で機能障害が起こり、死に至ることもあるほどです。ヒトは細胞温度の上昇を防ぐために、強力な冷却システムを持たなくてはならないのです。

この状況をさらに複雑にしているのは、脳は熱による被害を受けやすいだけでなく、それ自体が熱を生み出すということです。小さな箱のような頭蓋骨の中では、生産されたエネルギーは発散されないので、脳から熱を効果的に取り除かないと、脳はすぐにオーバーヒートしてしまいます。私たちの脳は、体から送られてくる大量の血液が通り抜ける際、皮膚表面から放熱して脳内の熱を外に出します。

このように大量な放熱が可能なシステムを体内に持つことは、サバンナにおいて長時間活動できることを意味します。涼しい早朝や夕方のみに活動を限らずに、必要とあれば日中にも食料探しをすることができます。そして、狩猟のようなより高度な活動にも従事することができます。こうして、速く、また長時間走るといった、熱を多く発生させる活動を持続させることができるようになったのです。

このような説明に対しては、「サバンナにおいて体毛がないことがそんなに有効なのであれば、なぜガゼルやヒョウなどの多くの動物にそれがみられないのか？」という疑問を抱かれる方もいると思います。

それに対する回答は、体毛のない皮膚は二足歩行動物にのみ有利に働くということです。体毛のない皮膚は体からの放熱を促しますが、太陽熱が非常に多く照射される環境においては、太陽からの熱が体に照射されるのを容易にしてしまうという負の側面があります。このような状況では体毛は遮熱材としての役割を果たします。体毛が、入ってくる太陽熱を吸収し、一部を反射して周囲に再放出するので、毛皮の表面は非常に熱くなりますが、その下の空気層を通って皮膚表面まで届く熱は少ないのです。

一方、体毛のない皮膚は、太陽熱が直接皮膚の表面温度を上げるので、熱をより多く受け、紫外線による被害がありま す。そのためサバンナの四足歩行動物のほとんどは密生した体毛を維持していま す。しかし、二足歩行動物では状況が違います。四足歩行動物に比べて太陽光に当たる皮膚の表面部分はずっと少なく、上部の表面を体毛で保護することで、望まない熱が体に入るのを少なくしながら、その下の大きな体表面から放熱する利点が確保できます。

私が行った研究の結果、チンパンジーが体毛を失った場合、皮膚からの熱放射よりも、皮膚から入ってくる熱のほうが多くなることがわかりました。ヒツジのような動物でも同様の結果になることがわかっています。たとえば、オーストラリアで行われた研究では、高レベルの太陽光が照射される環境下のヒツジで、濃い毛のあるものと、毛を刈り取ったものとを比べました。その結果、毛を刈り取ったヒツジは、体からの放熱よりも太陽から入ってくる熱のほうが多いことがわかりました。

しかし、直立二足歩行を行うヒトであれば、太陽光による加熱は、主に頭と肩の上の表面に限定されます。かなり限られた部分を体毛で覆い保護することで、問題を解消することができます。太陽が頭上にあるときは、身体の上部以外は強い日射を受けることはありません。この体毛のない表面はより多く放熱することが可能です。ですから、二足歩行することによって、体毛のない皮膚を持つことは、不利ではなく有利に働くようになったのです。

脳のオーバーヒートを防ぐための体全体の冷却システムが必要であったことと、直立二足歩行するようになったことが、ヒトが体毛のない皮膚を進化させたことの要因なのです。（談）

人類の進化の結果である多様な肌の色

ペンシルベニア州立大学
ニーナ・ジャブロンスキー教授

人類の祖先はアフリカ赤道付近の強い太陽光の下、非常に高濃度の紫外線が照射される状況で進化してきました。これは私たちの進化にとってとても重要な結果をもたらしました。

人類は初期の進化で、体を保護し覆っていた毛をなくしたので、肌のメラニン色素の量を増加させて体を保護する仕組みを進化させたのです。メラニン色素は人類に固有なものではなく、ほとんどすべての脊椎動物にみられます。

メラニンは、天然の日焼け止めの役目を果たし、私たち人類の進化の初期段階で、赤道付近で暮らすヒトを保護するために、濃い色の肌を進化させるために使われました。

私たちヒトがアフリカ北東部赤道付近でおよそ20万年前に発祥し、およそ6万年前まではアフリカの外へは広がらなかったということは忘れてはいけない非常に重要な事実です。

高度な能力を持ち、非常に柔軟性のあるヒトという動物は、その後、急速にアジアとヨーロッパに広がり、その後、アメリカ大陸にも広がりました。

この拡散の初期の頃、アフリカの赤道付近の紫外線の照射量が多い地域から少ない地域へ移動するに従って、肌の色に興味深い多くの変化が起こりました。肌の色が薄くなっていったのです。この歴史を今では肌の色の遺伝子学とゲノム学の遺伝子記録を通して追跡することができます。

人類の肌の色がさまざまな色に変化していったのは、あるビタミンの重要性と生殖成功との関係が要因になっています。濃い色の肌は、葉酸を太陽光線が破壊することを防ぎます。葉酸は私たちにとって重要で、特に生殖には絶対不可欠なものです。

その一方、太陽光は母体と胎児の骨にとって重要なビタミンD合成を促してもいます。赤道付近から移動して、低濃度の紫外線しか照射されないところに住み始めると、少ない紫外線でも、より多くのビタミンDを皮膚内につくれるようにするため、肌の色を薄くすることで対応していきました。

現在の地球上の人類の肌の色は驚くほど多様です。一般的に赤道付近に住む人びとにみられる非常に濃い色から、北半球北部の特に北欧や北方アジアの人びとにみられる非常に薄い色まであります。

この肌の色の大きな濃淡は、人類の進化における適応の幅の広さを表す最も良い例でしょう。肌の違いは、実に美しい進化上の妥協であり、人類の進化における適応の最善例のひとつです。

肌の色はそれぞれの環境の紫外線のレベルに適合しています。この肌の色の多様性は、人類が進化を果たしてきた生きた証拠であり、非常に興味深い現象です。

残念ながら、過去数百年の間、肌の色は社会的な意味づけをするものとして使われてきました。より高い階級に自分を見せたい、また、よりレジャーを楽しむ余暇の時間を持っているように見せたいと、人びとは生まれついた肌とは異なる色を持つことを切望し、薄い色の肌の人びとはより濃くなることを望み、濃い色の肌の人びとはより薄いことを望んできたのです。

これは大変残念なことであると思います。人類がそれぞれ異なった肌の色を変化させてきたのは、進化における適応の結果なのです。これを人工的に変えようなどとは考えず、それぞれの肌の色を尊重すべきです。

第3章

腰痛

～二足歩行の宿命なのか？

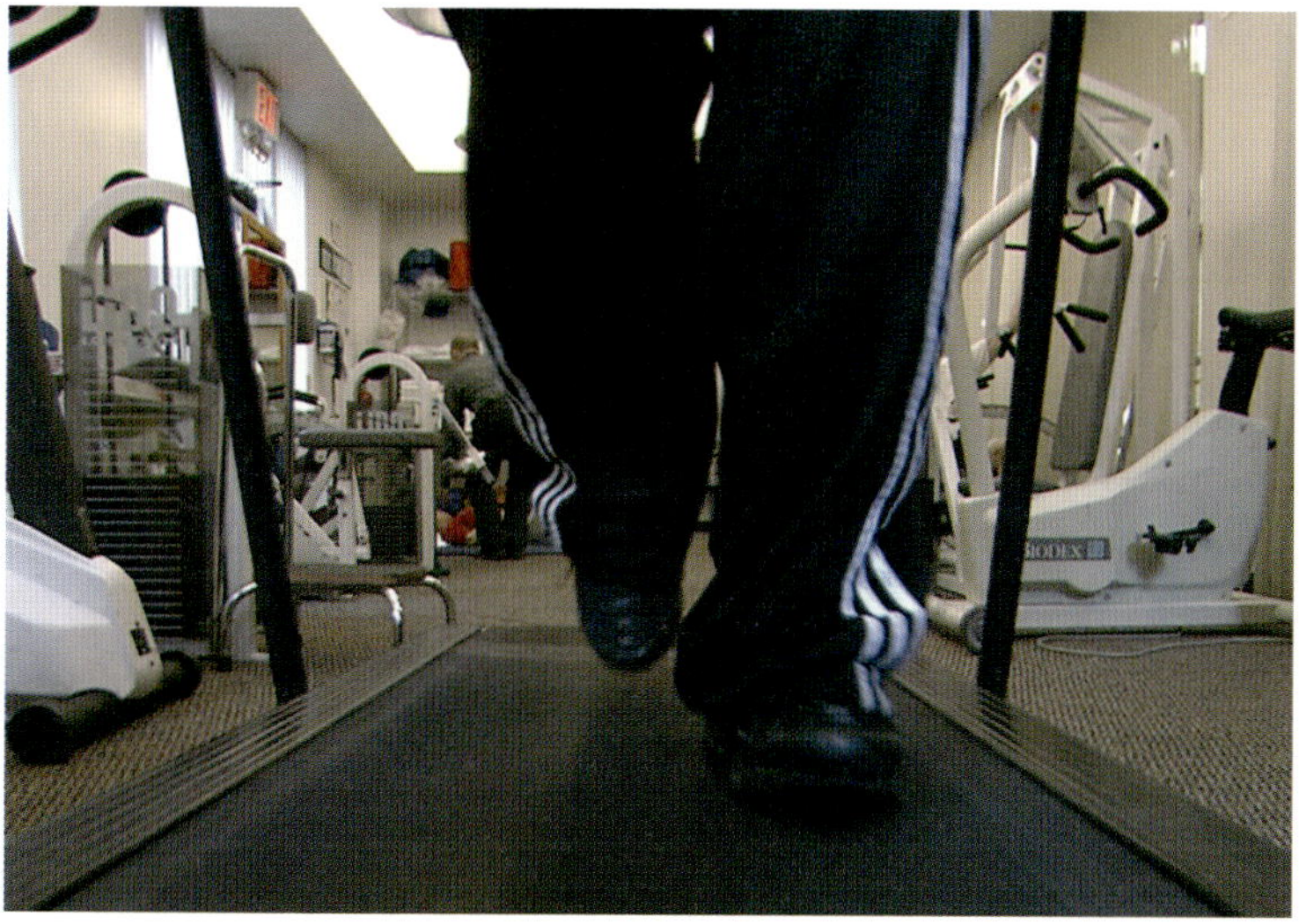

1 腰の弱点は椎間板

約8割もの人が、一生に一度は経験するといわれる腰痛。平成19年に厚生労働省が行った調査（「国民生活基礎調査」）では、病やケガなどの自覚症状を訴える人のなかで、男性の第一位は腰痛、女性でも肩こりに次いで第二位である。

世代別にみても、腰痛の有病率は、20代男性で29％、同女性で22％、30代から60代の30％、70代男性で28％、同女性では47％というデータがある（京都大学・福原俊一教授「日本人の腰痛有病割合と腰痛有訴者のＲＤＱ基準値」２００４年）。腰痛は、老若男女を問わず誰もがかかりうる、まさに「国民病」ともいえる病だ。

だが、ひと口に腰痛といっても、症状はさまざまだ。そもそも「腰痛」という言葉自体、ある特定の疾患を指している言葉ではなく、「腰の痛み」を表している総称なのである。ヨーロッパでは「魔女の一撃」と呼ばれ、重い荷物を持ち上げようとしたときなどに激痛が襲う「ぎっくり腰＝急性腰痛症」も急激に起こる腰痛の名称であって、正式な疾患名ではない。痛みの表現も人それぞれだ。電気が走ったような、ナイフで切り裂かれたような、鉄板を入れられたような、骨が切られるような、針を刺したような……。

現在の医療の現場では、腰痛は原因別に、脊椎性（背骨や椎間板などの異常が原因）、神経性（脊椎内部の異常が原因）、内臓性（内臓の障害が原因）、血管性（血管の障害が原因）、心因性におおまかに分類されている。

代表的な腰痛として、日頃私たちがよく聞く病名である「腰椎椎間板《ようついついかんばん》ヘルニア」、「変性すべり症」、「脊柱管狭窄《せきちゅうかんきょうさく》」などは、脊椎性の腰痛である。だが実は、椎間板ヘルニアのように正式な診断名が付く腰痛は、ほんの一部にすぎない。

腰痛患者のなかには、MRI画像や診察などからはまったく異常が認められないにもかかわらず、痛みを訴える患者が多数存在している(逆にMRI画像では明らかな異常がみられるにもかかわらず、まったく痛みを感じないという人もいる)。これら原因不明の腰痛は、「非特異的腰痛」といわれていて、実はこれが腰痛の8割以上を占めているのだ。

私たちは今回、世界の研究者への取材を行い、腰痛研究・治療の最前線を追っていった。そこからわかってきたのは、腰痛はいまだに謎だらけの病であること、だが同時に、ここ10年あまりで急速に進んだ研究が腰痛の正体に迫りつつあるということであった。

骨と骨をつなぐクッション・椎間板

腰痛の原因は、どこにあるのか。私たちは、まず「腰椎椎間板ヘルニア」など、複数の腰痛の原因といわれている「椎間板」という組織に注目することにした。

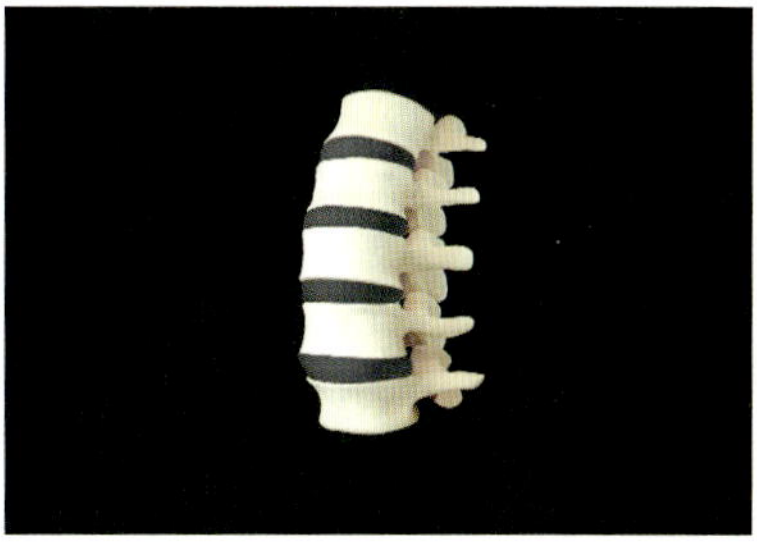

5つの骨からなる腰椎と椎間板

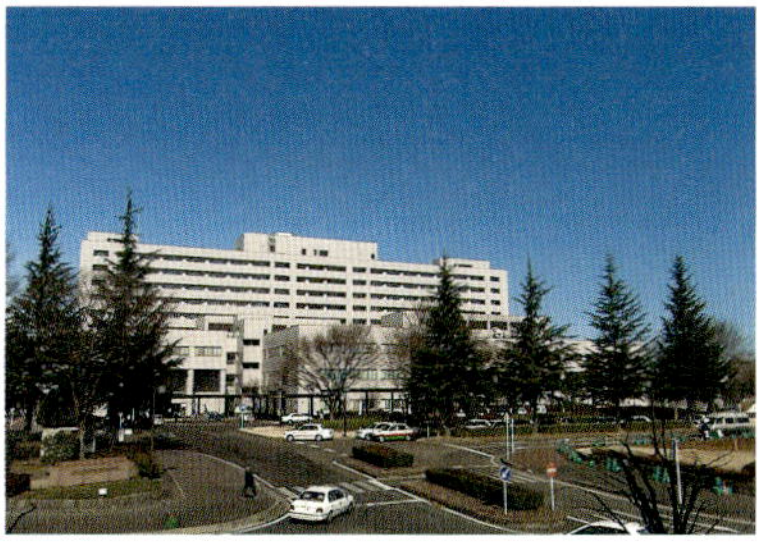

福島県立医科大学附属病院

私たちの体を支えている背骨(脊椎)は、「椎《つい》骨《こつ》」という骨が30個以上重なってできている。そのうち、腰の部分には5つの椎骨があり、これを「腰椎《ようつい》」という。その骨と骨の間にある、軟骨のようなやわらかい組織が「椎間板」だ。椎間板はコラーゲンなどでできていて弾力性に富み、クッションのように体への衝撃を和らげる働きをする。また、骨同士をしっかりつなぐ接着剤の役割も果たしていて、人間の腰が前後左右と滑らかに動くのも、腰椎の動きに対応して形を自在に変化させる椎間板のおかげなのである。

椎間板が原因の腰痛患者を実際に取材するため、私たちは腰痛の研究・治療の分野で世界でもトップクラスの実績を誇る、福島県立医科大学附属病院整形外科を訪れた。腰痛の新たな手術法を確立するなど、腰痛の研究と治療で世界の最先端を走る研究室で、毎年日本全国から1万人以上の腰痛患者が訪れているという。ここ

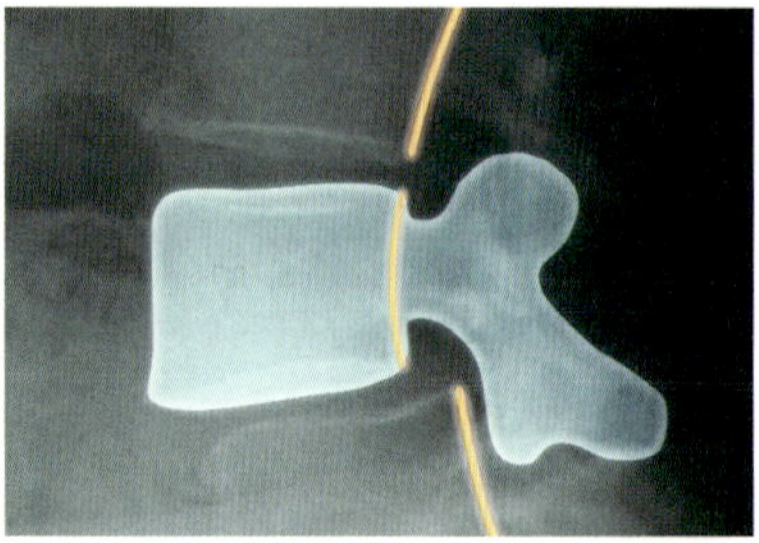

Nさんの腰椎のレントゲン写真。上から4番目の骨がずれている

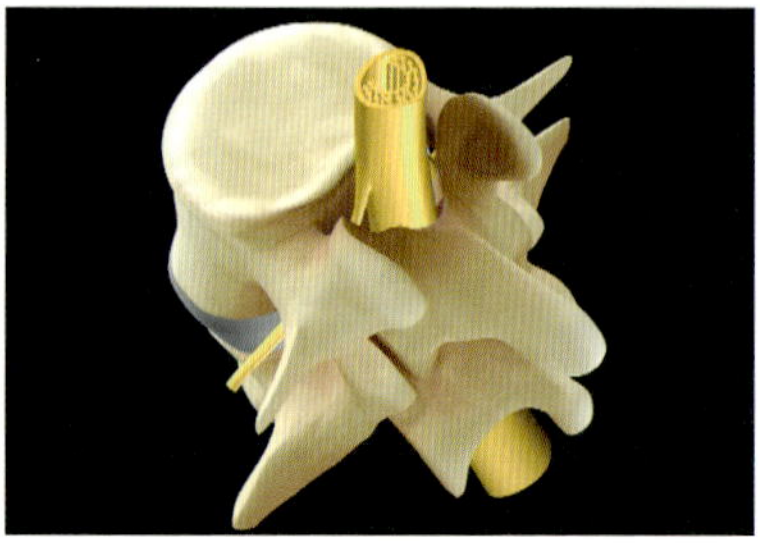

腰椎を上から見た図。黄色部分が神経の束である「馬尾（ばび）」

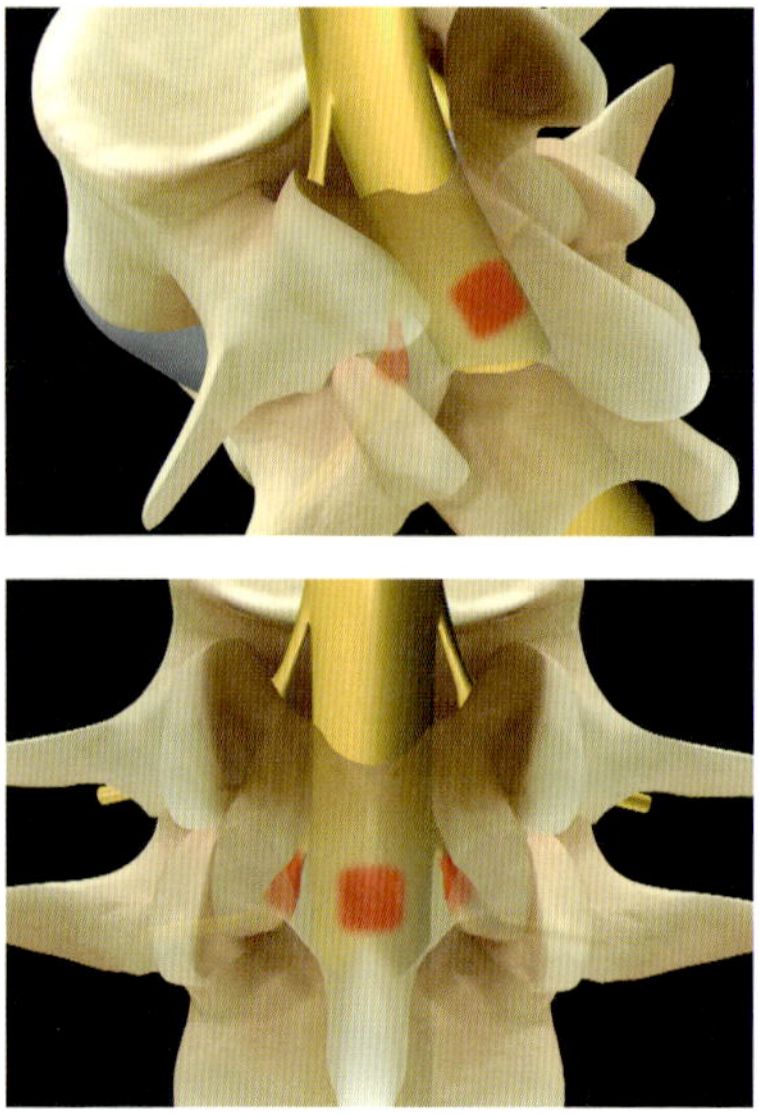

腰椎がずれたことで、神経が圧迫され痛みやしびれが生じる

で、私たちは、ある一人の腰痛患者を紹介してもらった。

　福島県に暮らすN・Tさん（68歳）。長年腰痛に悩まされてきた女性だ。初めて腰に痛みを感じたのは今から24年前、赤ちゃんのオムツを換えていたときに突如激しい痛みが襲ったという。その後も疲れがたまっているときなどに、たびたび痛みが襲ったが、コルセットがわりに腰に和服の帯を巻いたりしながら、これまでだましだまし腰痛と付き合ってきたという。

　Nさんは、台所仕事はなるべく座って行う。洗いものをするときも流し台にひじをついて腰への負担を減らすようにしている。

「立っているのが、一番イヤですね」とNさんは嘆く。まっすぐに立つと腰が痛むので普段から背中を丸めている。

　50代に入ってから痛みはますますひどくなり、2年ほど前からはしびれも出始めたという。これまでいくつもの整形外科にかかったが一向に症状がよくならなかったため、Nさんは腰痛治療で定評のある福島医大で検査を受けることにした。

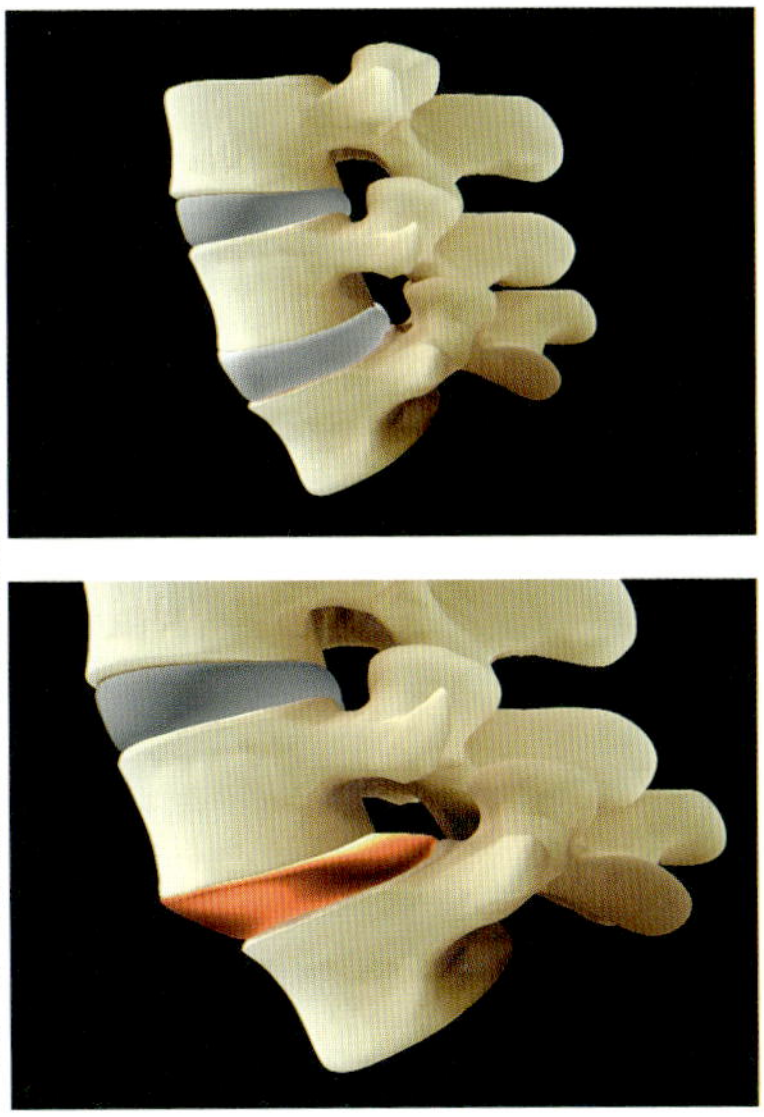

骨をつなぐ役目を果たしている椎間板が劣化して、腰椎が前方へずれる

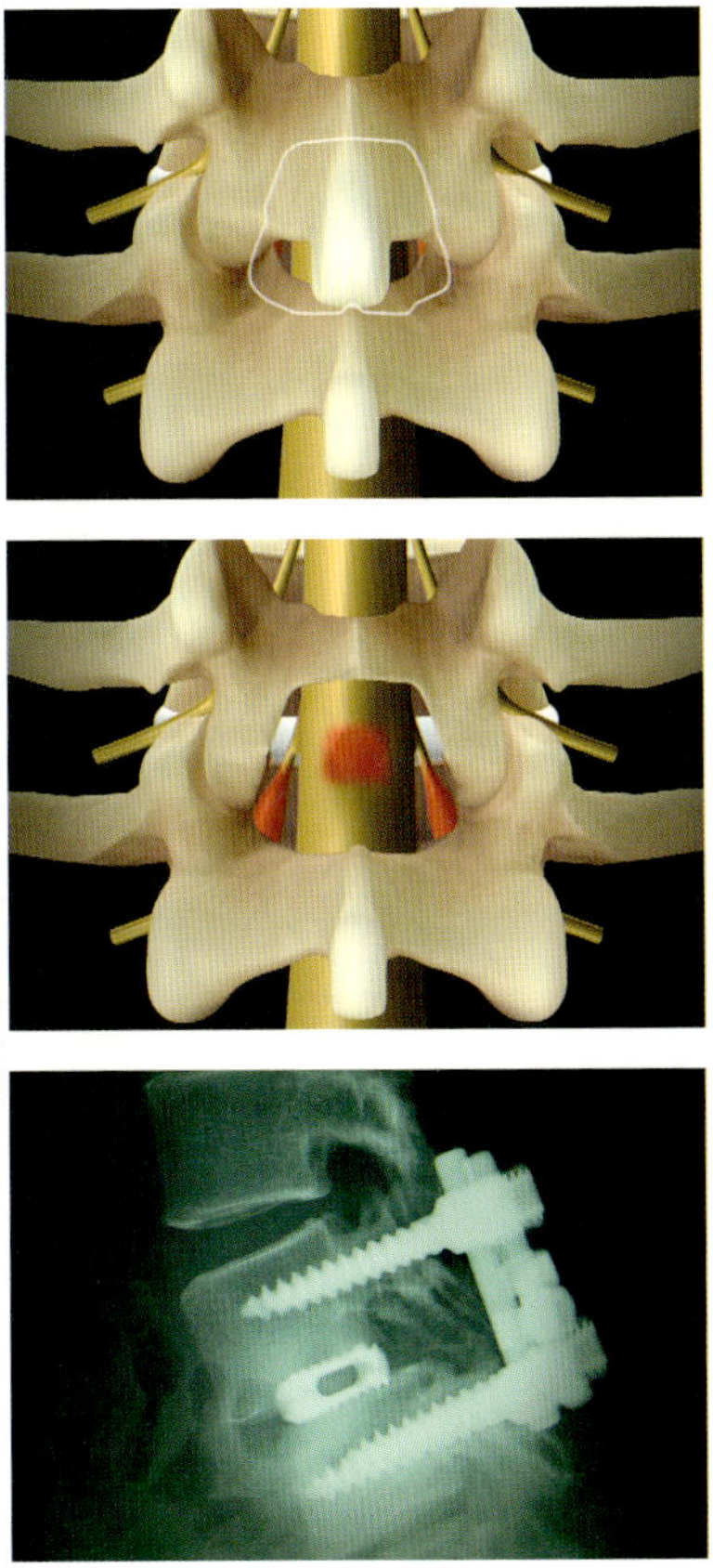

「変性すべり症」の手術では広範囲の骨を削り取って金具で固定するのが一般的

検査の結果、Nさんの腰痛の原因は、腰にある5つの骨、腰椎にあることがわかった。X線でNさんの腰椎を横から見た写真を見ると、上から4番目の腰椎が前方にずれていることがわかる。「変性すべり症」と呼ばれる疾患だ。40代以上の女性に多くみられる疾患であり、症状としては、腰痛、足のしびれ、座骨神経痛などがある。腰椎には大量の神経の束が通っており、その腰椎が前にすべると骨が神経を圧迫することで痛みやしびれが生じる。

椎間板の劣化が痛みの原因

Nさんの腰椎はなぜすべってしまったのだろうか。

その大きな原因となったのが、椎間板であった。先ほど説明したように、椎間板は私たちの腰の自由な動きを助ける大切な組織だが、どんな人でも加齢とともに水分が減少し、徐々に弾力性を失って劣化することがわかっている。Nさんの椎間板も年をとるとともに劣化して強度が落ちていき、もともと前にすべりやすい要素を持っていたこともあって、腰椎が前にすべっ

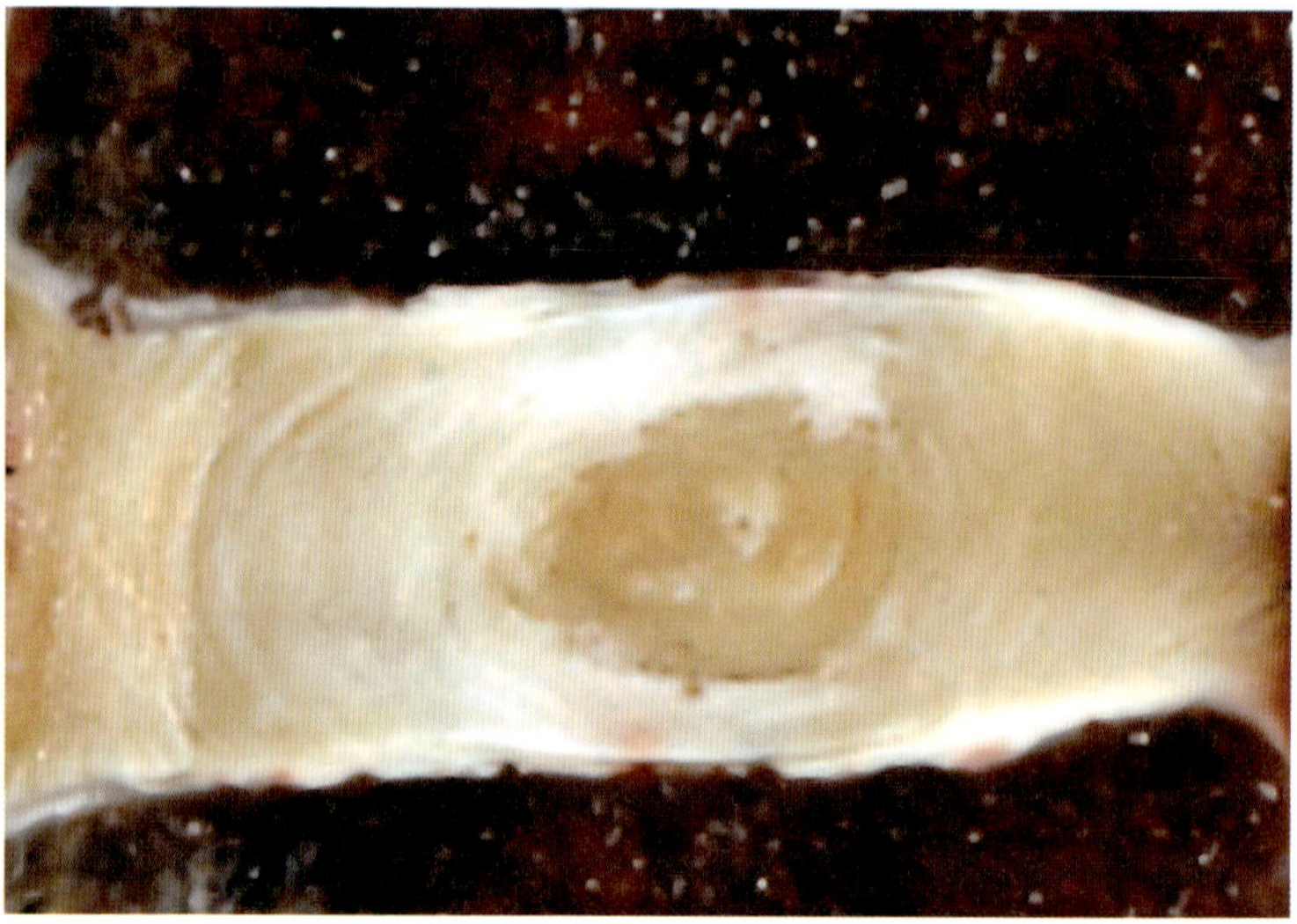

椎間板の断面写真。真ん中にあるのが「髄核」（ラッシュ医科大学ハワード・アン博士提供）

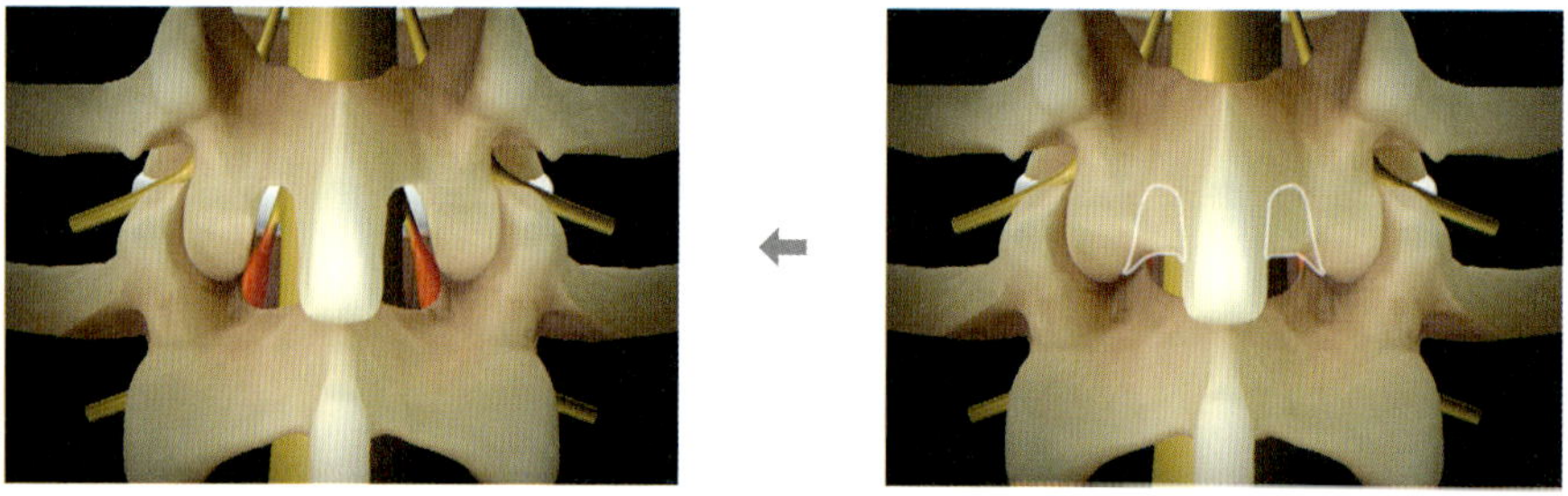

患部付近のみを削り取る福島医大の手術では失われる骨が少ない

てしまったのである。

Nさんは福島医大が開発した最新の手術を受けることにした。

変性すべり症の手術では、神経を圧迫している部分の骨を周辺まで広く削り取り、腰椎のずれを防止するため金具などで固定するのが一般的だ。しかし、福島医大では、神経を圧迫している箇所を厳密に特定、その部分の骨や黄色靭《じん》帯《たい》だけを削り取る。患者への負担が少ない術式だ。手術は無事成功、Nさんは2週間後に退院した。Nさんのもとを訪れると、「わずか3日で腰の痛みやしびれは消えました。背筋《はいきん》をまっすぐに伸ばして家事ができるようになりました」と明るい表情で応えてくれた。

Nさんの腰痛の原因となった椎間板の劣化は、さまざまな腰痛の原因となっているが、その中でも代表的なのが椎間板ヘルニアである。

椎間板の中心には「髄核《ずいかく》」というゼリー状の組織があり、「線維輪《せんいりん》」というやわらかい組織が何重にも囲んでいる。ところが、加齢による水分減少などによって椎間板の弾力性が低下すると、「線維輪」に亀裂が入り、なかの「髄核」

が外部に飛び出し神経を圧迫、激しい痛みを引き起こす。これが椎間板ヘルニアである。

椎間板の劣化は老化現象と受け取られることが多い。だが、最新の研究では劣化は10代後半から始まるとも言われている。私たちの腰の自由な動きにはなくてはならない椎間板、だがそれは、同時に腰の弱点ともいえる組織であった。

2 腰痛と二足歩行の関係

チンパンジーと人間の腰の違い

これまで腰痛は、二足歩行を選んだ人類の宿命の病と言われてきた。

　今から約６００万年前、私たち人類の祖先は、チンパンジーと共通の祖先から分かれ、２本の足で立ち上がり、直立歩行を始めた。これが人類誕生の瞬間である。二足歩行を始めた私たち人類は、その後、両手が自由になったことで道具を使いこなし、高度な文明を築き上げていく。だが、四足歩行から二足歩行への移行は、大きな代償をともなうものであったと言われている。重い上半身を背骨だけで支えなければならなくなったことで腰への負担が増大、人類が腰痛という病を抱えることになったというわけだ。

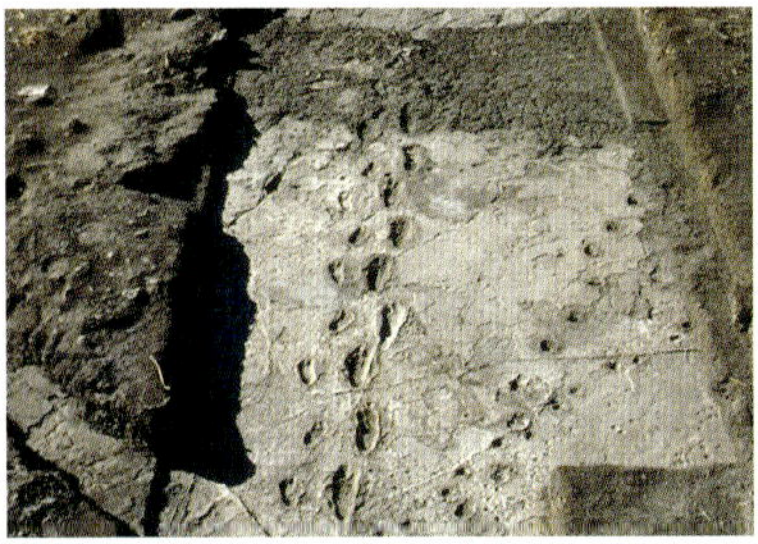

タンザニア・ラエトリ遺跡から発見された二足歩行の跡（The J. Paul Getty Trust 提供）

だが、本当にそうなのだろうか。

　進化上、私たち人類と最も近縁なのはチンパンジー、オランウータンなどの類人猿だ。腰痛と二足歩行の関係を確かめるためには、直立二足歩行を始めた頃の人類の祖先とチンパンジーとでは、腰の構造にどのような違いがあるのかを、まず知る必要がある。

　人類最古の二足歩行の跡は、アフリカのタンザニアのラエトリ遺跡に残されている。１９７８年、イギリスの人類学者、メアリー・リーキーが約３６０万年前の地層から発見したものだ。足跡を残したのは、アウストラロピテクス・アファレンシス。火山の噴火から逃れ、移動していたときに足跡が残されたと考えられている。アファレンシスは、１９７４年にエチオピアで初めて発見された化石人類で、骨盤などのかたちがチンパンジーよりも私たち人類に近い。足跡を見ても、親指が前を向き、土踏まずがあるなど、現在の私たちと同じ特徴を持つことから、彼らが二足歩行をしていたことは間違いない。

　まずは、このアファレンシスとチンパンジーの腰の構造の違いを見てみよう。

　チンパンジーの腰の骨格を見てみると、アファレンシスに比べ骨盤が縦に長い。腰椎は4つで、そのうちの下の2つは骨盤の中にはまりこんでいる。この腰椎が骨盤にほぼ固定されている状態のため、チンパンジーの腰は、人間のように前後左右自由に動かすことがほとんどできない。

　チンパンジーの腰がこのような構造となっているのは、森の中で手で木にぶら下がり、自らの重い体を大きく振りながら枝から枝へと移動する、いわゆるブラキエーション（腕渡り）と関連があると考えられている。ブラキエーションの際、チンパンジーの腰が大きく振られるため非常に大きな負担がかかり、腰椎が損傷しやすい。それを防ぐために、チンパンジーは腰椎

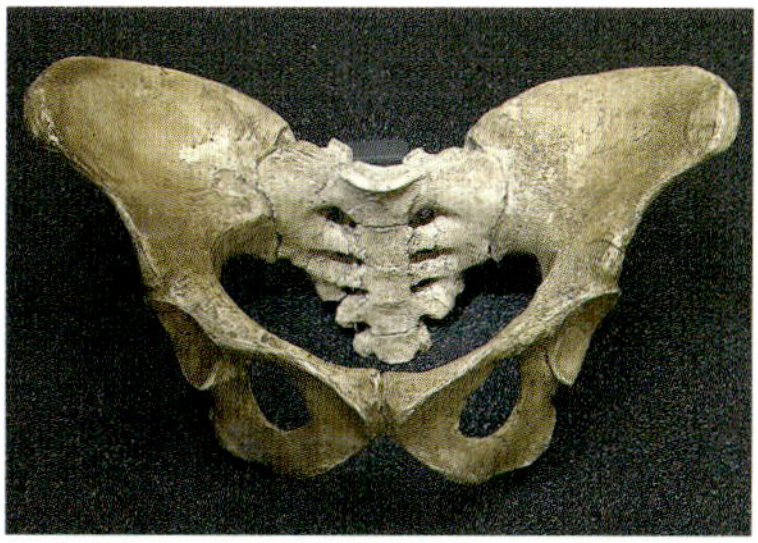

アファレンシスの骨盤（ケント州立大学オーエン・ラブジョイ博士提供）

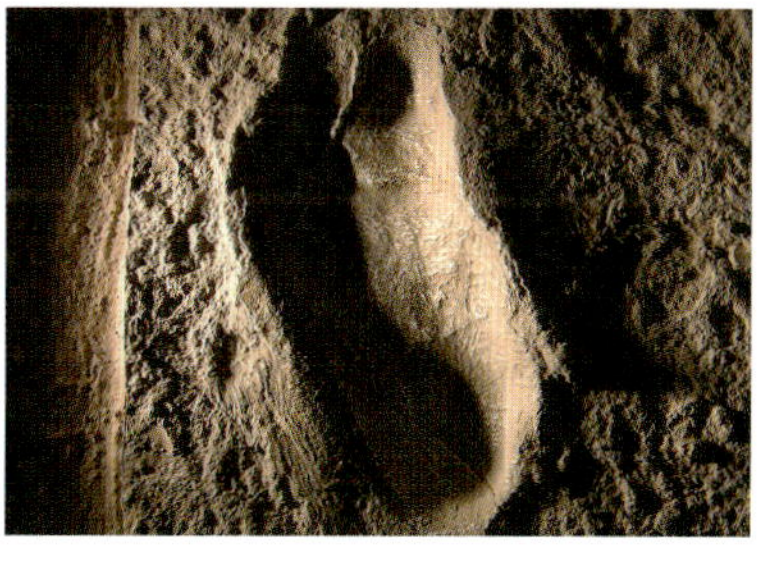

アファレンシスの足跡の拡大写真（The J. Paul Getty Trust 提供）

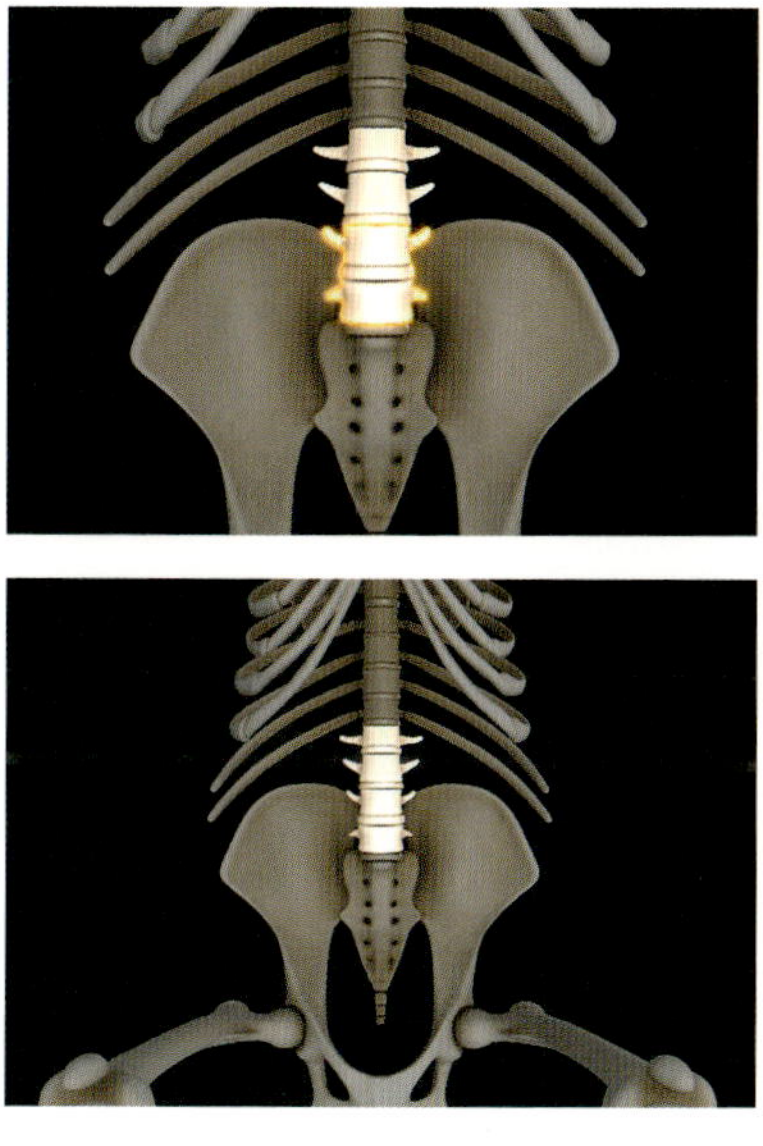

チンパンジーの腰椎。4つのうちの2つが骨盤の中に位置している

を骨盤で守って頑丈な腰を進化させたのだと考えられている。

一方、二足歩行を始めたアファレンシスの腰椎の数はおそらく6つで、前後左右に自由に可動できるようになっている。そして、この自由な腰椎が二足歩行を可能とした。

直立して二足歩行をするためには、体の重心が足の上になければならない。重心が前に傾きすぎれば、前方につまずいてしまうし、逆に後ろすぎれば後方に倒れてしまう。私たちの祖先が2本の足で立とうとしても、4本足で歩いていたときのなごりから腰椎の付け根が前に傾いたままで、そのままでは前傾がきつく長時間の二足歩行は不可能であった。そこで、自由に動く腰椎を大きく後ろに反らせ重心のバランスをとることで、直立の姿勢をとることができるようになったのだ。人類の腰はこうして誕生した。

アメリカのケント州立大学で人類学を専門としているオーエン・ラブジョイ博士は、次のように言う。

「チンパンジーは進化の過程で、腰椎の数が減少し脊柱の運動性が悪くなりました。さらに重要な点は、下部の腰椎が固定され動かなくなったことです。下部の2個の腰椎は骨盤に靭帯で結合されていて、腰を動かすには不十分です。体を横にねじったりすることもできません。それに対して、私たちの祖先の腰は、とても柔軟になりました。それは、2本の足で歩いたり走ったりするために必要なものでした。肋骨《ろっこつ》と骨盤の間には、大きな空間ができ、体をひねったりするなど、多彩な動きが可能となったのです」

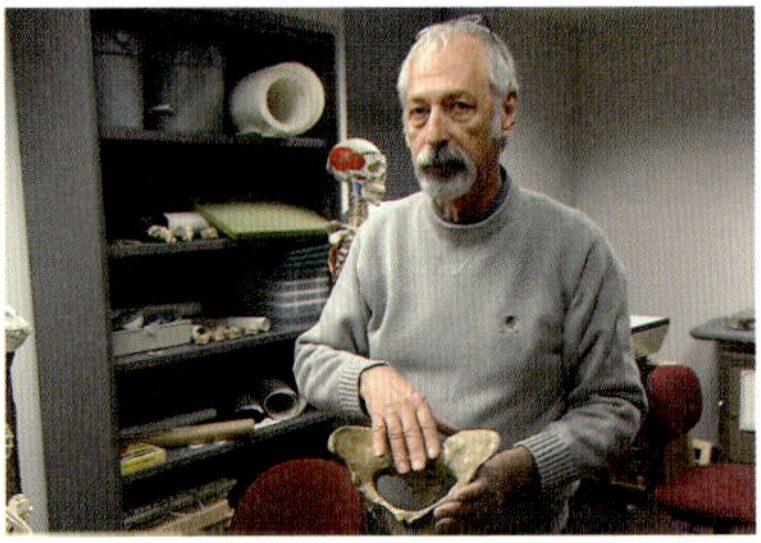

ケント州立大学、オーエン・ラブジョイ博士

直立二足歩行を獲得するために、腰椎を後ろに反らし、骨盤の上のスペースを大きくすることで、自由な腰を獲得することになった私たちの祖先。だがその結果、上半身の重みをすべて、この骨1本で支えることになった。骨盤によって腰椎が守られているチンパンジーとその骨格を比べてみれば、いかにも不安定で〝頼りない〟。腰痛は二足歩行を始めた人類の宿命という説にも、うなずけるような気がしてくる。

やはり、二足歩行の始まりが、腰痛の起源なのだろうか。

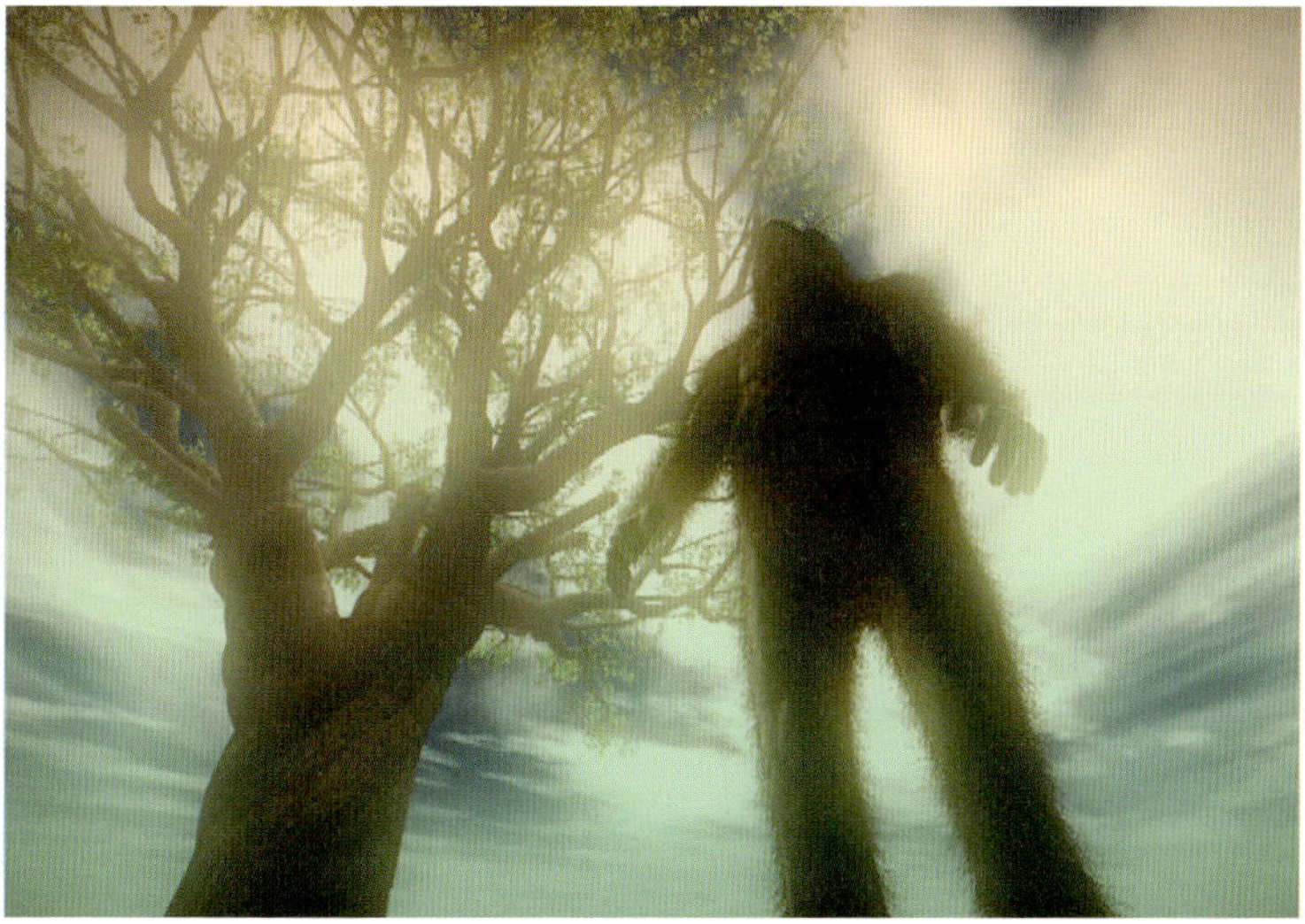

およそ600万年前、私たち人類の祖先は立ち上がり二足歩行を始めた（再現CG）

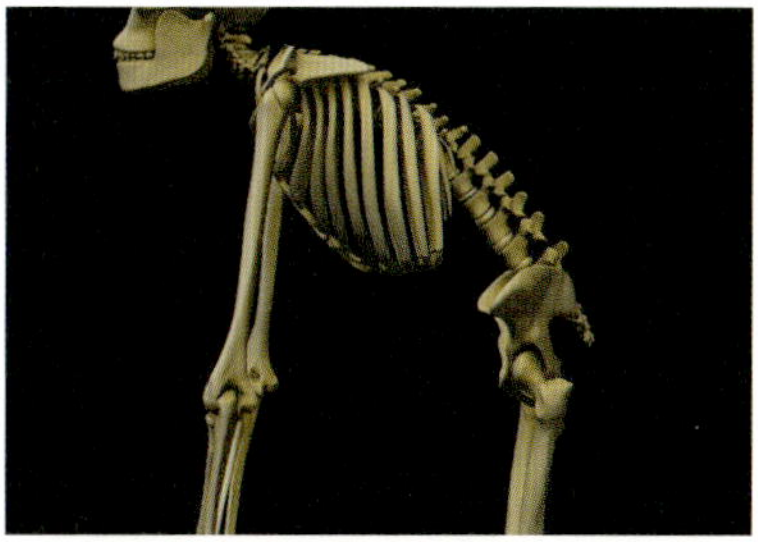

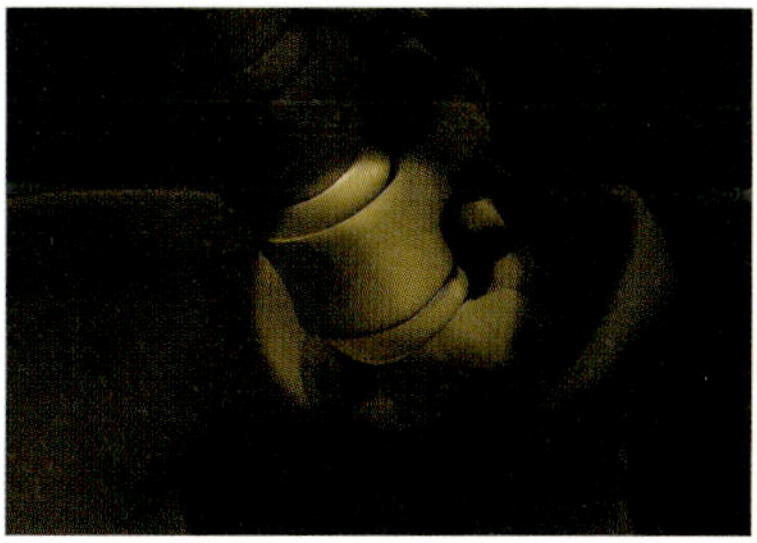

人類の祖先が二足歩行を始めた時、四足歩行の時代のなごりから、腰椎の付け根の部分は前に傾いたまま

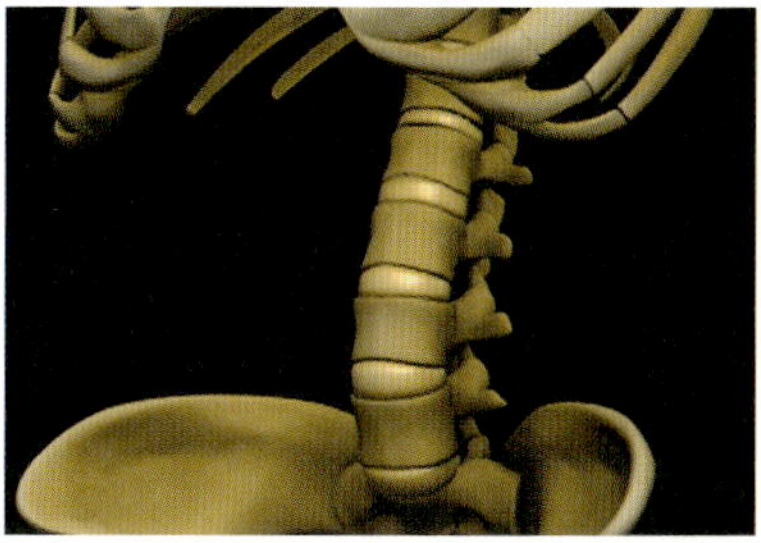

腰椎を後ろに大きく反らすことで重心が安定した

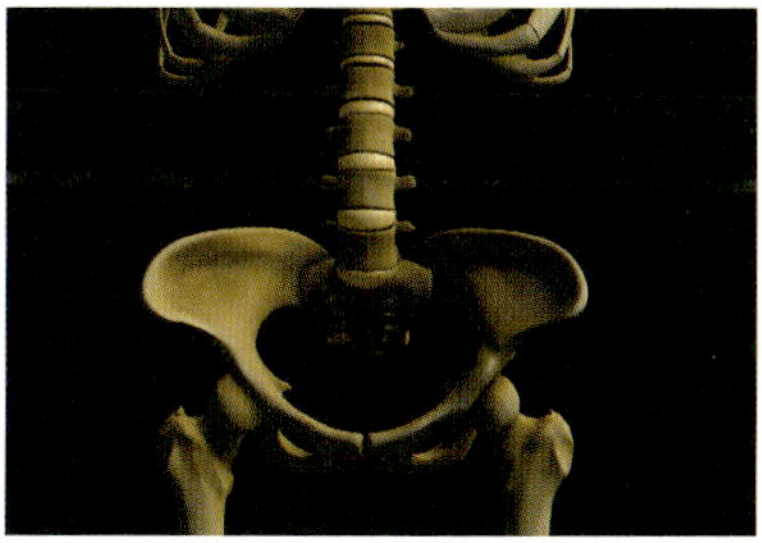

アファレンシスの腰椎はチンパンジーに比べ可動性が高い

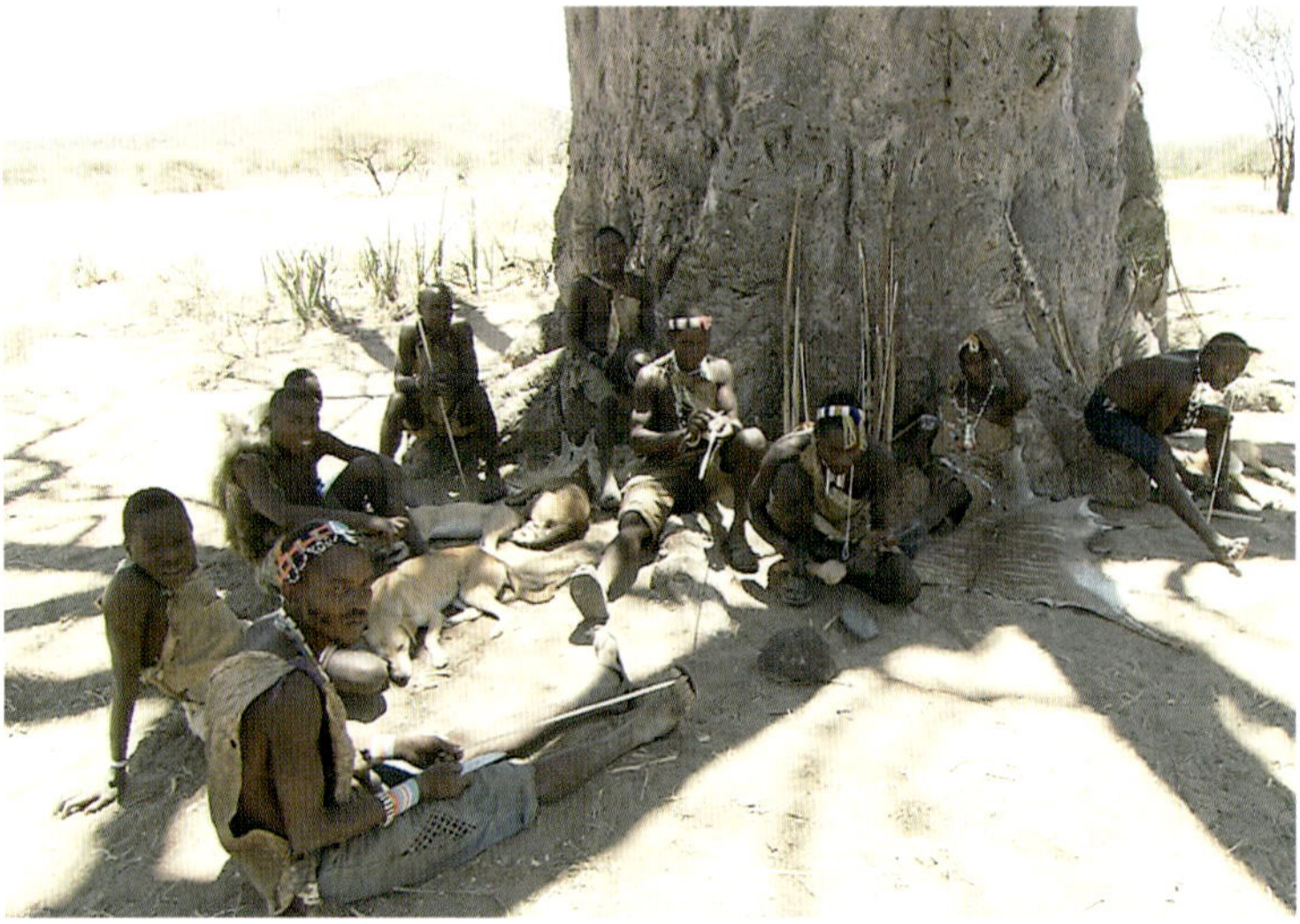

太古の人類と同じく今も狩猟採集生活をしているハザの人びと

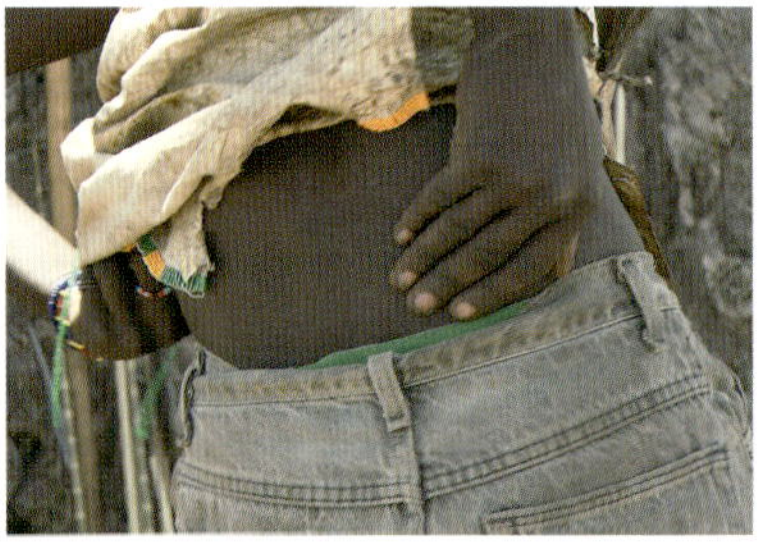

結局、ハザの人びとに私たちと同じような腰痛はみられなかった

腰痛知らずの民族

二足歩行の開始と腰痛との関係。それを確かめるため、次に私たちは、現代でも毎日長距離を歩き、走るという太古の人類と同様の生活を続けている民族を訪ねた。タンザニア北部で狩猟採集生活を送っているハザの人びとだ。彼らには腰痛があるのだろうか。

まず私たちは、ハザの人びとが1日にどれくらいの距離を移動するのか、彼らにGPS装置をつけてもらって、正確な距離を測定してみた。

午前6時前に朝の狩りがスタート、ヒヒを追って2キロ移動するも、狩りは失敗。次の獲物を求めて3キロ移動、今度は大きなヤマアラシを仕留めることに成功した。夕方の狩りでも同様にGPSをつけてもらって移動距離を測った。結局、この日彼らが歩いた総距離は28キロに及んだ。文明社会に暮らす私たちと比べて、はるかに長距離を歩き続けるハザの人たち。二足歩行が腰痛の原因なら、彼らこそ、ひどい腰痛を抱えていてもよさそうなものだ。単刀直入に、ハザの人たちに聞いてみた。

——今までに腰が痛くなったことがある人、手を挙げてみてください。

10人中、5人が手を挙げた。やはり、彼らにも腰痛があるのだ。ところが、その原因について聞いてみると、まったく想定外の答えが返ってきた。

「バオバブの木から落ちてね」

「蜂蜜を採ろうとしてすべり落ちたんだ」

彼らが、腰が痛くなると答えていたのは、木から落ちて腰を打ったためだったのである。気を取り直して、質問を続ける。

——私たちが暮らす日本では、急に腰が痛くなって動けなくなることがあるんですけど、そういうことはありませんか？

「痛くならない。急に腰が痛くなるなんて、あなたたちは悪い病気じゃないか？」と逆に聞き返されてしまった。

2本の足で長距離を歩き、走る狩猟採集生活を続けるハザの人びと。結局私たちが取材した40人全員に打撲以外の腰痛はみられなかった。

ハザの人たちは、なぜ腰痛と無縁なのだろうか。

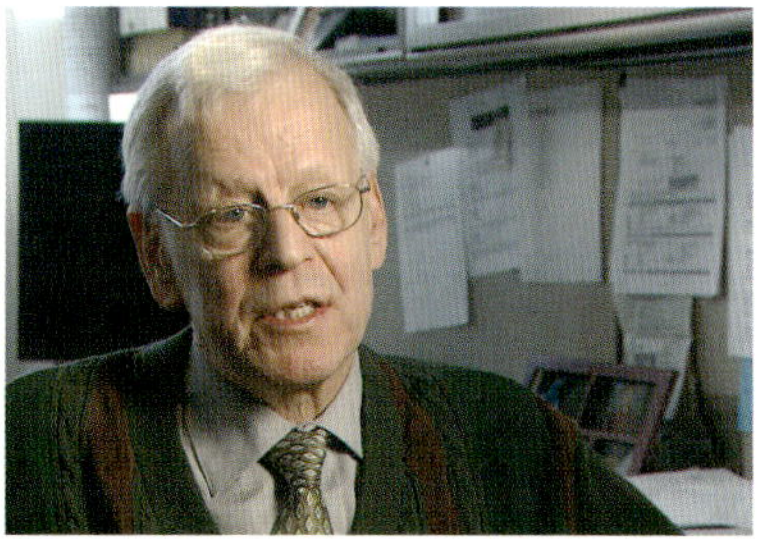

アルバータ大学、タピオ・ビーデマン博士

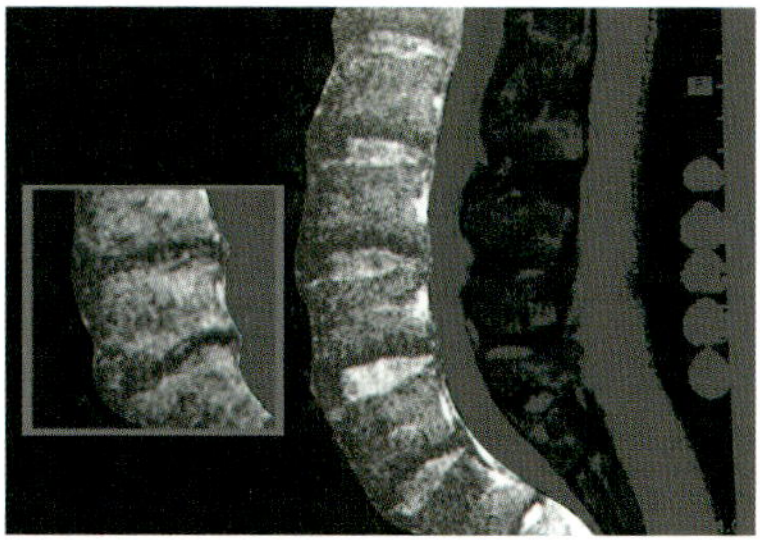

長距離選手の椎間板のＭＲＩ画像（右）と劣化した椎間板の画像

二足歩行はむしろ腰にいい!?

カナダ西部の都市エドモントンにあるアルバータ大学。ここに長時間の歩行・走行が腰におよぼす影響を研究をしている人物がいると聞き、私たちは取材に訪れた。

出迎えてくれたタピオ・ビーデマン博士は、長年、人間の腰の研究を行っている専門家。博士には、毎日歩き、走るという生活が腰にどのような影響をおよぼすのかを調べた研究があるという。

ビーデマン博士は、長期間走り続けてきた元陸上の長距離選手24人の椎間板をＭＲＩで詳しく調査した。先述したように、人間の椎間板は劣化すると水分が失われる。劣化した部分は、ＭＲＩ画像では黒く映る。だが、長距離選手たちの椎間板は、ほとんどの場合白っぽく映っていた。白く映るのは、椎間板に水分が豊富にあり劣化が進んでいない証拠だ。

この調査結果から、博士は歩いたり走ったりするのは、むしろ椎間板によい影響があると考えた。歩行や走行によって、椎間板に適度な負荷と刺激が加わることで、椎間板のなかでコラーゲンなどが新しく生成されるようになり、劣化が進みにくくなるのではないかというのだ。

「歩いたり走ったりすることは、椎間板の新陳代謝を活発にする効果があると考えています。椎間板にとって、適度な良い負荷なのです」

腰痛は二足歩行の宿命なのか。ビーデマン博士に尋ねてみると、次のような答えが返ってきた。

「それはひとつの説であり、真実かどうかわかりません。ただ、私の研究から言えば、現代人はもっといろいろな動きをするべきです。たとえば、私たちはあまりにも座っている時間が長いと思います……ほとんど歩くことをしない現代人は、正常ではないのです。現在、適度な運動をしている人びとでも、数百万年前の人びとよりは肉体的な活動量は少ないのです。現代人は不活発であり、それが私たちの腰の機能に影響を及ぼしていることには疑いはありません」

歩くことは、むしろ椎間板にいい効用をもたらす。ビーデマン博士の研究は、私たちが取材したハザの人びとの例とも合致する。

どんな人でも必ず劣化が進んでしまう椎間板という弱点。チンパンジーなどに比べて〝頼りない〟腰の構造。だが、ハザの人びととビーデマン博士への取材から考えると、「腰痛は二足歩行の宿命」だと決めつけないほうがよさそうだ。

そうだとしたら、人間はいつから腰痛を抱えるようになったのであろうか。

3 農耕誕生とともに

世界最古の農耕遺跡

シリア北部を流れる大河ユーフラテス川のほとりにあるアブ・フレイラ遺跡。今から約１万３０００年ほど前の暮らしの跡と考えられているこの遺跡からは、ライ麦や小麦など１００種類以上の食用植物の種が見つかっており、現在のところ、人類最古の農耕の跡と考えられている。

農耕を始めたことで、人類はさまざまな恩恵を受けた。食料の供給が安定し、人びとは年間を通じて一つの村に住めるようになり、移動を続ける必要はなくなった。村が豊かになり人口が増えると、それが町になり、そして都市が生まれていった。こうして私たち人類は、狩猟採

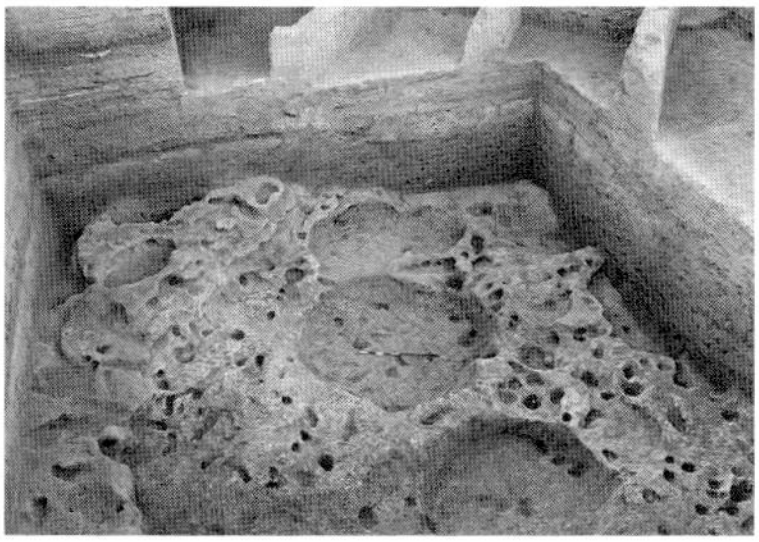
シリア北部にあるアブ・フレイラ遺跡（Oxford University Press, Inc 提供）

集生活から抜け出し、高度な文明を築き上げていったのだ。

アブ・フレイラ遺跡からは、植物の種のほかにも、１６２体もの人骨が発掘された。驚いたことに、その多くの背骨には強い圧迫を受けてつぶれているという特徴がみられた。アブ・フレイラの人たちの背骨には、いったい何が起きていたのだろうか。アブ・フレイラの遺跡発掘調査を指揮したアメリカ・ニューヨーク州にあるロチェスター工科大学・考古学教授のアンドリュー・ムーア博士は、農耕作業における長時間にわたる無理な姿勢が、背骨の変形を招いたと考えている。

「狩猟採集では、立ち上がったり座ったりといった動作をしますが、基本的に人間の背骨はま

っすぐな状態です。しかし、農作業を始めると、背中をもっと曲げることになります。前がみの体勢になるだけで、背骨には大きな負担がかかります」

　なかでも、最もきつかったのは穀物の粉を挽く作業だと、ムーア博士は言う。

「1日2時間から4時間もかけて、家族のためにパンの粉を挽いていたのです。非常に過酷な作業です。こうした作業を毎日続けると、椎間板は失われていき、一生にわたる障害になります。激しく押しては引き、押しては引く。一日に何時間もこの作業を繰り返し、何十年と続けていけば、累積した背骨の損傷は著しいものとなります」

　はたして、どれくらいきつい作業なのか。ためしにやってみると、5分と経たずして、腰の後ろがパンパンに張ってくるのがわかる。

　土との対話ともいわれる農耕。粉を挽く作業、さらに種まき、収穫など、長時間にわたって前かがみで行う作業によって、多くの人が腰痛に悩まされるようになったと、ムーア博士は言う。

「農耕は人間社会に大きな利益をもたらしまし

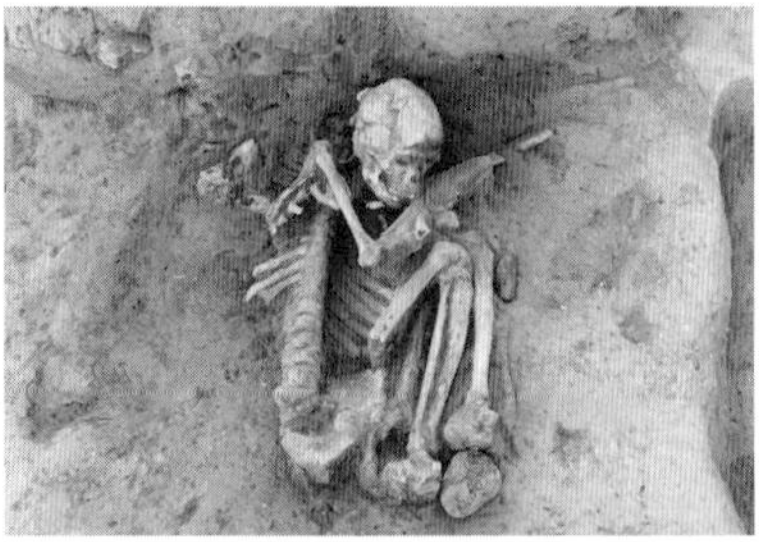

遺跡から発掘された人骨（Oxford University Press, Inc 提供。下2点とも）

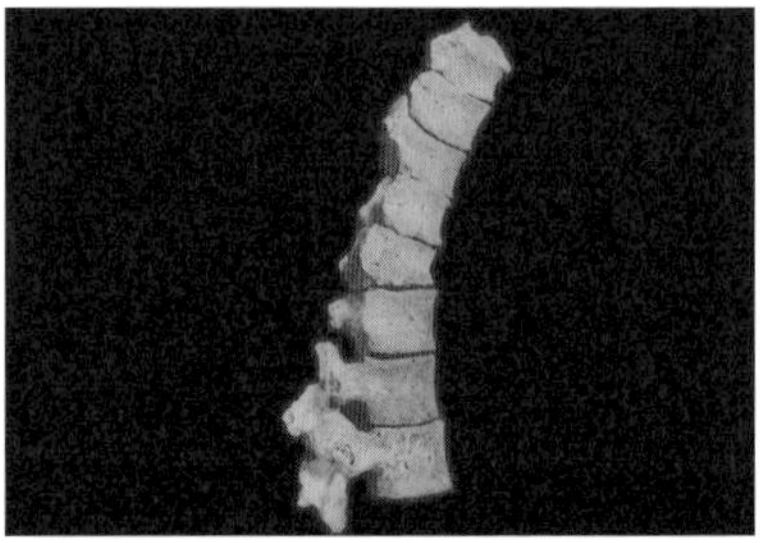

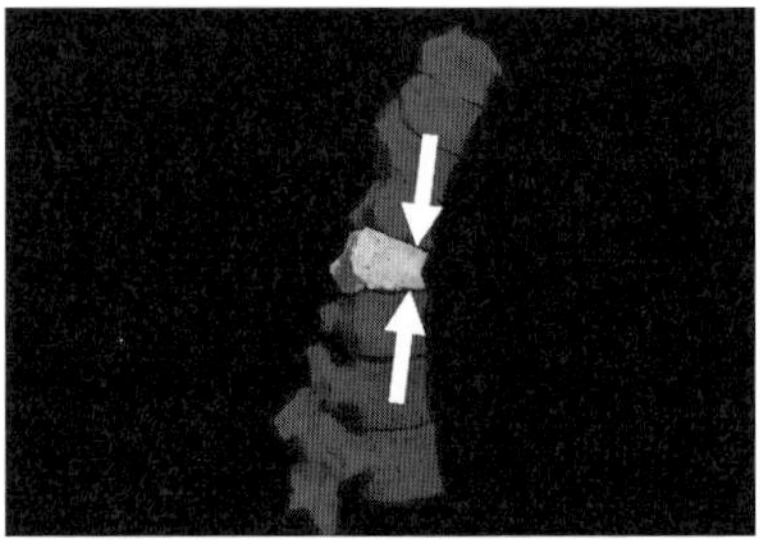

背骨の一部が強い圧迫を受けてつぶれているのがわかる

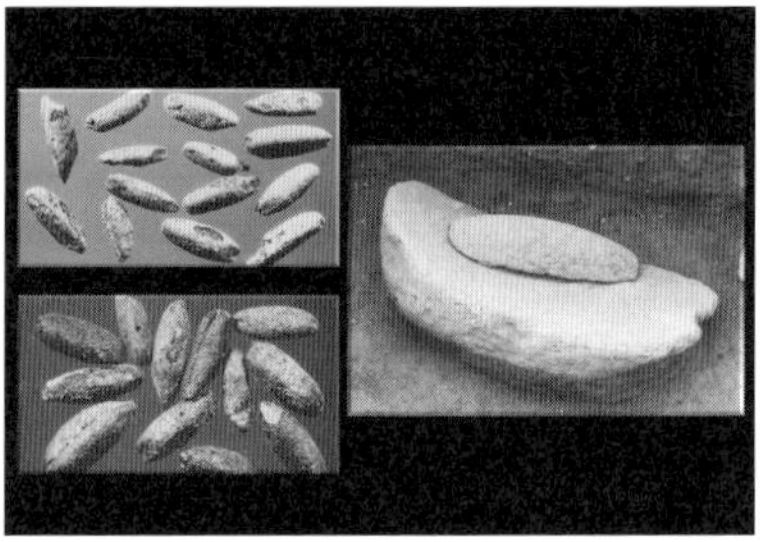

アブ・フレイラ遺跡から発掘された植物の種（左）と粉を挽くために使用した道具（右・左下：Oxford University Press, Inc 提供／左上：アンドリュー・ムーア博士提供）

た。しかし、そのために人類は大きな代償を払うことになりました。農耕の過酷な労働は、人間の骨格に損傷をもたらし、特に背骨、腰の痛みをもたらしました。われわれが発掘した証拠から、腰痛の起源は農耕の始まりにあることは明白です」

椎間板への圧力

農作業における前かがみの姿勢は、人間の腰にどれくらいの負担がかかるのか。最先端の研究から、ムーア博士の説を裏付けるデータが導き出された。

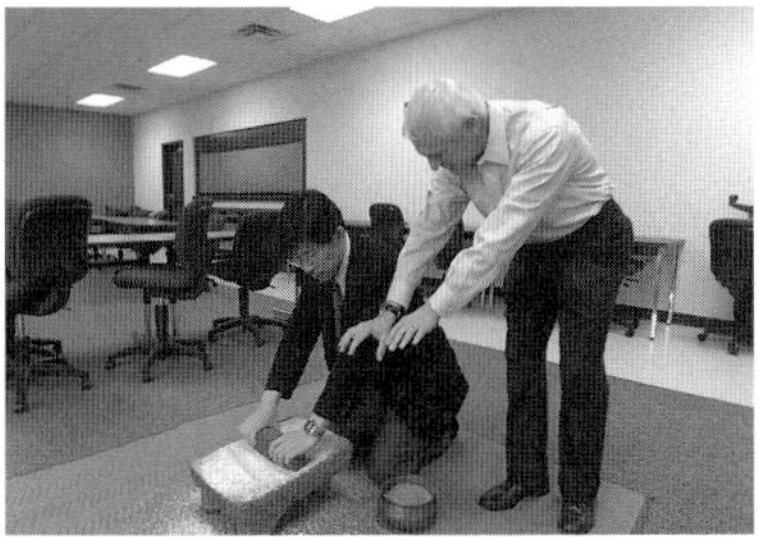

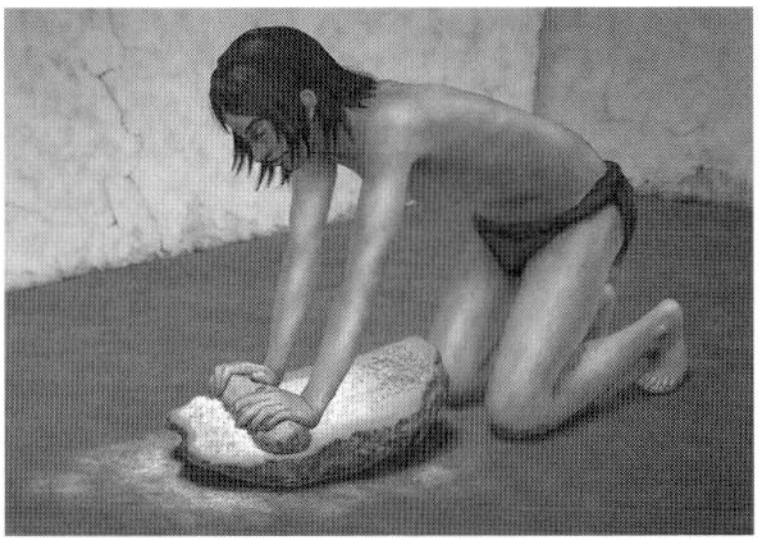

粉を挽く作業を真似てみる。想像以上にきつい作業であることがわかる

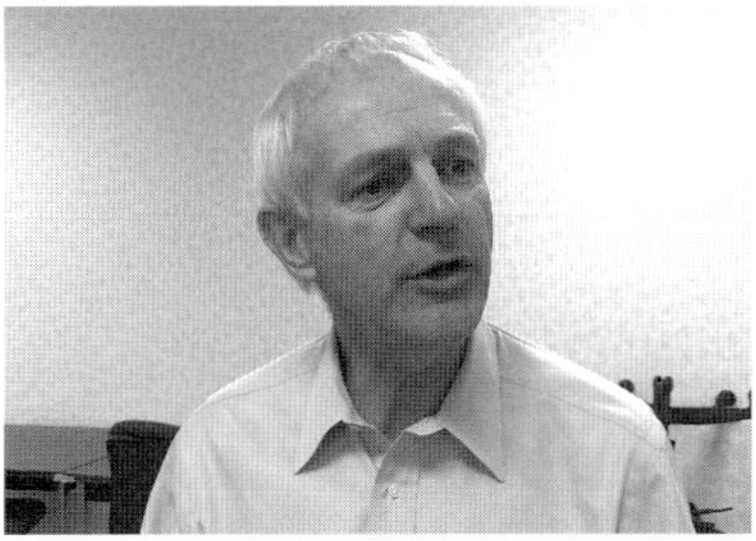

ロチェスター工科大学、アンドリュー・ムーア博士

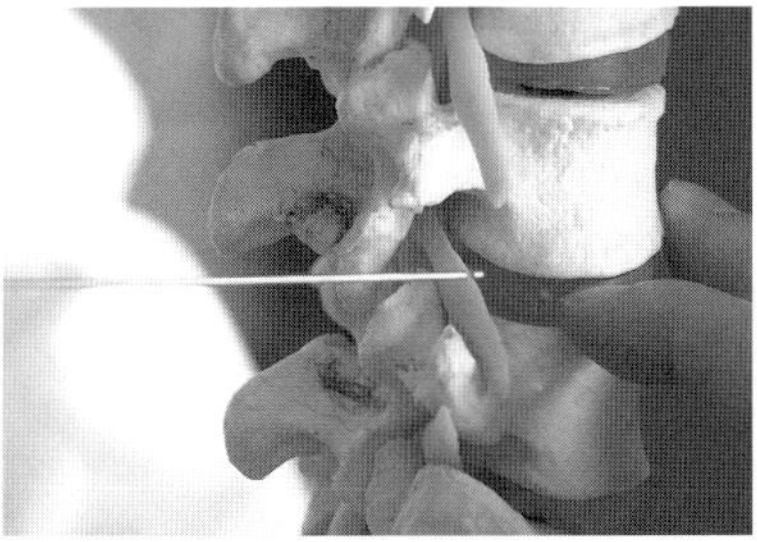

椎間板にかかる圧力を調べるためのセンサー

２００６年、福島県立医科大学整形外科では、超小型の圧力センサーを使って、人の椎間板に加わる圧力を調べた。体重が72キロの男性が立っている場合、椎間板にかかる負荷は66キロ。ところが、前かがみの体勢をとった場合には、椎間板にかかる負荷はなんと２３５キロにも達したのである。

福島県立医科大学学長の菊地臣一《しんいち》博士は、実験の結果について、はじめは「ちょっと信じられない数字で、数値が間違っているんじゃないかと思った」という。

前かがみの姿勢をとると、なぜ椎間板にこれほど大きな負荷がかかるのだろうか。前かがみの体勢が椎間板に負荷を加えることはこれまでも知られていた。だが、最近の研究によって、椎間板の負荷には筋肉の動きが深く関係していることがわかってきた。私たちが前かがみの体勢になるとき、前に倒れるのを防ごうとして背筋を強く引っ張って体を支える。この背筋の力が加わるために、椎間板に２００キロを超える負荷がかかるのである。

長時間あぐらの姿勢をとっていると背筋をピンと張ることがつらくなり、だんだんと腰が丸くなっていくという経験をした人は多いだろう。腰が丸くなり前かがみになれば、椎間板に圧力がかかり背筋も引っ張られる。そのままでは前に倒れてしまうから、背筋が身体を持ち上げようとする。こうした筋肉の動きによって、さらに椎間板への負荷が高まってしまうのだ。近年では、このように椎間板と筋肉の関係から、腰痛の原因を探ろうするアプローチも進んできた。菊地博士は言う。

「これまでは椎間板のみが注目されてきましたが、ＭＲＩの発達とともに、筋肉の役割についてもよく見えるようになってきました。その結果、腰の痛みを考えるうえで、椎間板と筋肉、この２つの関係が非常に大切だということがわかってきました。背筋が椎間板に負荷をかけるのとは反対のケースもあります。椎間板が劣化して圧力を支える力がなくなると、筋肉に負担がかかり、それが長期間続くと、結果的に筋肉もだんだんと衰えていくという悪循環もあるのです」

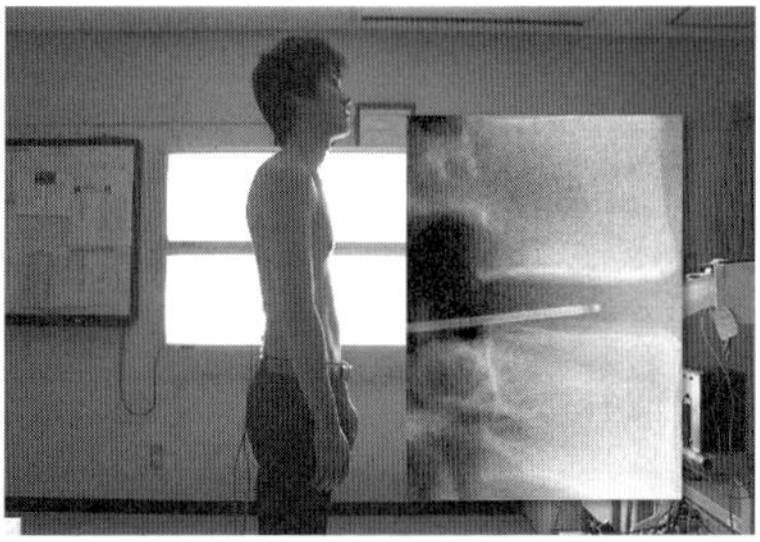
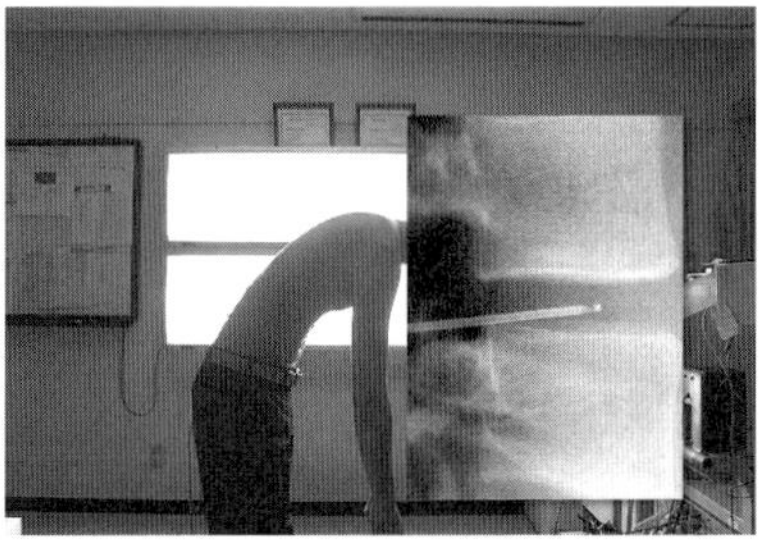

前かがみになると、椎間板への圧力ははね上がる

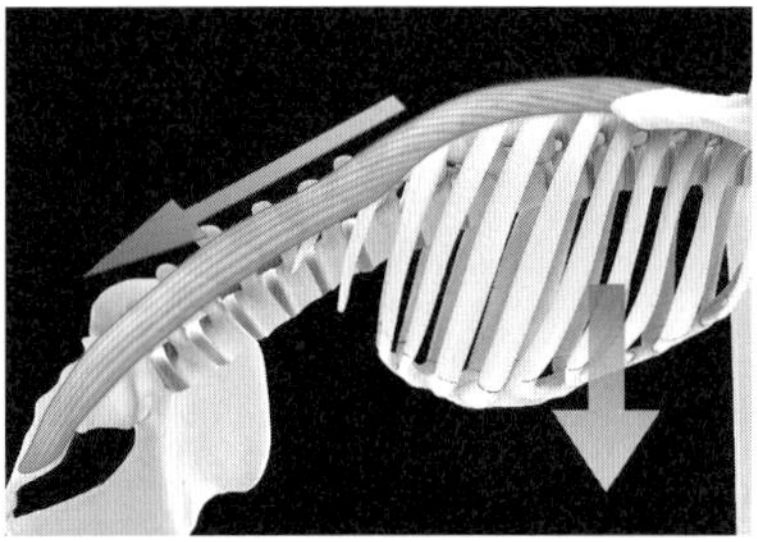

椎間板への圧力が増大することは、背筋の働きも強く関係している

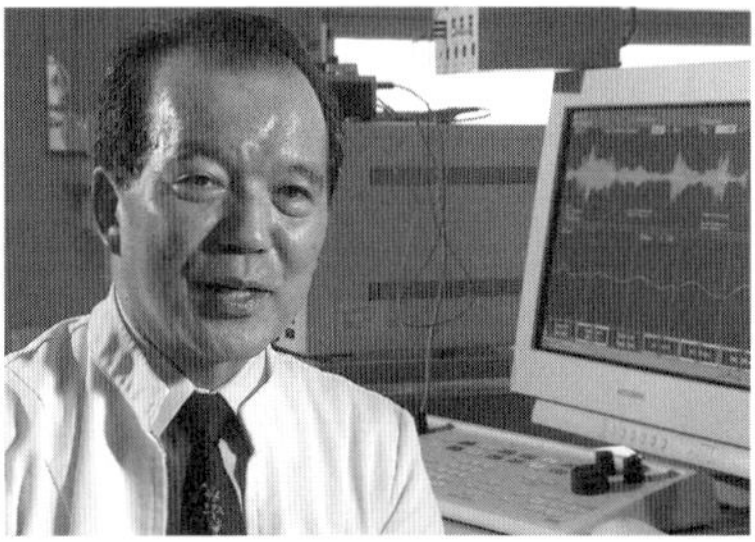

福島県立医科大学学長、菊地臣一博士

お辞儀をしたり、前にかがんでものを拾ったり、重いものを持ち上げたりするなど、私たちの生活のなかで、前かがみの姿勢をとる機会はきわめて多い。だが、実はその動作が椎間板や筋肉にとって大きな負担となっていることを、この実験結果は示している。

激しい動作の繰り返しが腰痛を引き起こす

農作業の長時間にわたる前かがみの姿勢が、私たちの腰にとって相当な負荷をもたらし、その結果腰痛を引き起こす。農業人口の減少、さらには耕作機械の発達により、1万3000年前のアブ・フレイラの人びとよりは農耕が原因の腰痛は少なくなってきていることは確かだろう。だが、現代社会においても、パソコンの作業、清掃の仕事、運搬作業など、長時間前かがみの姿勢をとらざるを得ないことも多い。

さらに現代では、これ以外の激しい動作の繰り返しによっても腰痛が起こることがわかってきている。しかも、その腰痛は子どもに多くみられる症状だという。

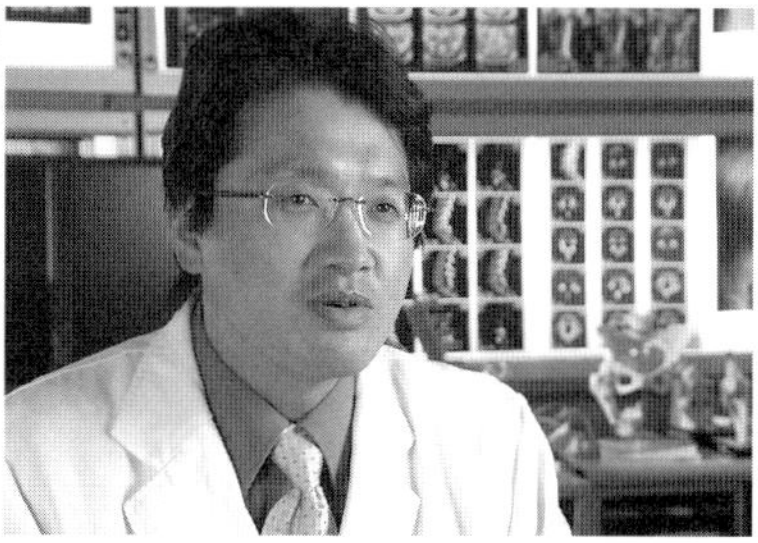
徳島大学・西良浩一医師

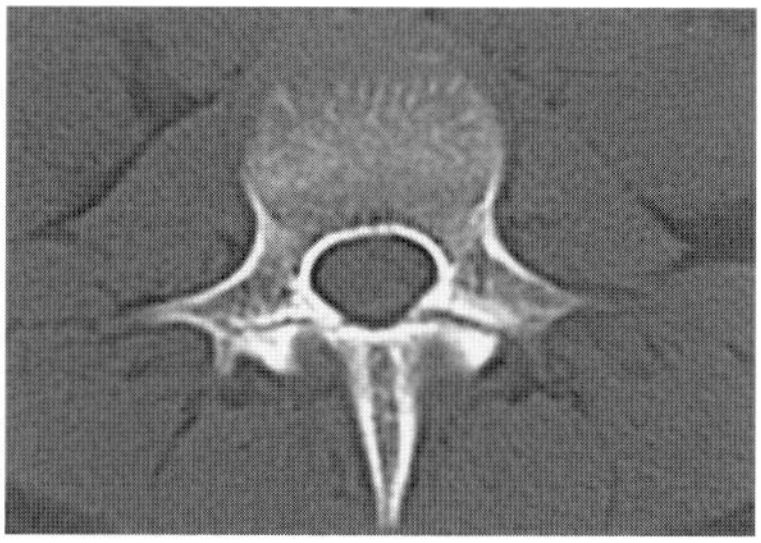
白い部分が骨折した箇所

兵庫県に住む中学3年生のT・Yさんは、中学1年の夏休み、テニス部でサーブの練習を集中的に行っていたところ、腰に軽い痛みを感じるようになった。はじめは、「練習がきつかったから、筋肉痛かなと思っていた」と言うTさん。だが、ある日突然、激しい痛みがTさんを襲う。

「柔軟運動をしてるときに、めっちゃ痛くって。普通に練習を始めたけど、いつもより痛かったから先生に言って、休んでた」

学校から連絡を受けたTさんの父親が迎えに行き、自宅でしばらく横になって安静にしていたが、Tさんの痛みは治まらなかった。

病院の医師による診断は、Tさんにとってまったく予想外のものだった。なんと、Tさんの腰椎の後ろの部分が2か所も骨折していたのである。「腰椎分離症」という病である。検査の結果、テニスのサーブの動作による激しいひねりと反りを、何度も繰り返したことが大きな原因となって、腰椎が「疲労骨折」を起こしたことがわかった。

Tさんを診察した徳島大学の西良《さいりょう》浩一医師は次のように言う。

「最初に、Tさんが来たときに、テニス部で熱心に練習をしていて、痛みが出る前にサーブの練習を一所懸命やっていたと聞いて、おそらく腰椎分離症ではないかという気持ちで診察しました。大人の腰痛患者さんですと、腰椎分離症が痛みの原因となることはそれほど多くないのですが、子どもの場合ですと、かなりの割合で分離症であるという認識を持っています」

Tさんは、体に合わせてつくった固いコルセットをつけて、体育の授業とテニス部の活動をしばらく休んだ。コルセットを装着してから半年後、Tさんの骨は2か所とも無事につながった。だが、発見が遅れれば、一生骨がつながらなくなる可能性もあったという。

西良医師が行った調査からは、子どもの腰痛に関する驚くべきデータが出ている。スポーツで腰痛を訴えた子どもたち2300人を調べたところ、約3割もの子どもから腰椎分離症が見つかったというのだ。

西良医師は言う。

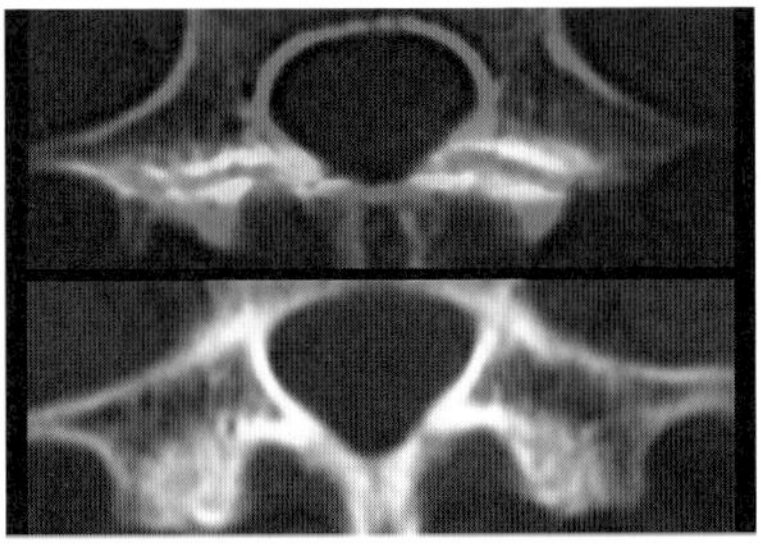

治療前（上）と治療後の画像

「難しいのは、どれだけ激しいスポーツをしても腰椎分離症にならない子もいますからね。それぞれの子どもの体質にもよるんです。ですから、子どもたちのスポーツすべてがまずいということではないのは事実なんです。ただ、いろいろな体質の子がいますから、全員に同じ強度のスポーツをさせると、ある子にとってはきついということは言えると思います」

4 脳と心と腰痛

作家・夏樹静子さんの腰痛

ここまで、さまざまな角度から腰痛に迫ってきた。

二足歩行とともに、自由に動く腰を獲得した私たち人類。

人類のよく動く腰は確かに腰痛のタネとなったが、直立の姿勢で日々歩き、走る狩猟採集生活の時代には、おそらく腰痛のタネが花開くことはなかった。だが、農耕の誕生によって長時間、前かがみの姿勢をとることで、腰痛のタネは花開いてしまった。また、現代では、スポーツなどの激しい動作の繰り返しが原因となって、腰痛を訴える子どもたちが多数存在していることもわかってきた。

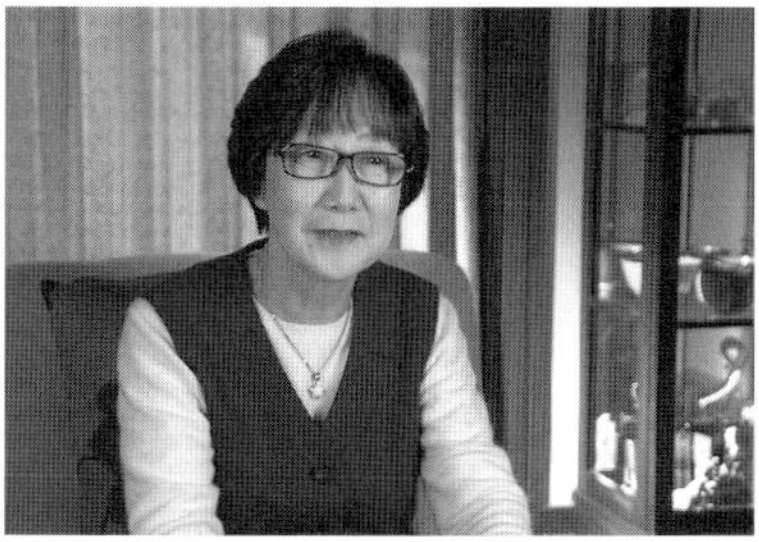
作家・夏樹静子さん

ここまでの取材を通して見えてきたことを整理してみよう。

1、人類の腰痛には、二足歩行と自由な腰が関係していることは確かであるが、それが直接の原因とは言えない。

2、ハザの人びとや長距離選手の例からもわかるように、人間の腰は200万年以上続けてきた狩猟採集生活に適しており、1万3000年前に始まった農耕やその後の文明社会が生み出したさまざまな姿勢や動作には適応していない。

だが、果たして腰痛のすべてが、私たちが行う無理な姿勢や動作に起因しているものなのだろうか。

『Wの悲劇』など、ミステリーを主にこれまでに100冊を超える作品を執筆してきた作家の夏樹静子さんは、腰にこれといった異常がないにもかかわらず、原因不明の重い腰痛に苦しんだ経験を持っている。その経験は、『腰痛放浪記 椅子がこわい』(新潮文庫)という本に詳しくまとめられている。

夏樹さんの腰痛は、ある日、書斎の椅子に座っていて腰に違和感を感じたことから始まる。やがて痛みが強くなり、眠りを妨げるほどの激痛が続き、椅子に座ることがまったくできなくなり、外出もおぼつかない。それでも、夏樹さんは腹ばいになって原稿を書き続ける。だが、次第にそれもできないほどの激痛に襲われるようになっていった。私たちのインタビューに対して、夏樹さんは聞いているこちらもつらくなってくるような表現で、当時の痛みについて話してくれた。

「すごい熱感を持って、腰がガンガンと火山になったみたいな感じの痛さ、それから、むしろ逆にヒヤッとした感じ、骨にひびが入っていくような、骨が切られていくような感じのミシミシッ、ミシミシッとした痛み」

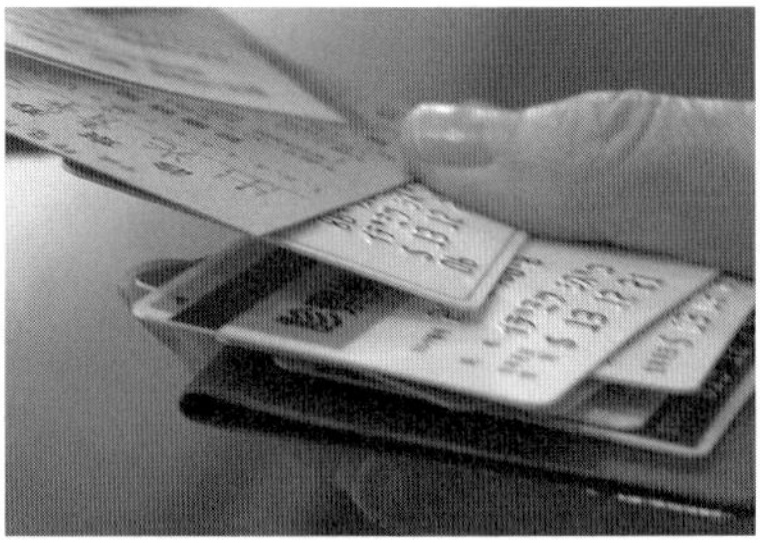
夏樹さんが通った病院の診察券の束

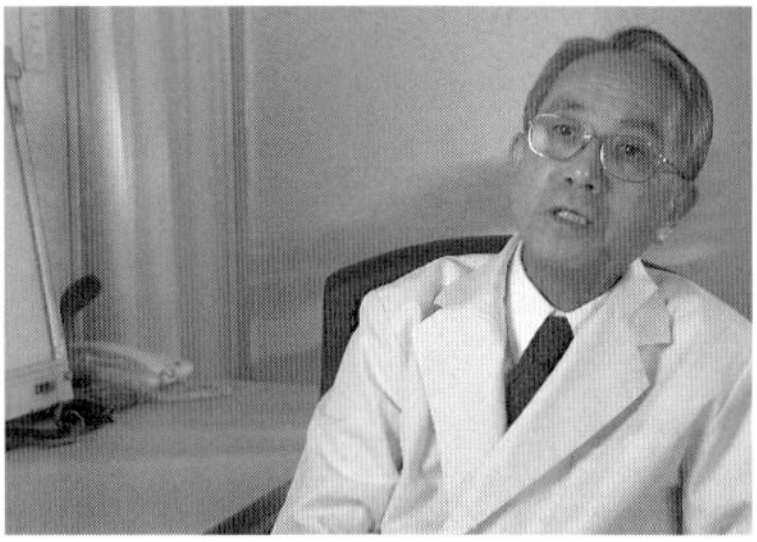
平木英人医師

夏樹さんは何軒も整形外科を訪ねたが、いくら検査しても、激痛を起こすような異常は見つからない。原因不明のまま、さまざまな民間療法まで試してみたが、腰の痛みは一向に消えなかった。

心療内科医の一言

腰痛が発症してから2年半後、夏樹さんは知人を通じて、ひとりの医師を紹介された。その人は、整形外科ではなく、心療内科の医師であった。夏樹さんを診察した平木英人医師は、夏樹さんの腰痛を「心因性」と判断した。腰に原因があったとしても、それが主因ではなく、「心が痛みを生み出している」と診断したのである。

平木医師の診断を聞いた夏樹さんは言った。「冗談じゃないって。そんな心因で腰痛になるはずがないし、先生は心療内科だからすぐに何でも心のせいになさるんじゃないですか」

平木医師は、当時を振り返って次のように言う。

「非常に長い間、しかもたくさんの病院を回ってこられたが、骨や椎間板に器質的な疾患が見当たらない。夏樹さんのおっしゃるような痛みに見合う整形外科医の所見が出てこない。ですから、これは『心因性』の痛みと考えてもいいのではないかと、考えました。

夏樹さんは、ちょうど腰痛が始まる直前に、新しいジャンルを切り開こうとなさっておられた。私どもから見ると、それがやはり大きなストレスとなっていたのではないかと思いました」

腰痛発症の直前、夏樹さんは初めて、ミステリーではない2つの作品に挑戦していた。ひとつは純文学、もうひとつは評伝。作家としてのストレスが原因と考えた平木医師は、夏樹さんに完全に筆を断つことをすすめた。

「平木先生のおっしゃったことは、人間には意識と潜在意識がある。あなたは自分の心では張り切って仕事をしていて何もストレスは感じずに、何も不安はなかった。でも、あなたの知らない潜在意識がもう疲れ切っていたんだ、と。潜在意識は、『疲れ切って、休みたい、休みたい』と訴えていたんだけど、あなたの意識はそのことに気がつかないで、つぎつぎ仕事を引き受けて、やるぞやるぞと頑張る。意識と潜在意識がどんどん乖離《かいり》して、とうとう生体として、人間として危ないという感じになってきて、潜在意識が〝幻の病気〟をつくり出して、あなたを病人にして休ませて仕事をできなくさせたんだ、というふうなことをおっしゃったと思います。『もう仕事をやめなさい』と。『断筆しなさい』、『作家は諦めて一主婦として生きなさい』、『夏樹静子の葬式を出そう』と。それ以前は、先生のことばに逆らってばっかりいたんですけど、もう降参という感じで、私も『わかりました、もうやめましょう』と」

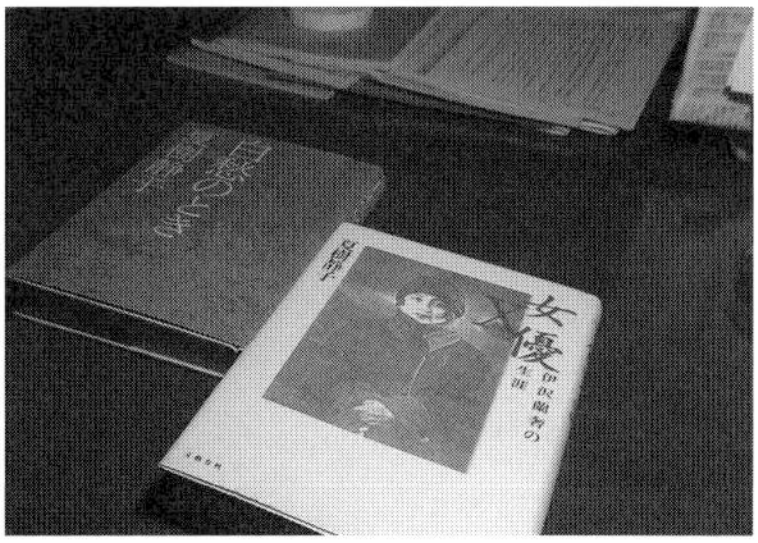

腰痛が発症する直前に夏樹さんが執筆した小説（『白愁のとき』）と評伝（『女優X——伊沢蘭奢の生涯』）

平木医師の勧める病院に入院した夏樹さんは、結局1年間の休筆を決めた。すると、不思議なことに3年間続いた夏樹さんの腰の痛みは日一日と和らいでいき、3週間後には消えていった。

夏樹さんは言う。

「心因性だったと心底納得したのは、退院して、やっぱりほんとによくなったんだなと思ってからでしょうかね。そのときは、生き返ったような、回復の喜びを感じました。ほんとにみずみずしい新鮮な喜びでした」

〝心因性〟腰痛

最近の研究では、人の腰痛は、骨や椎間板の異常だけが原因ではないことが明らかになってきている。夏樹静子さんの例のような、器質的な疾患が見当たらない腰痛は、〝心因性〟腰痛ともいわれているもので、近年、特に注目されているものだ。

前出の福島県立医科大学学長の菊地臣一博士は、30年以上にわたり、腰痛治療を専門にしてきた人物である。腰痛に関する国際学会の会長も務め、腰痛研究の最前線を知り尽くしており、今回の私たちの取材でも数々の貴重な意見を伺うことができた。菊地博士は次のように言う。

「腰痛患者のうち、椎間板ヘルニア、変性すべり症や腰部脊柱症、また腰部脊柱管狭窄を来たすさまざまな病態など、きちんとした診断名がつくその割合はわずか15％です。そのほかは、いわゆる『非特異的腰痛』と言われるもので、痛みは腰にあるが、それがどこから来ている痛みかはわからない。腰痛の85％はこの『非特異的腰痛』が占めていると言われています」

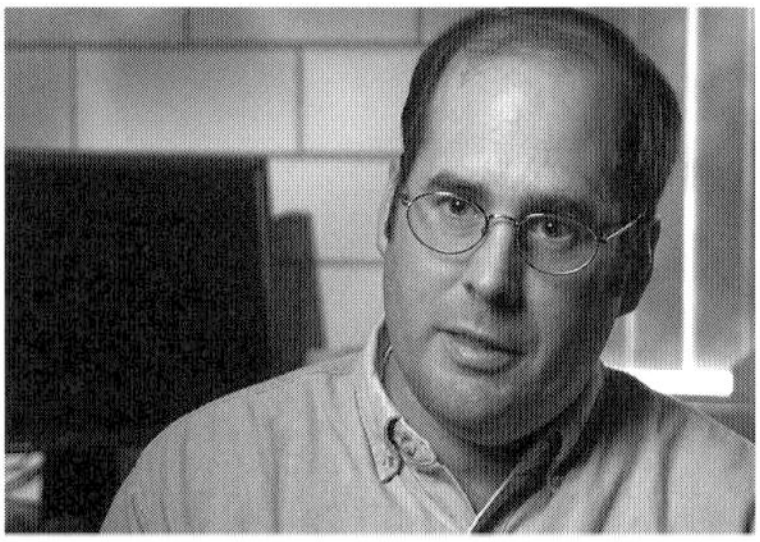
シンシナティ大学、カミット・デービス博士

菊地医師によれば、腰痛のほとんどの原因が実はまだわかっていない。検査を行っても、骨や椎間板の異常が見られないケース、また逆に画像などに異常が見られても実際の痛みの原因とは一致しないケースも数多い。そうしたなかで、近年注目されているのが、腰痛と心の関係である。仕事上のストレス、家庭内の不和、人間関係のストレスなどが腰痛と結びついているというものだ。

心理的ストレスが腰へ及ぼす影響

アメリカ・シンシナティ大学のカミット・デービス博士は、心理的ストレスが腰へ及ぼす影響について研究している。博士が行った実験は次のようなものだ。

まず、60人の若者に腰の動きを精密に測定する装置を取り付け、重さ7キロの箱を移動させる作業を行わせる。作業の内容は、Rの札が貼ってある箱は右へ、Lの札が貼ってあるなら左へ置くという単純なものだ。次に、箱に7桁の数字を書いた紙を貼り、3桁目と5桁目を足して偶数なら右、奇数なら左へと、心理的ストレスを加えて同じ作業をさせる。

2つの作業の背筋の緊張度を比べてみると、心理的ストレスを加えた場合のほうがより背筋の緊張が高まっていることがわかる。115ページの前かがみの実験で見たように、背筋が緊張すると、腰椎に加わる負荷は増加する。実験の結果、心理的ストレスを加えると、腰椎に加わる負荷が70キロも増えることがわかった。

デービス博士は次のように言う。

「この実験で発見したことは、持ち上げ作業中の腰の負荷には多くの要因が影響を及ぼしているということです。持ち上げる重さは重要な要因ですが、その他にも精神的要因も負荷に大きな影響を及ぼすことがわかりました。『何を持ち上げているか』だけでなく、『どう感じているか』が負荷と大きく関係するのです。腰痛の原因は数多くありますが、その一つに心理的ストレスの多い職場や生活環境があり、そうした環境では、腰痛になるおそれがあると言えると思います。現代社会は、あまりにも多くの複雑

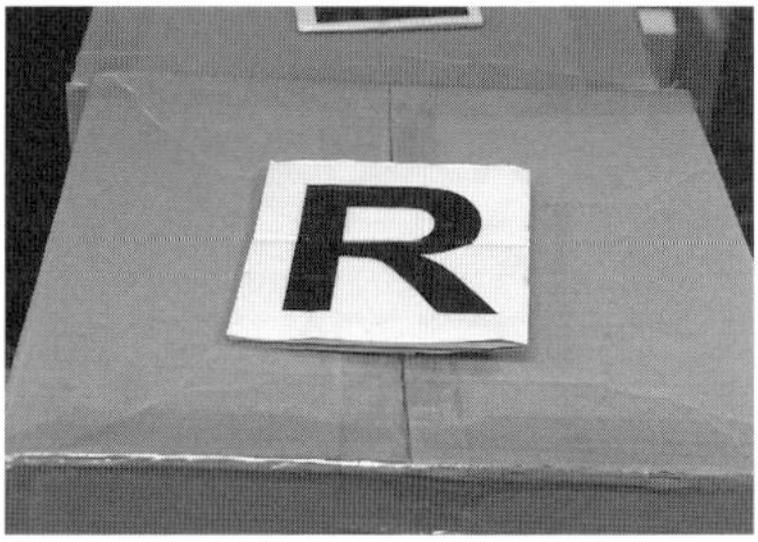

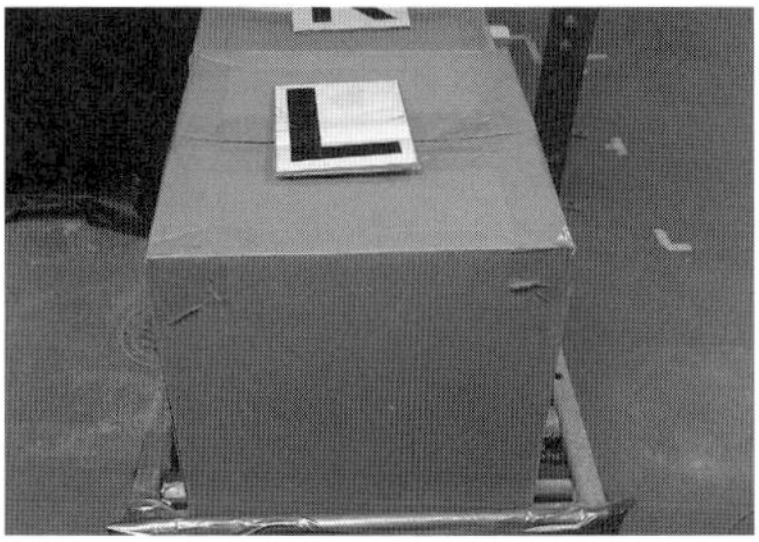

R（right）の箱は右、L（left）の箱は左へ

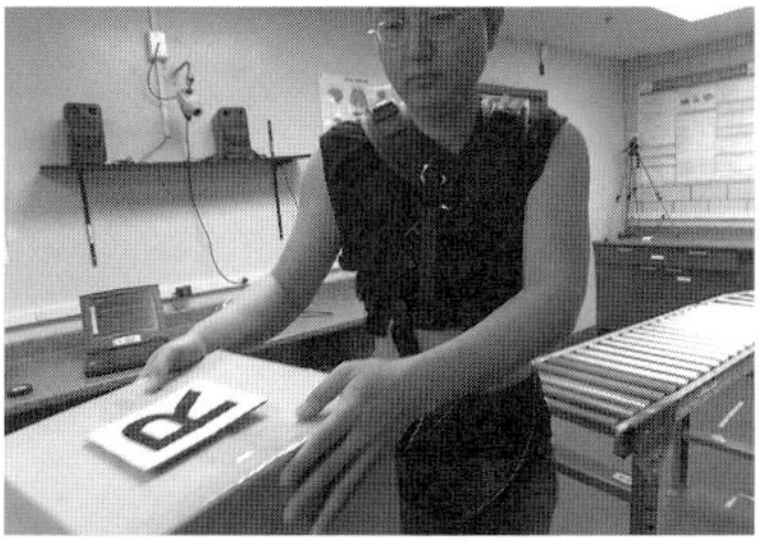

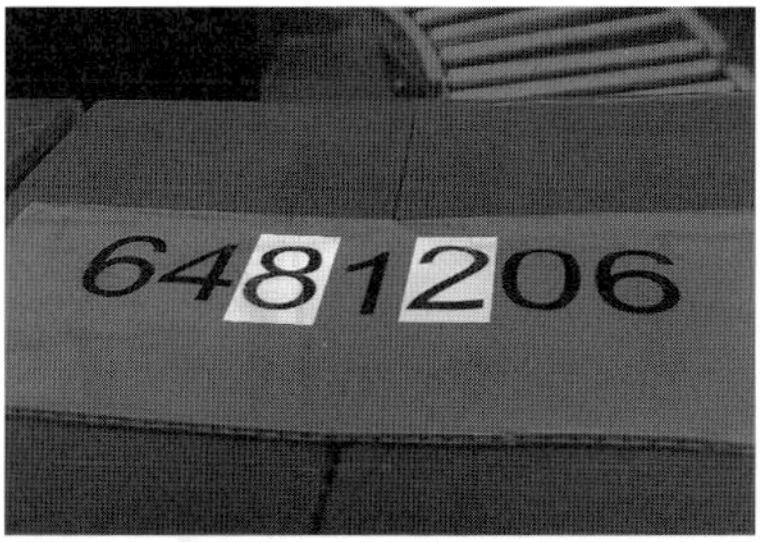

8＋2の場合は、偶数（10）なので右へ箱を移動させる

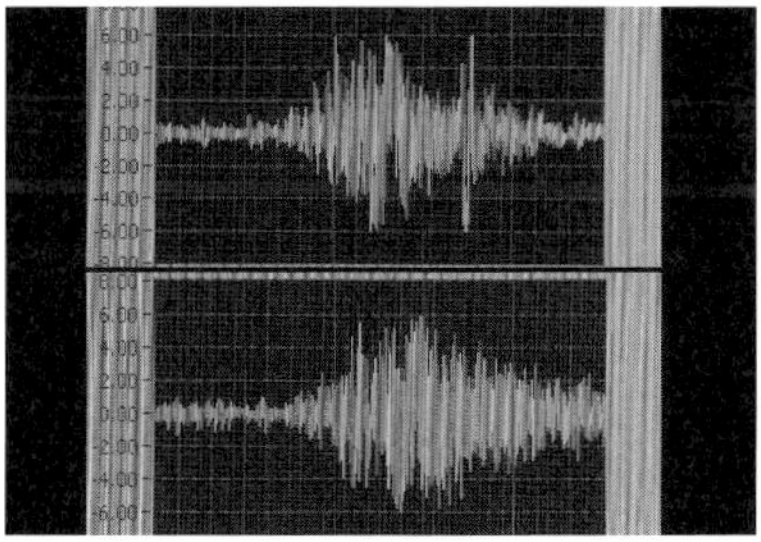

背筋の緊張度を比べたモニター。上がストレスなし、下がストレスありの場合

な要素で成り立っています。私たちの職場にも、腰に悪影響を及ぼすほどの心理的ストレスを起こすような要因が数多く存在しています」

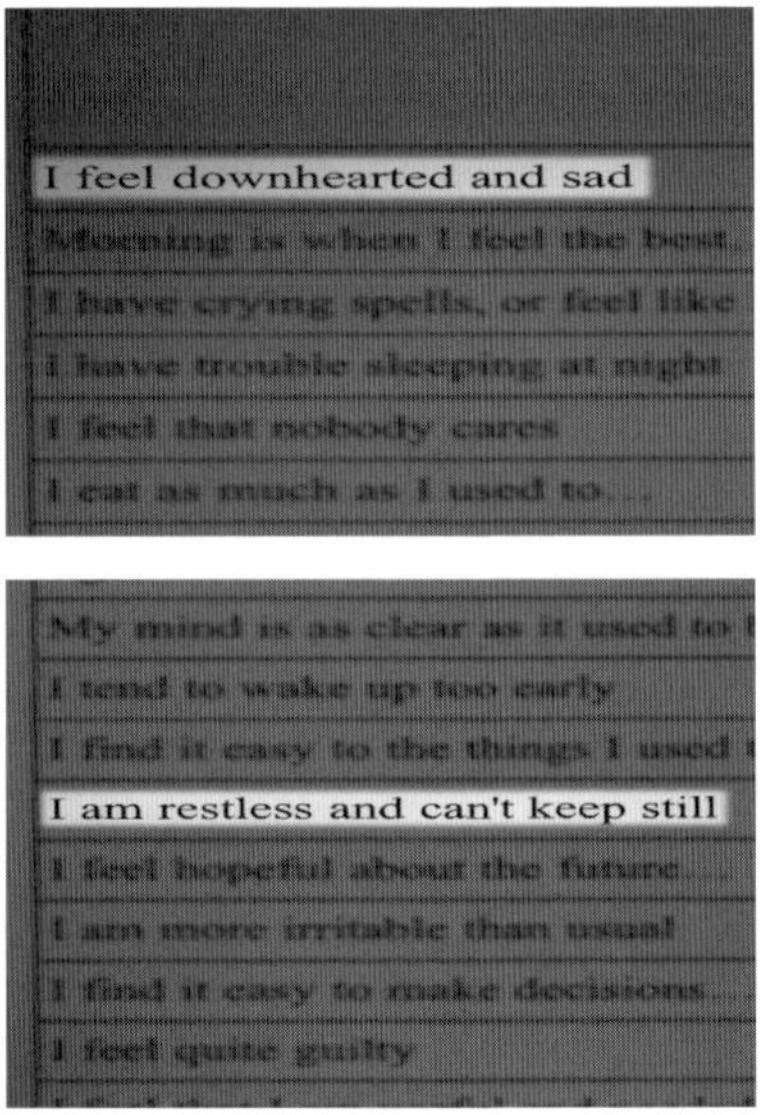

アンケート調査のペーパー。〝I feel downhearted and sad.（気分が沈みがちで悲しい）〟と〝I am restless and can't keep still.（不安でじっとしていられない）〟の文字が見える

「腰痛革命」

腰には大きな問題がみられないのに重い腰痛にかかってしまう人がいる一方で、逆に画像などからは腰に異常がみられるにもかかわらず痛みを感じない人がいる。その違いは、どこにあるのか。その手がかりとなる研究がある。

アメリカ・スタンフォード大学整形外科では、腰に軽い痛みを感じている100人を5年間追跡調査した。その結果、「気分が沈みがちで悲しい」ことがよくある人や、「不安でじっとしていられない」ことが多い人は、心理的に安定している人に比べ、約30倍も重い腰痛になりやすいことがわかったのである。

追跡調査を行った同大学のユージン・カレギー博士は次のように言う。

「どのような人がなかなか回復しないのか、重度の腰痛を持つようになるのか、逆にどのような人が軽度の腰痛、またはまったく症状を持たないようになるのか。私たちは、その判断材料を調べました。腰に大きな問題はないのに、重い腰痛を持っている人たちがいます。そうした人たちは、心の問題や、家庭や職場の問題が、腰痛の重症化に深く関わっていると考えています」

カレギー博士らの研究は、一部の専門家からは「腰痛革命」とも言われている。

――腰痛の理解は、今、革命的な段階に来ているのですか？

私たちの質問に対して、博士は次のように答えた。

「過去5年、10年で大きく変わってきたと思いますが、実は決して新しい考え方ではありません。今から100年前、ウイリアム・オスラーというアメリカの著名な医学博士が次のような言葉を残しています。『患者の病気を理解するより、病気の患者を理解するほうがもっと重要である』と。オスラーは、『患者が誰であるのか。その人の生活状態はどうなのか。そして、その人の性格はどうなのかを知ることが、きわめて重要で、それらの要因が、その患者に病気がどのように現れるかを示す原因となるだろう』と考えていたのです。彼が言ったことと、私たちが今言っていることは同じだと思います」

脳のどの部分が痛みに反応しているか

最新の脳研究からも、心と腰痛の関係が徐々に明らかになってきた。脳生理学を専門とするアメリカ・ノースウエスタン大学のバニア・アプカリアン博士は、激痛を訴える慢性腰痛の患者を調査、脳のどの部分で痛みを感じているのか実験で調べた。

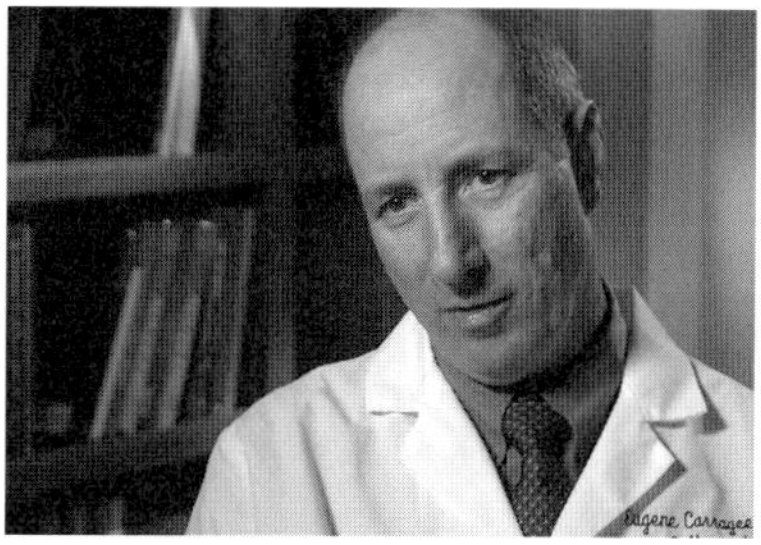

スタンフォード大学、ユージン・カレギー博士

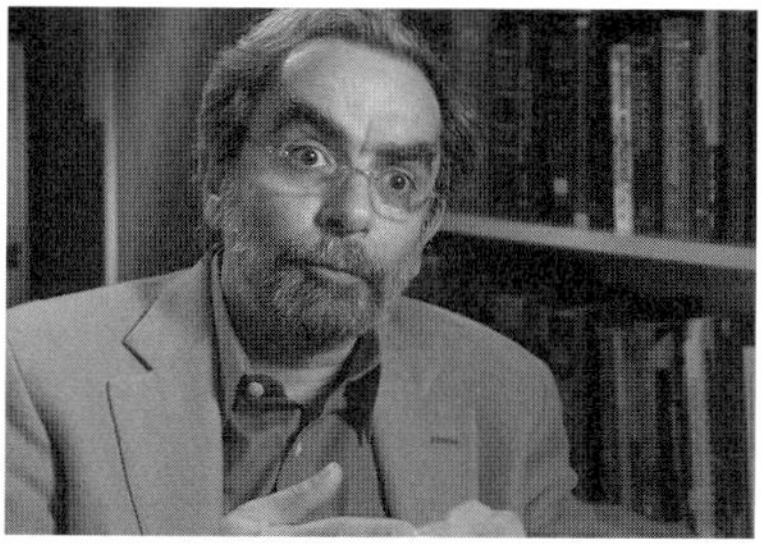

ノースウエスタン大学、バニア・アプカリアン博士

「私たちは、腰痛を感じているときに、脳のこの領域が働いているのかを調べました。慢性腰痛を抱えた人の痛みは、たとえば、指を火傷したときの痛みとは、活性化する脳領域が違っていました。火傷や、針で皮膚を刺したときのような痛みは急性の短期的な痛みで皮膚の損傷に伴って起こるものですが、やがてはなくなるものです。

それに対して、慢性腰痛に苦しんでいる患者で活性化する脳領域は、皮膚の痛みとはまったく違う、感情に関わる脳領域だったのです」

実験では、まず腰痛が起きていないときに、外部から実験的に腰に痛みを与える。この場合、脊髄を通ってきた痛みの信号は、脳内の「視《し》床《しょう》」と呼ばれる場所を経由して脳全体に広がっていく。

一方、慢性化した激しい腰痛を感じている時、視床は活動をしていない。活動しているのは、高度な思考をつかさどる「前頭葉」の部分であった。活動をしていた前頭葉の部分は、ストレスや不安など、自分にとって好ましくない感情を抱いたときに強く活動する部分である。アプカリアン博士の実験が明らかにしたのは、慢性腰痛患者が訴える激しい痛みは、外から与えられた痛みとはまったく別のメカニズムで感じているということだ。

慢性腰痛の患者は、腰から送られてくるわずかな痛みの信号により感情をつかさどる前頭葉が刺激されてしまい、それを激しい痛みと感じてしまうのではないかと博士は考えている。

「慢性腰痛患者は、痛みへの感情的な反応をコントロールできなくなっています。痛みの記憶が増幅され、しかも長く持続するようになってしまっているのではないかと考えています」

徐々にではあるが、明らかになってきた腰痛と心・脳の関係。腰の異常だけでなく、私たちの社会そのものにあるさまざまなストレスや、自分自身の心からも影響を受ける腰痛というやっかいな病。では、私たちは、この病とどのように付き合っていけばいいのだろうか。

腰痛治療最前線

今、世界中の多くの国では、国家的な取り組

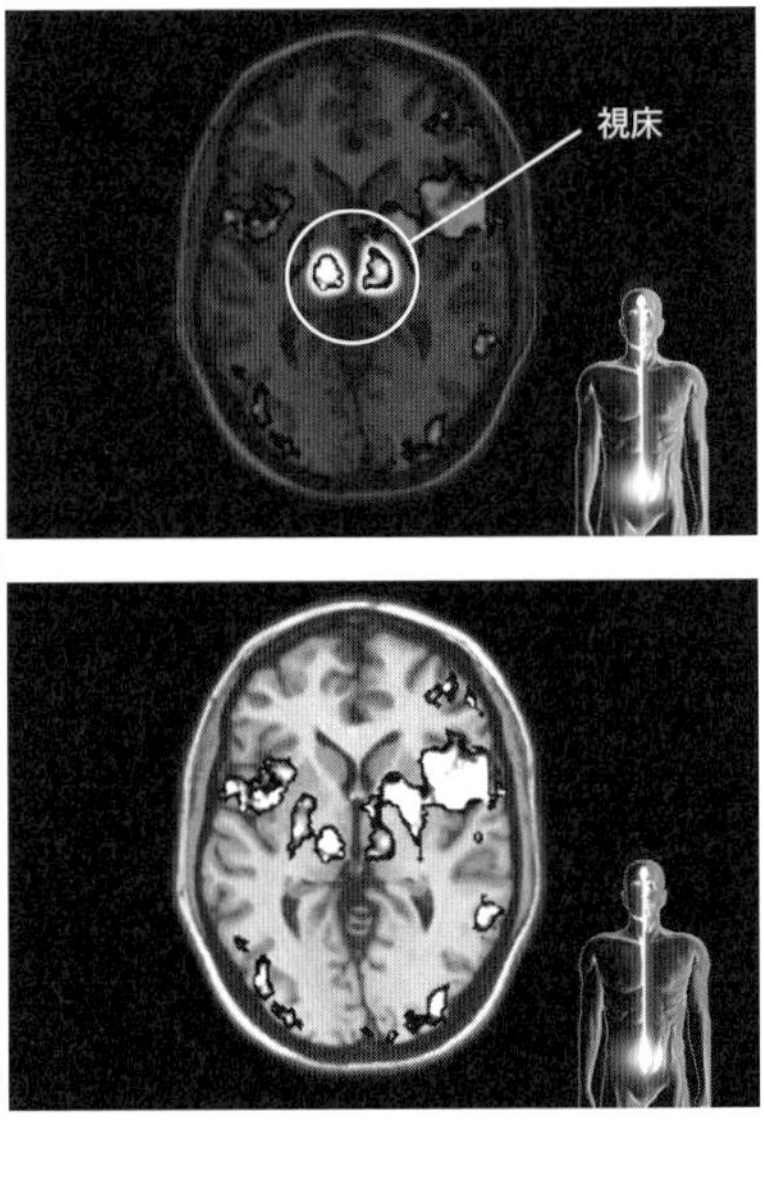

実験的に痛みを与えた場合の脳の状態。中央の「視床」を経由して痛みが全体に広がっていく

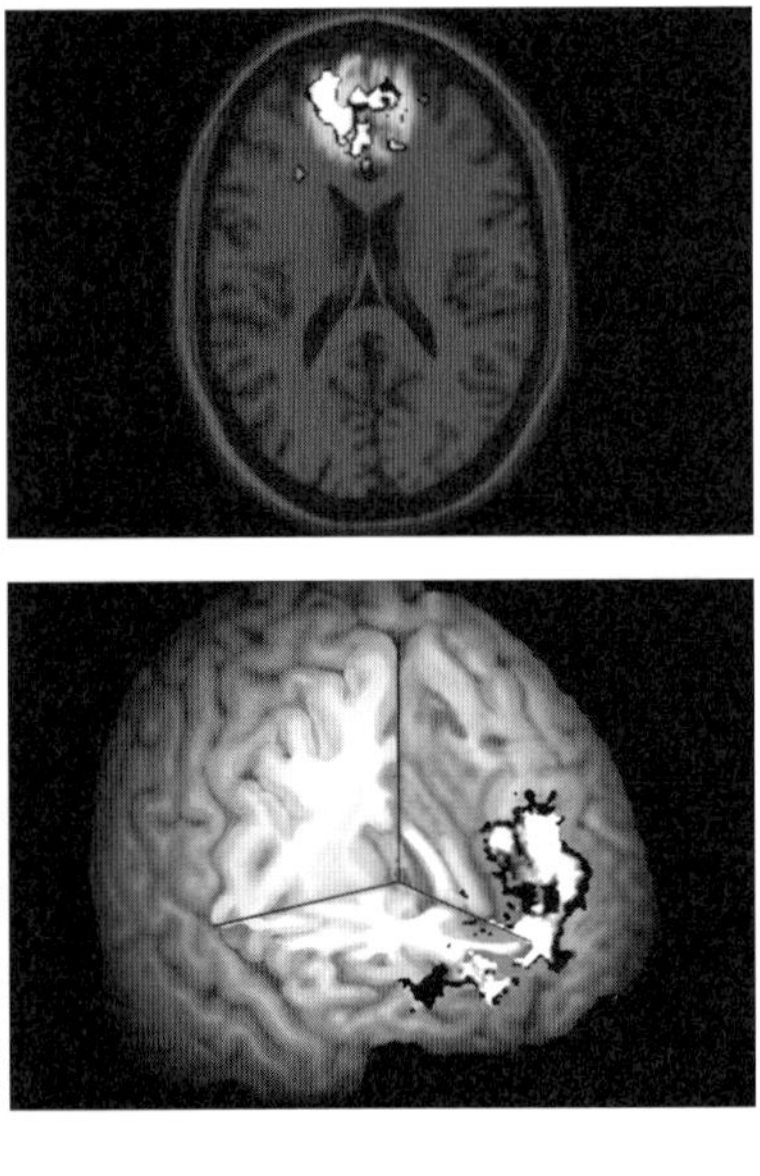

慢性腰痛を抱えた人の脳の状態。感情をつかさどる「前頭葉」の部分が活動している

みとしての腰痛対策が行われつつある。その理由のひとつには、現代のストレス社会によって、原因不明で明確な治療法を提示することのできない腰痛、いわゆる「非特異的腰痛」を抱える患者が、もはや見過ごすことのできないほど増えているという状況がある。重い腰痛を抱えた人が増えていけば、家族や職場の負担は増加し、その経済的・社会的損失は計り知れない。国家として、腰痛をこのまま放置しておくわけにはいかなくなったのだ。その動きを受けて、腰痛の研究はここ10年ほどの間に大きな発展を遂げ、腰痛に関する新たな知見が蓄積されてきている。

以前は、専門家の間でも、腰痛は腰椎などの背骨の障害であるという捉え方に留まっていた。医師にとっても、原因がよくわからない腰痛は非常に扱いにくいものであり、これまではどちらかというと「逃げていた」状況だったという。また、腰の悪い部分を見つけ出して適切な治療を行えばいいというアプローチでは、成果がなかなか上がってこないという現実も存在していた。

こうしたなか、骨や椎間板の異常などの器質的な要因だけでなく、目に見えない心理的・社会的な要因の影響も考慮しながら治療を進めていこうという取り組みが始まっている。

本稿でも紹介してきた福島県立医科大学では、日本で初めて整形外科と心身医療科が連携して、患者の心に隠された腰痛の根本原因を探ろうという取り組みを始めている。私たちが取材に訪れたときには、整形外科と心身医療科の医師たちの間で、家庭環境に問題を抱えたある慢性腰痛患者について話し合われていた。

「家に帰ると、お父さんとの関係に何か問題があるということではなかったですか?」「私としては、妹さんがキーパーソンだと思っていまして」

事情を知らない人間が見れば、腰痛患者のことを話しているとはとても思えない光景だ。だが、こうした連携によって、福島医大にかかっている腰痛患者のうちの3割に、心の問題が関係していることがわかってきている。

菊地臣一博士は次のように言う。

「治療をしても、必ずしも私たちが予想していたほどにはよくならない方がいる。これはなぜか、というのが試みのきっかけです。私たちの病院では、心身医療科、理学療法士、心理療法士、リハビリテーションの先生、ソーシャルワーカー、看護師、それとわれわれ整形外科医が集まってやっています。

その結果として、心身医療科の先生から、これは手術を避けたほうがいいと言われることもあります。今までの「CURE」、治す、治療するという考え方に加えて、「CARE」、完全にはよくならないけれども、なんとか折り合いをつけながら生活していこうという考え方も取り入れています。職場に問題があるのなら我々が職場とかけ合う、家庭生活に問題があるようだったら、家族の方に来ていただいて話をする。今後の腰痛治療は、おそらくそういう方向に向かっていくのではないでしょうか」

実際に、心理的ストレスを和らげることによって腰痛を治療しようという取り組みも始まっている。ニューヨーク大学の整形外科では、腰の痛みが強くないかぎり、歩くことを積極的にすすめている。歩くことは、椎間板だけでなく、精神的にも良い効果があるからである。

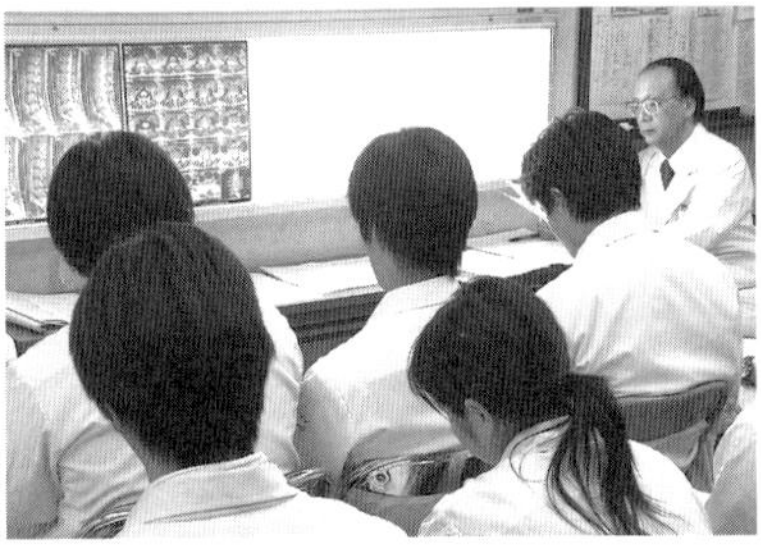
整形外科医と心身医療科医の医師たちの話し合いの様子

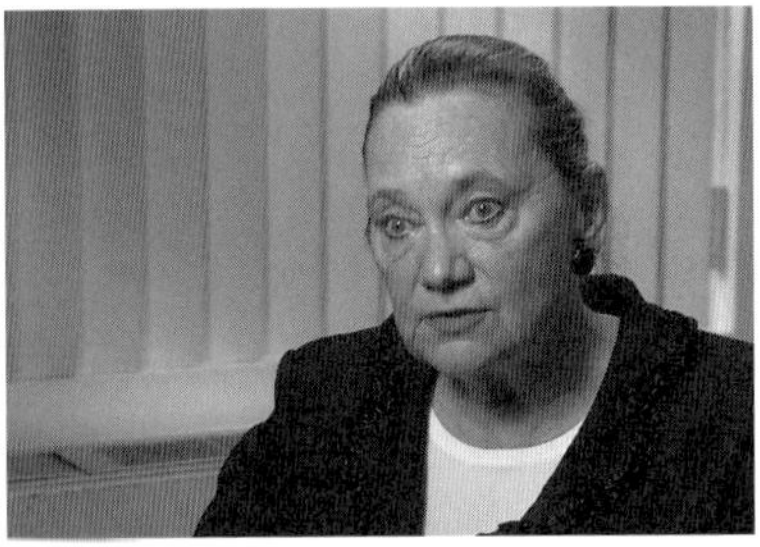
ニューヨーク大学マルガリータ・ノーディン博士

同大学のマルガリータ・ノーディン博士は歩くことの効用について、次のように語る。

「ウォーキングの効果には、ふた通りあります。ひとつは生理的効果、もうひとつは心理的効果です。生理的効果とは、血流が増加して筋肉が活性化されることです。また、椎間板の健康維持にも重要です。心理的効果としては——急いでいるときなどを別にして——ウォーキングはリラックスの方法となります。リラックスしていれば、気分がよくなります。汗をかくほどの速さで長距離を歩けば、体内のエンドルフィンが増加します。エンドルフィンは体内にある鎮痛剤であり、痛みを軽減させる働きがあります。

歩いていると、苦しみや悩みから次第に心が解放されていきます。さらに、全身の筋肉を動かすため、脳の多くの部分が活動を始めます。脳は歩くことに集中していき、ほかのことは意識にのぼらなくなっていきます。こうして、ストレスが和らいでいくのです」

実際に、院内でウォーキングを行っている患者に、その効果のほどを聞いてみた。

——ウォーキングを始めると、腰の痛みはなくなるのですか。

「はじめは痛みを少し感じますが、体が温まってくると痛みは消えていきます。2分くらい歩くと、気分が非常に良くなってきます。この病院に来た当初は、腰から脚までに突き刺さるような痛みがありました。今では、腰の周りに小さな痛みを感じるだけです」

自動車や電車など、移動手段に乗り物を多用し、座って行う仕事が増えた現代人は、ますます歩かなくなってきている。ノーディン博士は、そもそも人間は歩く動物として進化しており、体の仕組みもそのためにつくられているという。私たちの体には約300もの関節があるが、体を動かさなければ、関節に必要な栄養分が届かない。栄養は、体を動かすことで圧縮と緊張によって供給されるからだ。博士自身も、プロジェクトが終わるたびに歩くようにしているという。

「歩くと、頭がすっきりします。ウォーキングは非常に簡単です。私の骨も軟骨も筋肉も椎間板も、歩くことでご褒美をもらったことがわかります」

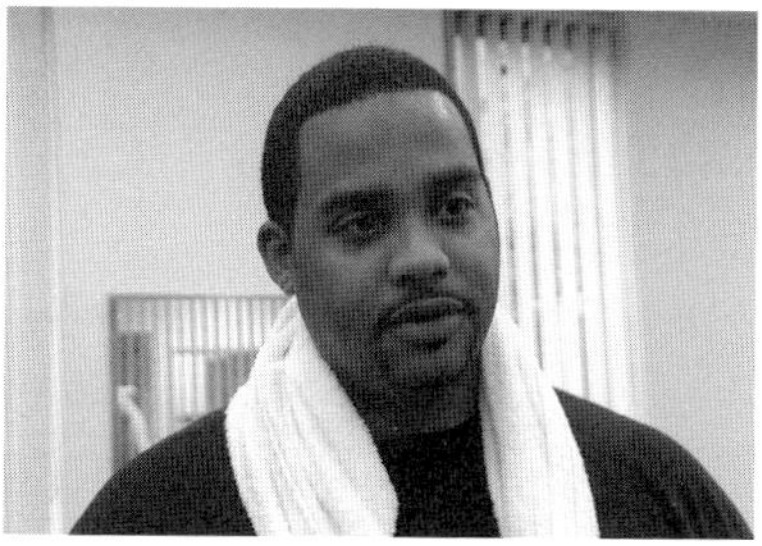
院内でウォーキングを行っていた男性

EBMとNBM

近年、医療の在り方を示す言葉としてEBMという概念が広く唱えられている。Evidence-Based Medicine の略で、日本語にすると「根拠に基づく医療」という意味だ。研究成果や過去の臨床結果など、科学的根拠に基づいた情報を踏まえながら、患者にとって最善の治療を行っていくという考え方だ。腰痛治療の分野でも、EBMの導入によって、現在、研究・治療とも大きく変化しつつある。言うなれば、腰痛に対する「パラダイムチェンジ」が起こっているとも言える。

EBMの浸透によって、これまでの腰痛に関するさまざまな知見も覆されつつある。従来行われてきた治療法の多くが、実は科学的根拠に乏しいということが明らかになってきた。たとえば、かつては「腰痛は安静にしておくのがいい」といわれていたが、最新治療法では、「動けるのなら動いたほうがいい」という考え方がスタンダードになりつつある。

長期間休んでいると、筋肉や心肺機能などが低下し、心も塞ぎ込んでくる。ニューヨーク大学の例でもわかるように、休むのではなく、動いていれば気分も前向きになり、社会復帰も早まり、痛みを緩和していくという好ましいサイクルが生まれていく。

　ＥＢＭが明らかにしたことが、もうひとつある。それは、これまで見てきたように、心理的そして社会的な要因が腰痛と深く関係しているということだ。福島医大の菊地臣一博士は次のように言う。

「大部分の人が抱えている腰痛には、心理的、社会的因子、そして生物学的な因子が複合して関与しているはずです。ですから、それに応じたきめ細かい対応が必要です。ＥＢＭという概念が明らかにしたことは、腰痛においては、ＮＢＭ（Narrative-Based Medicine：物語と対話に基づいた医療）がきわめて大事であるということです。患者と医師の信頼関係があればあるほど、治療成績も患者の満足度も高まるということが実証されています。ですから、腰痛診療の基本にはやはり医師と患者のお互いの信頼関係が前提になります。それはたぶん、すべての疾患や医療にも共通することだと思います」

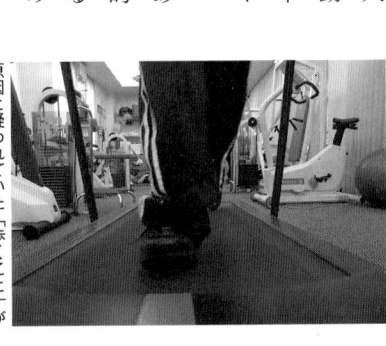

原因と疑われていた「歩くこと」が実は腰痛にはいいことがわかってきた

　ＮＢＭとは、患者が語る自分自身の物語と医師との対話から、病の背景にある問題に迫っていこうというアプローチである。作家・夏樹静子さんの例は、このＮＢＭに基づいた治療といってもいいだろう。現在、腰痛治療の最前線では、このＮＢＭとＥＢＭを両輪として、患者と向かい合っている。

心と体が発する悲鳴

　腰痛は、二足歩行を選んだ人類が背負った宿命なのか？

　今回、取材を通してわかったのは、腰痛は二足歩行と関係はあるが、決して宿命の――誰もが避けられない――病ではないということだった。

　私たち人類の祖先が二本の足で立ち上がってからおよそ６００万年。人類は、自由に動く腰を手に入れ、長距離を歩くように進化し、生息域を広げていった。

　だが、わずか1万3000年前、農耕が始まると、暮らしは一変し、腰への負担は増大し腰痛のタネが花開いてしまった。その後、私たちは、ますます歩くことを忘れ、便利さと快適さを追求していった。そして、いつの間に膨大なストレスにあふれた社会をつくり出し、腰痛をますます深刻なものにしてしまったのだ。

腰痛。それは、高度な文明社会に対して、私たちの心と体が発する悲鳴なのかもしれない。

これからの腰痛治療

福島県立医科大学
菊地臣一学長

従来の腰痛治療は、腰痛は腰に原因があるのだから、腰に手をつければ治るだろうという極めてシンプルな考え方で行っていました。しかし近年、この考え方だけでは、ある一定以上の治療成績はなかなか上がってこないということが徐々に認識されてきています。私どもの病院でも、残念ながら、いくら治療しても腰痛が取れない人、手術をしても必ずしも術前に予想していたほどには症状がよくならない人がいます。こうした例は、世界からかなりの数が報告されています。

だとしたら、これはモデルが間違っているのではないか。これまでは、椎間板が傷つく、あるいは変性してつぶれてくるなど、外傷モデルだったわけです。しかしこのモデルだけでは限界があるのではないかという反省の上に立って出てきたのが、生物的・心理的・社会的な疼痛《とうつう》症候群として腰痛を捉えてみようという考え方です。

腰に痛みがある場合、まず大事な点はそれが深刻な腰痛か、そうでないかを確認することです。つまり、がんなどの悪性腫瘍による腰痛ではないこと、あるいは化膿性脊椎炎、座骨神経痛、脚の麻痺などの重大な神経症状がないこと、そういうことを確認する必要があります。そうした症状は、ある程度治療法が確立しているので、すぐに専門家の治療を受ける必要があります。

しかし、大部分の腰痛は、生物的、心理的、社会的因子などが複合していると考えられますから、それに応じたきめ細かい対応が必要となってきます。

私どもの病院では、現在、整形外科と心身医療科が連携して治療にあたっています。心理的因子についての専門は、心身医療科あるいは心療内科です。また、職場の問題が原因となっていることもあるかもしれません。この場合は、職場の産業医あるいは職場の上司の力も必要となってくるかもしれません。

腰痛には、その人が持っているもともとの性格や気質、あるいは職場で上司との折り合いがうまくいっていないとか、今の仕事に対して不満を持っているとか、家庭生活に問題があるとか、さまざまな要因が深く関係していることが明らかになってきています。事実、そういった話を患者の方にすると、実は借金の問題を抱えていた、子どもの進学の問題で悩んでいた、といったケースが多くみられます。そして、そうした問題が片付いたとたんに腰痛が取れたという話も珍しくありません。

このように、あらゆる面からのアプローチをしていくやり方で今後、治療成績がどれほど上がっていくのか、これが現在の腰痛治療の課題だと思います。

患者の多くはまず整形外科に来ますから、その先生がいろいろな技術や知識に習熟していることが理想的です。患者の方が、今日は整形外科、明日は心療内科、明後日は職場の管理者のところへ、というのでは、患者にとって大きな負担となりますし、患者と医者との間で良好な関係が築けるような構図ではありません。ですから、実際の治療では、ひとりの先生がなるべく自分で診て、もし非常に複雑な要因があると考えられるのなら、時に専門家のアドバイスを受けるというやり方がいいと思います。

現代の治療法では、腰痛があるなら休んでいなさいとは言いません。欧米のキャンペーンでは「ステイ・アクティブ(stay active 活動的な状態を維持する)」と言っています。動けるのならば、動いていたほうがいい。動いて、なるべく早く職場に復帰する。だから、必ずしも痛みを治すことだけが目的ではなくて、もとの状態に早く復帰させることが今の腰痛治療の根幹です。従来は、痛みを取ることを主眼に置いてきましたが、現在では、痛みを取ることはあくまでももとの状態になるべく早く戻るための手段という考え方です。そして、窮極的には、たとえ痛みがあったとしてももとの状態に戻れるようにするという考え方も大切です。

たとえば、お婆さんが「腰が痛い」と言った場合、薬を出すこともひとつの方法ですが、そのかわりに杖を1本持ってもらうことで腰痛が軽くなるかもしれません。腰痛が完全に取れなくても、体を動かすことができて、日常生活を送ることができるのならば、そのほうが最終的にはその人にとっていいことが多いわけです。

その人をもとの状態に早く戻すこと——それが現在の腰痛治療における一番大事なポイントだと思っています。(談)

あとがき

本書は、6回シリーズで放送したNHKスペシャル「病の起源」のうち、前半の3回分をまとめたものです。番組は、身近な病気を取り上げ、時空を越え、その起源を人類の進化のなかに探ってゆくというもので、2008年4月から11月にかけて放送されました。

本書からは割愛させていただきましたが、番組では、毎回、病気に悩む俳優さんがナビゲーターとして登場し、人類の歴史や医学情報のすべてを収めたという設定の図書館風のスタジオで、理屈っぽくなりがちなテーマを身近なものとしてわかりやすく案内していただきました。

本書は、時間の限られている番組のなかに入りきらなかった情報を新たに加え、より丁寧に病気の起源に迫るために書き下ろされたものです。放送の内容より若干専門的で難しく思われる箇所もありますが、番組をご覧になれなかった方はもちろん、ご覧になられた方も是非手にとっていただき、病気の持つ意外な側面を知り、人間そのものをより深く理解することに役立てていただければと思っています。

ここで紹介している内容は、最新の医学情報と人類学上の発見や研究を組み合わせることによって、新しい切り口で個々の病気を論じたものです。ひとつひとつの情報が新しいこともさることながら、ストーリーがきわめてユニークなものとなっています。

しかし、そうした考え方が番組のオリジナルかというとそうではありません。最近、進化医学とかダーウィン医学と呼ばれている新しい研究分野が起こりつつあります。人類進化の観点から現代人の病気の原因を説明できるのではないかという考え方ですが、まだ研究者の数も少なく、これからの学問だと思います。研究者が少ないのは、研究が双方とも膨大な知識を必要とする医学と人類学という異なる学問に幅広く精通していなければならないということが障壁になっているのかもしれません。

私たちは、このユニークな考え方に惹かれましたが、番組になるような具体的な話となるとなかなか参考になるものがありませんでした。どのように番組を実現すればよいのか。プロジェクトには自然番組、医学・健康番組、科学番組、僻地取材を得意とするスタッフが集い、取材を進めるなかで番組化の可能性を探ることになりました。壮大な人類の進化の歴史を中心に話を展開するのが良いのか、それとも身近な病気が中心の方が良いのか。私たちは、壮大さと身近さという相矛盾する要素を実現するために、基本コンセプトは次のように決まりました。

1、身近な病気を入り口にする。単なる病気紹介ではなく、ヒューマン・ドキュメントと最先端の医学情報を軸とする。

2、時空を越え、病気の起源を人類進化のなかに探ってゆく。
3、最新の予防や治療法を紹介する。

このコンセプトに沿って、ディレクターやリサーチャーが世界中から集めた医学、進化人類学の最新研究をもとに、専門家に相談しながら各回のストーリーが練られていったのです。本書も基本的には、同じ流れになっています。

番組は、取材・ロケ陣だけでなく、デザイナー、CG制作、映像技術、作曲、音響効果、スタジオ演出、ナレーションの専門家たちがそれぞれの才能を存分に発揮して完成しました。結果的に、視聴者の方々からも大変高い支持をいただき、NHKスペシャルのなかでも2008年度の最高視聴率をマークしました。

反響の一部をご紹介しますと、

「驚きと知的興奮を呼び起こす、科学情報と医学情報が充実した優れた番組だった」

「週末の夜にふさわしい大人の番組。時間・空間を越えた取材の結晶に知的好奇心も満足した」

「さまざまな証拠品を検証して執拗に犯人（病気の起源）を追いつめていく見事な手腕は、ジェフリー・アーチャーの小説のような興奮すら覚えた」

イギリスの作家ジェフリー・アーチャーの作品になぞらえていただいたのには、個人的に彼の大ファンであるだけに気恥ずかしくもとてもうれしく思いました。本書は、動画もなければ音楽もないので当然番組とは異なりますが、できるだけ映像を取り入れビジュアル化に努めましたので、番組と同じようにみなさんも知的興奮を感じていただければ幸いです。

知的興奮といえば、それを最も強く感じていたのは、実は他ならぬ私たちスタッフ自身だったかもしれません。私も、シリーズの回を重ねるにつれ、あるフレーズが繰り返し脳裏にリフレインするようになっていきました。

「我々はどこから来たのか　我々は何者か　我々はどこへ行くのか」

フランスが生んだ後期印象派の巨匠ポール・ゴーギャンの代表作に記された有名な言葉です。ゴーギャンのこの作品は、人間の死生観を現したものとされていますが、私には、まさにシリーズが、人類の来し方の不思議さと現在の立ち位置、さらには今後の人類の行く末を強く問うているように思えました。

番組は、病気の起源を探るという私たちの当初の意図を越え、文明社会を築き上げたあげくに病に苦しむようになった人間とは一体何者か、という根源的な問いを密かに発するようになっていったのです。

我々はどこから来たのでしょうか。我々はアフリカから来た人間だ、という答えではあまりにも単純すぎるでしょう。この問いは、なぜヒトはヒトたりえたのか、あるいはあまたある生きもののなかで私たち人間だけがなぜ高度な知能を手に入れ、他に比類のない優れた生きものになったのかということを問うているように思います。

しかし、進化は一方で、私たち人類の体内にのちのち苦しむことになる病気の種をも埋め込んでいたのです。それが今、多くの人びとを苦しめています。しかも、それは人類自らが欲望を追い求め、高度な文明社会を築き上げてしまったからこそ発症したものでした。進歩が、人間を生物本来の生活から遠ざけたため、長きにわたる人類の進化史上経験したことのないような新たな病気が次々と生まれているのです。自らの首を自ら絞めるという、生物学的に見れば愚かとしか言いようがない我々は一体何者なのでしょうか。

今後、私たちはどこへ向かって行くのでしょうか。自分たちを苦しめるからくりが明らかになりつつある今、病気の苦しみから逃れることができるのでしょうか。それとも次々と出現する病に襲われ、淘汰への道を歩むのでしょうか。そして新たな進化をとげて再出発することになるのでしょうか。数万年後、あるいは数十万年後の人間を想像してみてください。「我々はどこへ行くのか」。そこには、私たちに文明そのもののあり方を問い直す、実に深遠な問いが含まれているように思います。

睡眠時無呼吸症、骨と皮膚の病、腰痛と見てきた「病の起源」。人類進化のなかにそれを探る旅は、まだまだ続きます。第2巻では、日本ではほとんど知られてはいないものの実は多くの人が苦しんでいる読字障害、日本人ならではの体質が生んでいる糖尿病、そして日本人の間で急増しているアレルギーを取り上げます。こちらでも、驚くような病の起源が明らかにされていきます。是非お手にとっていただければ幸いです。

最後になりましたが、番組は、人類学から医学の各分野まで本当に多くの研究者の方々の協力によって制作されました。紙幅の関係もあって、巻末にすべての方々のお名前を挙げることができませんが、忙しい研究の合間をぬって、私どもの取材やストーリーの相談にご協力いただきました多くの先生方に、この場を借りて改めて厚く御礼申し上げます。本当にありがとうございました。

2009年2月
NHKスペシャル「病の起源」制作統括　山元修治

「NHKスペシャル　病の起源」
取材協力／映像・資料提供

第1集　「睡眠時無呼吸症～石器が生んだ病」

京都大学　山極寿一
国立科学博物館　馬場悠男
千葉大学　磯野史朗
東京大学　原島博
東京臨海病院　山本保博
虎の門病院　葛西隆敏
虎の門病院　川名ふさ江
虎の門病院循環器センター　大野実
虎の門病院睡眠センター　成井浩司
認知情報科学研究所　竹本浩典
睡眠時無呼吸症歯科医師協会　ブルース・ベアード
スタンフォード大学　クリスチャン・ギルミノー
エチオピア国立博物館　バハネ・アスファウ
シドニー大学　コリン・サリバン
マックスプランク研究所　ゼレセナリ・アレムゼケット
秋元純一
小山哲士
佐藤誠
杉浦弘薫
髙井雄二郎
竹原真治
谷川武
月本佳代美
兵藤亜希
皆野川まりえ
葉山杉夫
本多清志
サラ・ホワイト
ATR-Promotions BAIC（国際電気通信基礎技術研究所）
JAXA
太田総合病院
相模が丘動物病院
類人猿研究所
Reggie White Foundation
ResMed
WTMJ-TV

第2集「骨と皮膚の病～それは〝出アフリカ〟に始まった」

京都大学　山極寿一
国立科学博物館　馬場悠男
国立環境研究所　中根英昭
札幌医科大学　神保孝一
東京都老人総合研究所　鈴木隆雄
新潟大学　遠藤直人
マハレチンパンジー研究プロジェクト　西田利貞
杉浦麻希子
月本佳代美
角田春奈
棟方さくら
クイーン・イングリッド病院　ゲルト・ムルバド
サウサンプトン大学　ニコラス・ハービー
ジョン・ムーアズ大学　ピーター・ホイーラー

ロンドン博物館　ビル・ホワイト
ペンシルベニア州立大学　ニーナ・ジャブロンスキー
ボストン大学　マイケル・ホリック
佐渡総合病院
マッダリーン・リングステッド
レスリー・コールマン
American Academy of Dermatology
The Cancer Council Victoria

第3集「腰痛～それは二足歩行の宿命なのか？」

国立科学博物館　馬場悠男
徳島大学　西良浩一
福島県立医科大学　菊地臣一
マハレチンパンジー研究プロジェクト　西田利貞
足立和隆
井上　望
大谷晃司
金山雅弘
紺野慎一
佐藤勝彦
佐藤日出夫
白土　修
杉浦弘薫
杉浦麻希子
高橋一朗
高橋和久
月本佳代美
夏樹静子
丹羽真一
兵藤亜希
平木英人
舛田浩一
皆野川まりえ
持田譲治
矢吹省司
アルバータ大学　タピオ・ビーデマン
ケント州立大学　オーエン・ラブジョイ
シンシナティ大学　カミット・デービス
スタンフォード大学　ユージン・カレギー
ニューヨーク大学　マルガリータ・ノーディン
ノースウエスタン大学　バニア・アプカリアン
ラッシュ医科大学　ハワード・アン
ロチェスター工科大学　アンドリュー・ムーア
南あたみ第一病院
アルバータ大学
オルドパイ博物館
スタンフォード大学
Oxford University Press, Inc
The J.Paul Getty Trust
Digital Globe

主な参考文献

成井浩司『睡眠時無呼吸症候群がわかる本』法研、2005年
成井浩司『睡眠時無呼吸症候群のすべて いびきと眠気にご注意!』三省堂、2003年
成井浩司『意外とこわい睡眠時無呼吸症候群』講談社+α新書、2007年
海部陽介『人類がたどってきた道――〝文化の多様化〟の起源を探る』NHKブックス、2005年
マイク・モーウッド、ペニー・ヴァン・オオステルチィ著/馬場悠男監訳、仲村明子訳
『ホモ・フロレシエンシス――1万2000年前に消えた人類 上・下』NHKブックス、2008年
馬場悠男編『別冊日経サイエンス151 人間性の進化――700万年の軌跡をたどる』日経サイエンス、2005年
馬場悠男『ホモ・サピエンスはどこから来たか――ヒトの進化と日本人のルーツが見えてきた!』KAWADE夢新書、2000年
N・G・ジャブロンスキー/G・チャップリン「肌の色が多様になったわけ」『日経サイエンス』2003年1月号
菊地臣一『腰痛をめぐる常識の嘘』金原出版、1994年
菊地臣一、伊藤晴夫、武藤芳照著
『腰痛の運動・生活ガイド 第4版――運動療法と日常生活動作の手引き』日本医事新報社、2007年
夏樹静子『腰痛放浪記 椅子がこわい』新潮文庫、2003年

「NHKスペシャル　病の起源」
番組制作スタッフ

第1集　「睡眠時無呼吸症～石器が生んだ病」

語り	伊東敏恵
声の出演	81プロデュース
テーマ音楽	羽毛田丈史
撮影	小迫裕之
照明	小野寿之
音声	山田憲義 亀山年弘
技術	長谷川泰
映像技術	小林 悟 藤野和也
音響効果	福井純子
美術	田部貢市
映像デザイン	倉田裕史
CG制作	田中真理子 池田 誠 伊達吉克
取材	荒井恒人 増本英幸
コーディネーター	三松佳代子
演出	北村圭司郎
編集	渡辺政男
ディレクター	白川友之
制作統括	新生玄哉 山元修治
共同制作	NHKエンタープライズ
制作・著作	NHK

第2集「骨と皮膚の病～それは〝出アフリカ〟に始まった」

語り	伊東敏恵
声の出演	81プロデュース
音楽	羽毛田丈史
撮影	杉江亮彦
照明	小野寿之
音声	山田憲義 岸 謙介
技術	佐藤浩二
映像技術	藤野和也 小林 悟
音響効果	福井純子
美術	田部貢市
映像デザイン	田中真理子
CG制作	倉田裕史 池田 誠 伊達吉克
取材	荒井恒人
コーディネーター	福原顕志 宮崎章
演出	北村圭司郎
編集	市川芳徳
ディレクター	松本浩一
制作統括	山元修治 新生玄哉
制作・著作	NHK

第3集「腰痛～それは二足歩行の宿命なのか？」

語り	伊東敏恵
声の出演	81プロデュース
テーマ音楽	羽毛田丈史
撮影	今井 輝
	杉江亮彦
照明	小野寿之
	アレックス遠藤
音声	山田憲義
	李 成秀
技術	長谷川 泰
映像技術	小林 悟
VFX	藤野和也
音響効果	福井純子
美術	田部貢市
映像デザイン	倉田裕史
	田中真理子
CG制作	池田誠
	伊達吉克
取材	松本浩一
	荒井恒人
コーディネーター	野口修司
	宮崎 章
演出	北村圭司郎
編集	森本光則
ディレクター	阿久津哲雄
制作統括	新生玄哉
	山元修治

共同制作	NHKエンタープライズ
制作・著作	NHK

ブックデザイン　宮川一郎
本文ＤＴＰ　上野秀司
ＤＴＰ制作協力　ＮＨＫアート
編集協力　土屋典子　手塚貴子
福田光一

NHKスペシャル

病の起源 1

睡眠時無呼吸症/骨と皮膚の病/腰痛

2009(平成21)年2月25日　第1刷発行

編著　NHK「病の起源」取材班

発行者　遠藤絢一

発行所　日本放送出版協会(NHK出版)
〒150-8081
東京都渋谷区宇田川町41-1
電話　03-3780-3318(編集)　0570-000-321(販売)
振替　00110-1-49701
ホームページ　http://www.nhk-book.co.jp
携帯電話サイト　http://www.nhk-book-k.jp

印刷・製本　廣済堂

Printed in Japan
ISBN 978-4-14-081340-9　C0040

NHKスペシャル

グーグル革命の衝撃

NHK取材班

1日60億といわれるグーグルの検索回数。消費者ニーズを反映するその項目は、新たなビジネスを創出し、グーグルを急成長させた。本邦初のグーグル幹部へのインタビューから、「情報帝国」の内実に迫る。

最強ウイルス

新型インフルエンザの恐怖

NHK「最強ウイルス」プロジェクト

世界各地でヒトへの感染が報告されるH5N1型の鳥インフルエンザウイルス。有効策はあるのか。そして、日本は大丈夫なのか。想定される惨事や対策に奔走する各国の最前線を総力取材する。

100年の難問はなぜ解けたのか

天才数学者の光と影

春日真人

宇宙の形をめぐる難問「ポアンカレ予想」。幾多の数学者が挑み続けた難問を解決した男は、栄誉と名声に背を向けて姿を消した……。数学界で起きた「事件」の真相に迫り、難解な世界への扉を開く。

北極大変動

加速する氷解／資源ビジネスの野望

NHK「北極大変動」取材班

急速な氷の溶解で北極の動物が絶滅の危機にある一方、氷の下には膨大な資源が…。迫り来る「地球システム」崩壊の危機と新たな富を求めて集う人々。北極変動による「負の連鎖」の真相に迫る。